彩色图解

伤寒论：精要

白炳奎　编著

民主与建设出版社
·北京·

图书在版编目（CIP）数据

　彩色图解伤寒论：精要 / 白炳奎编著 . -- 北京：
民主与建设出版社，2021.6（2023.1 重印）
　ISBN 978-7-5139-3582-1

　Ⅰ . ①彩… Ⅱ . ①白… Ⅲ . ①《伤寒论》- 图解
Ⅳ . ① R222.28

　中国版本图书馆 CIP 数据核字（2021）第 110434 号

彩色图解伤寒论：精要
CAI SE TU JIE SHANG HAN LUN：JING YAO

编　　　者	白炳奎
责任编辑	刘树民
封面设计	黄　辉
出版发行	民主与建设出版社有限责任公司
电　　话	（010）59417747　59419778
社　　址	北京市海淀区西三环中路 10 号望海楼 E 座 7 层
邮　　编	100142
印　　刷	三河市天润建兴印务有限公司
版　　次	2021 年 6 月第 1 版
印　　次	2023 年 1 月第 2 次印刷
开　　本	710mm × 1000mm　1/16
印　　张	20
字　　数	350 千字
书　　号	ISBN 978-7-5139-3582-1
定　　价	68.00 元

注：如发现质量问题，请联系调换。

前言

　　《伤寒论》为汉代著名医学家张仲景所著，被历代奉为中医的经典著作。该书所运用的辨证论治原则和方法，确立了中医诊治疾病的规范；其记述的理法方药相结合的辨治经验，对中医临证医学的发展影响极其深远；其记载的大量复方，组方严谨，疗效显著，被后世称作"众方之祖"。

　　《伤寒论》也是现存较早的中医临床医学经典著作之一，它并不仅仅是局限于外感热病的专著。该书确立了辨证论治的基本原则，该原则的确立开拓了中医临证医学的新纪元，成为后世医家诊治疾病的准绳和中医学术发展的源泉之一。《伤寒论》也因此成为历代公认的中医成才的必读之书。本书既保持了张仲景《伤寒论》之原貌，又通俗易懂，清晰明了。因此，是学习中医的重要读本。《伤寒论》突出成就之一是确立了六经辨证体系。运用四诊八纲，对伤寒各阶段的辨脉、审证、论治、立方、用药规律等，以条文的形式作了较全面的阐述。对伤寒六经病各立主证治法，如太阳伤寒用麻黄汤，太阳中风用桂枝汤，阳明经证用白虎汤，阳明腑证用承气汤，少阳病用小柴胡汤……归纳总结了不同的病程阶段和症候类型的证治经验，论析主次分明，条理清晰，有机地将理、法、方、药加以融会，示人以证治要领。另一突出成就是对中医方剂学的重大贡献。《伤寒论》提出了完整的组方原则，介绍了伤寒用汗、吐、下等治法，并将这些治法具体运用到方剂之中，介绍了桂枝汤、麻黄汤、大青龙汤、小青龙汤、白虎汤、麻黄杏仁石膏甘草汤、葛根黄芩黄连汤、大承气汤、小承气汤、调胃承气汤、大柴胡汤、小柴胡汤等代表名方。书中记载的方剂，大多疗效可靠，切合临床实际，一千多年来经历代医家的反复应用，屡试有效。张仲景所博采或个人拟制的方剂，精于选药，讲究配伍，主治明确，效验卓著，后世誉为"众方之祖"，尊为"经方"。

　　张仲景总结了前人的医学成就和丰富的实践经验，集汉代以前医学之大成，并结合自己的临床经验，在《伤寒论》书中系统地阐述了多种外感疾病及杂病的辨证论治，其理法方药俱全，在中医发展史上具有划时代的意义和承前启后的作用，对中医学的发展做出了重要贡献。《伤寒论》一书不仅为诊治外感疾病提出了辨证纲领和治疗方法，也为中医临床各科提供了辨证论治的规范，从而奠定了辨证论治的基础，被后世医家奉为经典。本书以明代刻本为底本，读者可直接领悟张仲景原著的风貌，适合有一定中医学习基础者、临床医师和医学爱好者深入学习和借鉴之用。

　　需要说明的是，本书包含的古方等内容可能涉及虎骨、犀角、穿山甲、熊胆等国家保护动物的药材，为保持原貌，这类药材在文中未作删除，仅供广大读者了解参考，请读者遵守野生动物保护相关法规及要求。

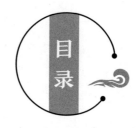

目
录

第一章 《伤寒论》诸序

新刻伤寒论序

《伤寒论》为文简严而寓意渊奥，虽为六经，法有详略。详者义例甄明，非长余也，略者指趣该洽，非缺落也。散之若截然殊科，融之则约于一贯。顾读而用之者何如耳，儒者既不暇读，医流又鲜能读，是以微辞要义，秘而不宣。至谓此非全书，直欲分门平叙，续臆说以为奇，杂群方而云备，使矿镠合冶，貅犬同裘，如《活人》《杀车》等书，皆仲景之螟螣也。余观成氏注，盖能独究遗经，与之终始，多所发明，间虽依文顺释，如传大将之令于三军，不敢妄为增易，听者惟谨行自得之，其有功于是书不浅也。顾世未有雠其声而徒逐其响者，于是论注同淹，惜哉！夫医流相沿如是，则无望其出神奇，以上契千载之妙用，不幸有得是疾，而能逃医僇于喉吻者，其几人哉？余里人汪君处敬，为是憋恻，务购善本，反复校雠，惧其传之不远也。则遂锓刻以为公。噫！医之《素问》《灵枢》，视儒之六经，若《伤寒论》可视《语》《孟》，六经《语》《孟》之书具存，非读之不能晓析，而司活民之寄者，顾有舍之，而忍其沟壑之盈？至如此书，世既罕见，卒读而通之不易，矧非有活人之寄而务好之以杜夫医僇之冤。斯二者用心之为异，岂不远哉。余故窃有感焉，而为之序。

嘉靖二十四年岁在乙巳夏六月
望歙岩镇吕滨郑佐书

刻伤寒论序

序曰：医自轩岐之学不传，惟《素》《难》二书，又多舛缺，遗文奥旨，代寡玄条。末学昧于原本，任疑用独，而经乃樊乱。逮后汉张长沙氏，始因《素问·热论》，广伊尹汤液，肆为论说，发其疑义，而经复一明。既而撰次于王叔和，注释于成无己。厥后庞、朱、韩、许之流，因亦互有开发，提纲揭要，无越乎吐、汗、下、温四法而已。盖一证一方，万选万中，回生起死，千载合符，陶隐居称为群方之祖，孙真人叹其特有神功，岂无徵哉！然方土异宜，古今殊运，阴阳虚实之交错，其候至微，发汗、吐、下之相反，其祸至速，无以庸工固滞，迷误弗省。致微疴成膏肓之变，沉痼绝苏起之望，有由然矣。大都此书条贯虽明，词旨雅奥，时俗难入，具眼几何？故医门罕读，鬻者莫售，矧张经王传，又往往反复后先，鲁鱼相杂，板本漫缺，好古者致憾于斯。嗟乎！《脉诀》出而《脉经》隐，《百问》行而《伤寒论》乖，譬之俗儒，专诵时文而昧经传，其失均也。汪子希，说氏以博雅名家，慨俗学之昏迷，愍蒸民之夭札，出其家藏善本，视汪处敬氏三复雠校，乃命入梓，而问序于余。余故以多病，好医而未能也。然耽味仲景之论有年矣，辄援古诏今，溯其流委于卷后，且以嘉二子之有功于长沙也。学者诚能洒精斯籍，讨其旨归，斯可以凌驾前贤，仁寿当代矣。

嘉靖乙巳之吉新安篁南江瓘撰

注解伤寒论序

夫前圣有作，后必有继而述之者，则其教乃得著于世矣。医之道源自炎黄，以至神之妙，始兴经方。继而伊尹以元圣之才，撰成汤液，俾黎庶之疾疢，咸遂蠲除，使万代之生灵，普蒙拯济。后汉张仲景，又广汤液为《伤寒卒病论》十数卷，然后医方大备，兹先圣后圣，若合符节。至晋太令王叔和，以仲景之书，撰次成叙，得为完秩。昔人以仲景方一部为众方之祖，盖能继述先圣之所作，迄今千有余年，不坠于地者，又得王氏阐之力也。《伤寒论》十卷，其言精而奥，其法简而详，非寡闻浅见所能赜究。后虽有学者，又各自名家，未见发明。仆忝医业，自幼徂老，耽味仲景之书五十余年矣，虽粗得其门而近升乎堂，然未入于室，常为之慊然。昨者，邂逅聊摄成公，议论赅博，术业精通，而有家学，注成伤寒十卷，出以示仆，其三百九十七法之内，分析异同，彰明隐奥，调陈脉理，区别阴阳，使表里以昭然，俾汗下而灼见；百一十二方之后，通明名号之由，彰显药性之主，十剂轻重之攸分，七精制用之斯见，别气味之所宜，明补泻之所适，又皆引内经，旁牵众说，方法之辨，莫不允当，实前贤所未言，后学所未识，是得仲景之深意者也。昔所谓慊然者，今悉达其奥矣！亲睹其书，诚难默默，不揆荒芜，聊序其略。

时甲子中秋日洛阳严器之序

伤寒卒病论集（原序）

论曰：余每览越人入虢之诊，望齐侯之色，未尝不慨然叹其才秀也。怪当今居世之士，曾不留神医药，精究方术，上以疗君亲之疾，下以救贫贱之厄，中以保身长全，以养其生，但竞逐荣势，企踵权豪，孜孜汲汲，惟名利是务，崇饰其末，忽弃其本，华其外而悴其内，皮之不存，毛将安附焉？卒然遭邪风之气，婴非常之疾，患及祸至，而方震栗，降志屈节，钦望巫祝，告穷归天，束手受败，赍百年之寿命，持至贵之重器，委付凡医，恣其所措，咄嗟呜呼！厥身已毙，神明消灭，变为异物，幽潜重泉，徒为啼泣，痛夫！举世昏迷，莫能觉悟，不惜其命，若是轻生，彼何荣势之云哉？而进不能爱人知人，退不能爱身知己，遇灾值祸，身居厄地，蒙蒙昧昧，蠢若游魂。哀乎！趋世之士，驰竞浮华，不固根本，忘躯徇物，危若冰谷，至于是也！余宗族素多，向余二百，建安纪年以来，犹未十稔，其死亡者，三分有二，伤寒十居其七。感往昔之沦丧，伤横夭之莫救，乃勤求古训，博采众方，撰用《素问》《九卷》《八十一难》《阴阳大论》《胎胪药录》，并《平脉辨证》，为《伤寒杂病论》合十六卷，虽未能尽愈诸病，庶可以见病知源，若能寻余所集，思过半矣。夫天布五行，以运万类，人禀五常，以有五脏，经络府俞，阴阳会通，玄冥幽微，变化难极，自非才高识妙，岂能探其理致哉！上古有神农、黄帝、岐伯、伯高、雷公、少俞、少师、仲文，中世有长桑、扁鹊，汉有公乘阳庆及仓公，下此以往，未之闻也。观今之医，不念思求经旨，以演其所知，各承家技，终始顺旧，省疾问病，务在口给，相对斯须，便处汤药，按寸不及尺，握手不及足，人迎趺阳，三部不参，动数发息，不满五十，短期未知决诊，九候曾无仿佛，明堂阙庭，尽不见察，所谓窥管而已。夫欲视死别生，实为难矣。孔子云：生而知之者上，学则亚之，多闻博识，知之次也。余宿尚方术，请事斯语。

伤寒论序

　　夫《伤寒论》，盖祖述大圣人之意，诸家莫其伦拟，故晋皇甫谧序《甲乙针经》云：伊尹以元圣之才，撰用神农本草，以为《汤液》；汉张仲景论广汤液为十数卷，用之多验；近世太医令王叔和，撰次仲景遗论甚精，皆可施用。是仲景本伊尹之法，伊尹本神农之经，得不谓祖述大圣人之意乎。张仲景，汉书无传，见《名医录》云：南阳人，名机，仲景乃其字也。举孝廉，官至长沙太守。始受术于同郡张伯祖，时人言，识用精微过其师，所著论，其言精而奥，其法简而详，非浅闻寡见者所能及。自仲景于今八百余年，惟王叔和能学之，其间如葛洪、陶景、胡洽、徐之才、孙思邈辈，非不才也，但各自名家，而不能修明之。开宝中，节度使高继冲，曾编录进上，其文理舛错，未尝考正；历代虽藏之书府，亦缺于雠校。是使治病之流，举天下无或知者。国家诏儒臣校正医书，臣奇续被其选。以为百病之急，无急于伤寒，今先校定张仲景《伤寒论》十卷，总二十二篇，证外合三百九十七法，除重复，定有一百一十二方。今请颁行。

太子右赞善大夫臣高保衡、尚书屯田员外郎臣孙奇、

尚书司封郎中秘阁校理臣林亿等谨上

宋刻伤寒论敕文

国子监准尚书礼部元祐三年八月八日符，元祐三年八月七日酉时，准都省送下。当月六日敕中书省勘会：下项医书，册数重大，纸墨价高，民间难以买置。八月一日奉圣旨，令国子监别作小字雕印，内有浙路小字本者，令所属官司校对，别无差错，即摹印雕版，并候了日，广行印造，只收官纸工墨本价，许民间请买，仍送诸路出卖。奉敕如右，牒到奉行。前批八月七日未时，付礼部施行。续准礼部符：元祐三年九月二十日，准都省送下，当月十七日，敕中书省、尚书省，送到国子监状，据书库状，准朝旨，雕印小字《伤寒论》等医书出卖，契勘工钱，约支用五千余贯，未委于是何官钱支给应副使用。本监比欲依雕《四子》等体例，于书库卖书钱内借支；又缘所降朝旨，候雕造了，令只收官纸工墨本价，即别不收息，虑日后难以拨还，欲乞朝廷特赐，应副上件钱数支，使候指挥。尚书省勘当，欲用本监见在卖书钱，候将来成书出卖，每部只收息壹分，余依元降指挥。奉圣旨，依国子监主者，一依敕命指挥施行。治平二年二月四日进呈，奉圣旨镂版施行。

第二章　辨脉法　平脉法

原文

问曰：脉有阴阳，何谓也？答曰：凡脉大、浮、数、动、滑，此名阳也；脉沉、涩、弱、弦、微，此名阴也。凡阴病见阳脉者生，阳病见阴脉者死。

译文

问：脉象有阴阳之分，是什么意思？答：脉象显得大、浮、数、动、滑叫阳脉；脉象显得沉、涩、弱、弦、微叫阴脉。凡是阴性病出现阳脉的，预示病情好转；而阳性病出现阴脉的，预示病情加重。

原文

问曰：脉有阳结、阴结者，何以别之？答曰：其脉浮而数[1]，能食，不大便者，此为实，名曰阳结也，期十七日当剧；其脉沉而迟，不能食，身体重，大便反鞕（《玉函》作"坚"，是）[2]，名曰阴结也，期十四日当剧。

注释

① 数：疾，急疾，速。
② 鞕（yìng）：坚硬。下同。

译文

问：脉象有阳结和阴结之分，怎样分辨？答：脉象浮而急迫，能进食，但大便出现便秘的，属阳热

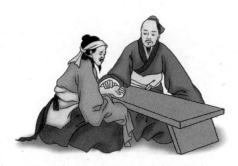

实证，叫阳结，预期第十七日病情开始加重。脉象沉而迟缓，不能进食，身体感觉沉重，大便硬结不通的，叫阴结，病情通常到第十四日后会加剧。

原文

问曰：病有洒淅①恶寒②，而复发热者何？答曰：阴脉不足，阳往从③之，阳脉不足，阴往乘④之。曰：何谓阳不足？答曰：假令寸口⑤脉微，名曰阳不足，阴气上入阳中，则洒淅恶寒也。曰：何谓阴不足？答曰：尺脉⑥弱，名曰阴不足，阳气下陷入阴中，则发热也。阳脉浮，阴脉弱者，则血虚，血虚则筋⑦急也。其脉沉者，荣气⑧微也。其脉浮，而汗出如流珠者，卫气⑨衰也。荣气微者，加烧针⑩，则血留不行，更发热而躁烦也。

注释

① 洒淅（xiǎn xī）：寒战、寒栗、畏惧不安。

② 恶（wù）寒：畏寒，畏冷。

③ 从：跟随。

④ 乘：乘机侵凌。

⑤ 寸口：两手桡骨头内侧桡动脉的诊脉部位。

⑥ 尺脉：桡骨茎突处为关，关之前（腕端）为寸，关之后（肘端）为尺。

⑦ 筋：附着在骨头上，起收缩肌肉、活动关节和固定作用。相当于现代医学的韧带、肌腱、腱膜等。

⑧ 荣气：指血液的循环，荣气行于脉中，属阴。古时"荣"通"营"。

⑨ 卫气：指气的周流，循环在脉外，属阳。

⑩ 烧针：就是用粗针外裹棉花，蘸油烧之，俟针红即去棉油而刺入，是古人取汗之法。

译文

问：病人寒战怕冷，而身体发热是什么缘故？答：阴不足则阳会不期而至，阳不足阴会乘虚而入。问：什么是阳不足？答：如果寸口脉微弱，就是阳不足，阴气乘虚而入，自然就会怕冷。问：什么是阴不足呢？答：尺脉显得弱就叫作阴不足，阳气侵入阴中就会出现发热症状。病人寸口脉显得飘浮，尺部脉显得发沉，就是血虚，血虚会导致身体发紧抽搐，无法正常张弛。病人脉象发沉，表示身体营气也就是血脉循环不畅。脉飘浮，汗像水珠一样流淌，则表示身体卫气也就是能量衰竭。营气微弱的人，用烧针治疗，就会导致血液循环更为不畅，以致热度更高而烦躁不安。

原文

脉蔼蔼[①]如车盖者，名曰阳结也。（一云秋脉）

脉累累[②]如循长竿者，名曰阴结也。（一云夏脉）

脉瞥瞥[③]如羹上肥[④]者，阳气微也。

脉萦萦[⑤]如蜘蛛丝者，阳气（一云阴气）衰也。

脉绵绵如泻漆之绝[⑥]者，亡其血也。

注释

① 蔼蔼：盛大状。形容脉浮涌。

② 累累：绵绵不绝的样子。

③ 瞥瞥：空浮状。

④ 羹上肥：羹，浓汤。浓汤上漂浮的油脂。

⑤ 萦萦：纤细。

⑥ 泻漆之绝：翻倒的油漆流淌的过程。绝，流不动了。

译文

脉象如车盖一样浮涌摇荡，就叫阳结脉。

脉沉迟延绵像摸着长竿一样，就叫阴结脉。

脉象虚浮如同肉汤上浮起的油脂一样，这是阳气不足的表征。

脉象纤细绕动如蜘蛛丝样，则是阳气衰竭了。

脉象如打翻了的油漆流淌样断断续续，这是失血过多。

原文

脉来缓，时一止复来者，名曰结。脉来数，时一止复来者，名曰促（一作纵）。脉阳盛则促，阴盛则结，此皆病脉。

译文

脉搏搏动缓慢且有间歇性停止出现的，叫结脉。脉搏搏动急疾而出现间歇性停止的，叫促脉。脉促属阳盛，脉结属阴盛，都是病脉。

原文

阴阳相抟[①]，名曰动。阳动则汗出，阴动则发热。形冷恶寒者，此三焦[②]伤也。若数脉见于关上，上下无头尾，如豆大，厥厥[③]动摇者，名曰动④也。

注　释

①抟：同"团"。凭借。

②三焦：中医学名词。为六腑之一，是上、中、下三焦的合称。古今都存在着有形与无形的争论。

③厥厥：摇曳而不倒。

④动：动脉，动脉与数脉相似。

译　文

阴气与阳气相互纠结互动时，产生的脉象为动脉。寸脉动则出汗，尺脉动则发热。看上去怕冷畏寒的，是伤及三焦。假如数脉只见于关部，而上下无头无尾，如同豆子大小，摇曳而不倒样子的，就是动脉。

原　文

阳脉浮大而濡①，阴脉浮大而濡，阴脉与阳脉同等者，名曰缓②也。

脉浮而紧者，名曰弦也。弦者，状如弓弦，按之不移也。脉紧者，如转索③无常也。

脉弦而大④，弦则为减，大则为芤⑤；减则为寒，芤则为虚。寒虚相搏，此名为革⑥。妇人则半产漏下，男子则亡血失精。

注　释

①濡（rú）：沾湿、沾上、沾染，还有停留、迟滞等义。

②缓：和缓、缓慢。

③转索：转动中的绳索。

④大：粗大显著。

⑤芤（kōu）：葱的别名。中医脉象之一。脉浮大而软，按之中空如捻葱管，重按时中间元而两边有，似指按葱管。

⑥革：革脉，中医脉象之一。浮而大，举之劲急有力，按之不足，状如皮革，外急中空。

译　文

寸部脉浮大而粘滞，尺部脉也浮大而黏滞，尺脉与寸脉大小相同的，叫作缓脉。脉浮而紧的，称为弦脉。

弦脉就像弓弦，按上去不移动。紧脉不一样，按上去就像是按在扭紧了的绳索上。

脉象如弦而大，弦但是显得柔弱，那是阳气衰减了，大而中空则是芤脉。阳气衰减就会生寒，芤脉所主为血虚，弦脉和芤脉同时出现时，就是革脉，妇女出现这种脉会患流产和崩漏下血，男人出现这种脉会缺血和失精。

原文

问曰：病有战而汗出，因得解者，何也？答曰：脉浮而紧，按之反芤，此为本虚，故当战而汗出也。其人本虚，是以发战；以脉浮，故当汗出而解也。若脉浮而数，按之不芤，此人本不虚，若欲自解，但汗出耳，不发战也。

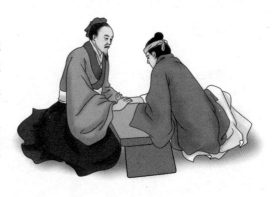

译文

问：病人寒战后出汗，病就随之而痊愈，这是什么道理？答：脉见浮而紧，重按却出现芤脉，这是正气本虚，所以才出现寒战而后出汗的现象。病人正气本来就虚，因此寒战，又因为脉浮是邪势溢出，所以汗出病愈。如果脉浮而急促，按上去感觉不到空洞，则表明病人正气不虚，只要汗出来了，表邪也就解除，因此不会出现寒战的现象。

原文

问曰：病有不战而汗出解者，何也？答曰：脉大而浮数，故知不战汗出而解也。

译文

问：有的病人并不寒战，但病情能在出汗后缓解，这该如何解释？答：脉粗大有力并且浮数，说明病人正气昂扬，所以能确定其不发寒战，只要汗出，病就会痊愈。

● 原 文 ●

问曰：病有不战不汗出而解者，何也？答曰：其脉自微，此以曾发汗、若吐、若下、若亡血，以内无津液，此阴阳自和，必自愈，故不战不汗出而解也。

● 译 文 ●

问：有的病人既不寒战，也不出汗，但最终也能痊愈的，这是什么道理？答：病人的脉松散而不清晰，微，这是因为他曾发过汗，或用催吐，或用攻下，或亡阴失血，以致邪退体内津液亏乏，这只要自身阴阳调和而正气恢复，必然会自愈，所以既不会出现寒战也不会汗出而疾病自愈。

● 原 文 ●

问曰：伤寒三日，脉浮数而微，病人身凉和者，何也？答曰：此为欲解也，解以夜半①。脉浮而解者，濈然②汗出也；脉数而解者，必能食也；脉微而解者，必大汗出也。

● 注 释 ●

① 解以夜半：疾病在半夜时分出现缓解。夜半指子时，而子时正是阳气上升的开始。

② 濈（jí）然：濈，水外流，迅疾貌；濈然，出大汗。

● 译 文 ●

问：伤寒病人发病已3天，脉象浮数而微，病人身体却凉而平和，为什么会这样？答：这表示疾病将要痊愈，缓解的时间将在半夜。脉浮而病解的，会汗液通畅而出；脉数而病解的，食欲会转好；脉微而病解的，会出大汗。

● 原 文 ●

问曰：脉病①欲知愈未愈者，何以别之？答曰：寸口、关上、尺中三处，大小、浮沉、迟数同等，虽有寒热不解者，此脉阴阳为和平，虽剧当愈。

师曰：立夏得洪（一作浮）大脉②，是其本位，其人病身体苦疼重者，须发其汗。若明日身不疼不重者，不须发汗。若汗濈濈自出者，明日便解矣。何以言之？立夏脉洪大，是其时脉，故使然也。四时仿此。

① 脉病：脉，诊断。脉病，诊察疾病。

② 洪大脉：脉学名词，脉象之一。脉来极大，如波涛汹涌，来盛去衰。

译 文

问：诊察时想要知道疾病痊愈与否，其标准是什么？答：根据寸口、关上、尺中三处脉的大小、浮沉、迟数相等，即便有寒热还未完全消除的症状，但脉象已阴阳和平，所以病虽重也能痊愈。

老师说：立夏时出现洪大脉，属于夏季本该有的脉象，病人感觉身体疼痛沉重的，须要促使其发汗。如果第二天疼痛消失，就不必继续发汗。如自己能顺畅地出汗，那么次日就会痊愈。为什么这样说呢？因为立夏见洪大脉象，这是这个时令本该有的脉象，所以能由此得知病人的疾病能痊愈。其他季节的脉象依此类推。

原 文

问曰：凡病欲知何时得、何时愈？答曰：假令夜半得病者，明日日中愈；日中得病者，夜半愈。何以官之？日中得病夜半愈者，以阳得阴则解也；夜半得病，明日日中愈者，以阴得阳则解也。

译 文

问：对于疾病通常都想知道什么时候得的，什么时候才能痊愈？答：假如半夜开始的病，第二天中午可以痊愈，中午开始发作，半夜时会痊愈。为什么这样说？中午得病半夜痊愈，是因为阳气遇到阴气后会调和，自然能缓解；半夜发作的疾病，次日中午能痊愈，是因为阴气遇到阳气得到调和而自然会缓解。

原 文

寸口脉，浮为在表，沉为在里，数为在腑，迟为在脏。假令脉迟，此为在脏也。

译 文

寸口脉脉象浮时疾病在表，沉则在里；脉象数则病在腑，迟则病在脏。假如见到迟脉，就表明病在脏。

原　文

跌阳脉^①浮而涩，少阴脉^②如经者，其病在脾，法当^③下利。何以知之？若脉浮大者，气实血虚也。今跌阳脉浮而涩，故知脾气不足，胃气虚也；以少阴脉弦而浮（一作沉）。才见此为调脉，故称如经也。若反滑而数者，故知当屎（《玉函》作溺）脓也。

注　释

① 跌（fū）阳脉：又称冲阳脉。切脉部位之一。处于足背胫前动脉，在第二、第三跖骨间，属足阳明胃经。

② 少阴脉：足内踝后跟骨之间的动脉，属足少阴阴经，以候肾气，亦称太溪脉。

③ 法当：按规则应当。

译　文

跌阳脉浮而涩滞，但少阴脉正常，其病在脾，按理当见下利。依据是什么呢？如果脉浮大，是气实血虚。现在跌阳脉浮而涩滞，所以知道是脾胃之气虚了。通过少阴脉弦且有浮脉象，知道这是调和无病的征兆，所以说少阴脉正常。如果脉象反见滑而数，将会出现脓便。

原　文

寸口脉浮而紧，浮则为风，紧则为寒。风则伤卫，寒则伤荣，荣卫俱病，骨节烦疼，当发其汗也。

译　文

寸口脉脉象浮且紧，浮是风邪外侵所致，紧则是有寒邪。风邪伤卫气，寒邪伤营血，营气与卫气皆病，骨头关节就会出现疼痛，应当使其发汗。

原　文

跌阳脉迟而缓，胃气如经也。跌阳脉浮而数，浮则伤胃，数则动脾^①。此非本病，医特下之所为也。荣卫内陷，其数先微，脉反但浮，其人必大便鞕、气噫^②而除。何以言之？本以数脉动脾，其数先微，故知脾气不治，大便鞕、气噫而除。今脉反浮，其数改微，邪气独留，心中则饥，邪热不杀谷^③，潮热发渴，数脉当迟缓，脉因前后度数如法，病者则饥；数脉不时^④，则生恶疮也。

注 释

① 动脾：损伤脾。

② 气噎（yī）：此处作叹气、呃气解。

③ 杀谷：消化饮食。

④ 数脉不时：数脉始终不消退。不时，一再出现。

译 文

趺阳脉迟而缓是胃气正常的脉象，趺阳脉浮而数时，浮则表示胃气受伤，数则表示脾气被扰动，这不属于脾脏该有的病象，而是因为医生误用攻下之法导致的。营卫内陷后，趺阳脉脉象的数脉先变微，出现反转但浮象依旧，病人大便必定坚硬，嗳气后才会感觉舒畅。这样说的依据是什么呢？本来数脉主伤脾气，现在先出现数脉后变微脉，所以知道脾气变缓，因而会出现便秘症状，需要嗳气后才会感到舒畅。但脉的浮象凸显，数脉变成微脉，只有邪热独留，所以心中感到饥饿，但邪热的存在促使消化不良，于是出现潮热和口渴。当数脉变成迟缓脉，病人的脉象前后发生改变符合常规时，也就知道饥饿而能食了。但如果数脉一再出现的话，就会发生恶疮。

原 文

师曰：病人脉微而涩者，此为医所病也。大发其汗，又数大下之，其人亡血，病当恶寒，后乃发热，无休止时。夏月盛热，欲著复衣；冬月盛寒，欲裸① 其身。所以然者，阳微则恶寒，阴弱则发热。此医发其汗，使阳气微，又大下之，令阴气弱。五月之时，阳气在表，胃中虚冷，以阳气内微，不能胜冷，故欲著复衣。十一月之时，阳气在里，胃中烦热，以阴气内弱，不能胜热，故欲裸其身。又阴脉迟涩，故知亡血也。

注 释

① 裸：原作"𧝹"，据《玉函》卷二、《注解伤寒论》卷一及日本文政本改。下同。

译 文

老师说：病人的脉象微弱且涩滞，这是

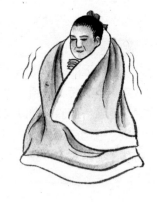

由医者治疗失误导致的。因为错误地使用发汗法，致使其阳气衰弱而畏寒，然后转而发热，无法止住。炎热的夏天却穿厚衣，严寒的冬季却裸露身体。这是因为阳气衰微则畏寒，阴气弱则发热。这是医生误用发汗法，使阳气衰微，又用大攻下法导致阴气衰弱。五月阳气在表，胃中阳气虚冷，因为里阳不足，抵不住寒冷，所以想穿厚衣。十一月时阳气在里，胃里燥热，因为体内阴气不足，抵不住内热，所以想要裸露身体。从病人尺部脉迟涩，可以得知其津血不足。

● 原　文 ●

脉浮而大，心下①反鞕，有热。属脏②者，攻之，不令发汗；属腑③者，不令溲数④，溲数则大便鞕。汗多则热愈，汗少则便难，脉迟尚未可攻。

● 注　释 ●

① 心下：指胃脘部或上腹部。

② 属脏：指病邪偏于里。

③ 属腑：泛指病邪偏于表。

④ 溲数：小便多而急切。

● 译　文 ●

当脉象浮且大时，心的下部反而会感到胀满，则是内有热邪。治疗的方法是，如果热邪在里，则阻止其发汗；如果是热邪在外的，不可让其小便过多，否则会导致大便干结。发汗透彻就会退热，汗出不畅大便就会困难，出现迟脉就不可攻下。

● 原　文 ●

脉浮而洪，身汗如油，喘而不休，水浆不下，形体不仁，乍静乍乱，此为命绝也。又未知何脏先受其灾，若汗出发润，喘不休者，此为肺先绝也。阳反独留，形体如烟熏，直视摇头者，此为心绝也。唇吻反青，四肢势习①者，此为肝绝也。环口②黧黑，柔汗发黄者，此为脾绝也。溲便遗失，狂言，目反直视者，此为肾绝也。又未知何脏阴阳前绝，若阳气前绝，阴气后竭者，其人死，身色必青；阴气前绝，阳气后竭者，其人死，身色必赤，腋下温，心下热也。

注 释

①漐（zhì）习：漐，出汗的样子。指病人手足出汗颤抖。

②环口：嘴唇的周围。

译 文

脉象浮且洪大，身上汗出如油，哮喘不止，水饮不进，身体失去了痛痒感觉，精神显得恍惚、烦躁，这是临死前的表现。这时怎么知道是哪一脏受损呢？如果汗出头发湿润，喘息不停的，属于肺气衰竭；如果阳热独盛，身体肌肤有如烟熏之色，两眼直视而头摇动，属于心气衰竭；如果嘴唇青紫，四肢颤动振摇不休，是肝的衰竭。如果口唇周围黑黄，出冷汗而发黄色的，则属于脾衰竭了。而大小便失禁，狂言乱语并且两眼朝上吊滞的，就是肾衰竭。如何知道哪一脏的阴气还是阳气先衰竭呢？如果是阳气先绝阴气后竭的，病人死后肤色是青色；如果阴气先绝而阳气后竭，病人死后肌肤呈现为赤色，并且腋下有温度，心窝是热的。

原 文

寸口脉浮大，而医反下之，此为大逆①。浮则无血，大则为寒，寒气相搏，则为肠鸣。医乃不知，而反饮冷水，令汗大出，水得寒气，冷必相搏，其人即饐②。

注 释

①大逆：大错，即误治。

②饐（yì），同"噎（yē）"。食物堵住喉咙。

译 文

寸口脉浮大无力，医生治疗时反用泻下法，这就是南辕北辙的做法。因为浮是气病而非血病，大是中寒而阳气浮于外，内里寒气聚集就会出现肠鸣。医生不知道，反而让病人喝冷水，以使病人发出大汗，这时冷水遇到内里的寒气，寒与冷相互激发，病人就会出现气逆噎塞的证候。

原 文

趺阳脉浮，浮则为虚，浮虚相搏，故令气鎺，言胃气虚竭也。脉滑则为哕①，此为医咎，责虚取实②，守空③迫血。脉浮，鼻中燥者，必衄④也。

诸脉浮数，当发热，而洒淅恶寒。若有痛处，饮食如常者，畜积有脓也。

- 注　释

①哕（yuě）：呃逆。俗称打呃。

②责虚取实：将虚症当作实症。

③守空：营血在内为守。"守空"即营血空虚。

④衄：出血。

- 译　文

趺阳脉浮，浮属于虚，虚便是胃不和，当胃虚亏，就会出现气逆，气逆则会出现噎塞现象。如果脉滑，就会呃逆更甚，这些都是医生的过错，是用治疗实证的方法去治疗虚证，营血空虚而又用发汗以致迫血妄行。误治后脉浮，鼻中干燥的，必然出现鼻子出血。

各种脉象显得浮数的，应当出现发热和怕冷发抖症状。如果身体某些部位疼痛，但饮食正常，则是局部存在痈肿化脓。

- 原　文

脉浮而迟，面热赤而战惕①者，六七日当汗出而解，反发热者，差迟。迟为无阳，不能作汗，其身必痒也。

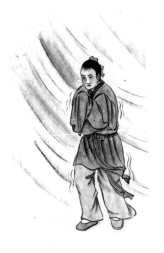

- 注　释

①战惕（tì）：惊悸；恐惧。

- 译　文

脉象浮而迟缓，面色潮红而身体发冷颤抖的，过六七天应当汗出而愈。如果不出汗反而开始发热，病情就会延缓痊愈。因为迟脉是里阳虚弱而不能作汗，邪郁肌表不能外透而身体必然瘙痒。

- 原　文

寸口脉阴阳俱紧者，法当清邪①中于上焦，浊邪②中于下焦。清邪中上，名曰洁也；浊邪中下，名曰浑也。阴中于邪，必内栗也。表气微虚，里气不守，故使邪中于阴也。阳中于邪，必发热头痛，项强颈挛，腰痛胫酸，所为阳中雾露之气，故曰清邪中上，浊邪中下。阴气为栗，足膝逆冷③，便溺妄出。表气微虚，里气微急，三焦相溷④，内外不通。上焦怫（音佛，下同）郁，脏气相熏，口烂食断⑤也。中焦不治，胃气上冲，脾气不转，胃中为浊，荣卫不通，血凝不流。若卫气前通者，小便赤黄，与热相搏，因热作使，游于经络，出入脏腑，热气所过，则为痈脓。若阴气前通者，阳气厥⑥微，阴无所使，客气内入，嚏而出之，声嗢⑦咽塞，寒厥相追，为热所拥，血凝自下，状如豚肝。阴阳俱厥，脾气孤弱，五液⑧注下，下焦不盍（一作阖），清便⑨下重，令便数难，齐筑湫痛⑩，命将难全。

注　释

① 清邪：处于空间的雾露邪气。指风寒等致病因素。

② 浊邪：湿浊之邪。

③ 逆冷：不该感觉冷时身体发冷。

④ 相溷（hùn）：相互混淆。溷，同"混"。

⑤ 食断（yín）：牙龈糜烂。

⑥ 厥：衰竭、耗尽。

⑦ 嗢（wà）：吞咽。

⑧ 五液：中医学名词。一种是指五脏所化：心为汗，肺为涕，肝为泪，脾为涎，肾为唾；另一种是指水谷所化生的津液，在一定条件下化生的五液。

⑨ 清便：不成形的大便。

⑩ 齐筑湫痛：寒气壅聚而致脐腹疼痛如捣。齐同"脐"。筑，杵捣的意思。湫，壅聚的意思。

译　文

寸口阴脉阳脉皆紧的，依据法则，应该是风寒之类邪气侵害了上焦，湿浊之邪侵害了下焦。清邪侵害上焦叫"洁"；浊邪侵害下焦叫"浑"。阴经遭受外邪侵入后，病人必然怕冷而发抖；因为表气虚弱，里气就难以固守，以致外邪乘虚侵害三阴经。阳经感受外邪后，必然发热头痛，项颈僵硬发紧，腰痛胫酸，也就是所谓阳经受到了清邪之气的侵袭。所以才叫"清邪中上，浊邪中下"。阴气内盛就会感觉怕冷，脚跟膝盖冰冷，大小便失禁。邪因表气微虚而侵入，使里气促迫，以致三焦之气混乱，内外壅塞不通。上焦之气郁结，脏气相熏，就会出现牙龈溃烂。中焦失调，胃气上逆，脾气不运，胃生浊气，则营卫失于通畅，气血因此凝涩不畅。如果卫气能率先通畅，小便会显得赤黄，卫气与邪热聚集于经络，因热邪驱使，游于经络之内，行于脏腑之间，经过邪热的熏蒸，就要发生痈脓。如果营阴先畅通，卫气在外的功能就会减弱，内部失去护卫，邪气就容易侵入，里气抗拒外邪时就会导致打喷嚏，病人说话时声音混浊咽部噎塞。由于外表寒邪和内邪逆气相互纠结，促使积热壅滞，血气凝而瘀结遭到热的压迫，使得病人便如猪肝样的血块。如果阴阳二气全都耗尽，脾气衰败，使五脏津液都往下流，下焦失去合闭功能，津液耗损而使大便下坠，大便就会频繁而困难，并且脐腹部绞痛紧迫，到了此时，病人的生命将难以保全。

原文

脉阴阳俱紧①者，口中气出，唇口干燥，蜷卧足冷，鼻中涕出，舌上胎滑，勿妄治也。到七日以来，其人微发热，手足温者，此为欲解；或到八日以上，反大发热者，此为难治。设使恶寒者，必欲呕也；腹内痛者，必欲利也。

注释

①脉阴阳俱紧：历代医家对这里提到的阴阳有不同解释。一是指脉的部位，尺为阴，寸为阳，即寸、关、尺三处都紧；二是指按脉时指法的浮沉，沉取为阴、浮取为阳，此指浮取沉取皆紧。紧指脉来的形状如同绳索，紧张而有力。本条当浮沉解。

译文

脉阴阳都紧，并用口呼吸，以致口唇干燥，身体蜷卧而足冷，鼻塞流涕，舌苔腻滑的，就不要乱治。等七日后出现轻度发热，手足温暖的，是病情缓解的预兆；或八日后，反而出现严重发热的，那么治疗起来就会很困难。假如出现畏寒现象，就会想要呕吐；腹内疼痛的，就会出现腹泻。

原文

脉阴阳俱紧，至于吐利，其脉独不解；紧去入①安，此为欲解。若脉迟，至六七日不欲食，此为晚发，水停故也，为未解；食自可者，为欲解。

病六七日，手足三部脉皆至，大烦而口噤不能言，其人躁扰者，必欲解也。若脉和，其人大烦，目重脸②内际黄者，此欲解也。

注　释

① 入：《玉函》卷二、《敦煌残卷·伤寒论》俱作"人"。

② 脸："睑"的讹字。

译　文

脉阴阳皆紧，发展到上吐下泻，唯独脉紧不解；如果紧脉已除而里气安和，这是病将要痊愈的表现。如果脉迟，到了六七天，不想进食，这是后来发生的病证，是由于水气停滞，属于未愈；如果饮食正常，也是病将要痊愈的表现。病经过六七日，手足三部脉都有，心中大烦而口噤不能言语，病人躁扰不安的，这是病要解除的表现。如果脉象调和正常，病人心中大烦，两眼胞微肿，但两眼睑内眦部呈现出亮黄色的，这是疾病将要痊愈的表现。

原　文

脉浮而数，浮为风，数为虚，风为热，虚为寒，风虚相搏，则洒淅恶寒也。

译　文

脉象浮而且数，浮属于风，数属于虚，风为热，虚为寒，风虚相互影响下，病人就会冷战畏寒。

原　文

脉浮而滑，浮为阳，滑为实，阳实相搏，其脉数疾，卫气失度。浮滑之脉数疾，发热汗出者，此为不治。

伤寒咳逆上气①，其脉散②者死，谓其形损故也。

注　释

① 上气：指气壅集于上，无法下行。

② 脉散：脉象举按间若有若无，切脉的时候无法确定之。

译　文

脉象浮而滑，浮为病在阳，滑为邪气实，阳与邪实之间出现对峙，脉象就会急促，卫气因此失去常度。浮滑脉兼见数急脉，而且发热汗出的，是不治之证。

伤寒而出现咳喘气逆，脉象散漫无根的，为死证，这是因为病人元气已散。

原文

问曰：脉有三部，阴阳相乘，荣卫血气，在人体躬。呼吸出入，上下于中，因息游布①，津液流通。随时动作，效象形容②。春弦秋浮，冬沉夏洪。察色观脉，大小不同，一时之间，变无经常③。尺寸参差，或短或长，上下乖错，或存或亡。病辄改易，进退低昂，心迷意惑，动失纪纲。愿为具陈，令得分明。师曰：子之所问，道之根源。脉有三部，尺寸及关。荣卫流行，不失衡铨④。肾沉心洪，肺浮肝弦，此自经常，不失铢分。出入升降，漏刻⑤周旋，水下百刻，一周循环，当复寸口，虚实见焉，变化相乘，阴阳相干。风则浮虚，寒则牢坚，沉潜水滀，支饮急弦，动则为痛，数则热烦。设有不应，知变所缘。三部不同，病各异端，大过可怪，不及亦然。邪不空见，终必有奸，审察表里，三焦别焉。知其所舍，消息诊看；料度腑脏，独见若神。为子条记，传与贤人。

注　释

① 因息游布：借助气息的运转，精华物质得以分布全身。

② 效象形容：取类比象，仿效物象描述脉象。

③ 经常：即规律。

④ 衡铨：古代的度量衡，此处比喻法度。

⑤ 漏刻：古代计时工具、仪器，一昼夜为一百刻，合今二十四小时。

译　文

问：脉有3个部位，阴阳互相影响，营卫血气，在人体内部，借肺的呼吸，循环于周身上下，借气息的流布，使津液畅通。脉象随四时而变动，效法它的形象，春脉弦而秋脉浮，冬脉沉而夏脉洪。需结合面色来观察脉象，脉有大小的不同，在很短的时间内，它的变化是不定的。尺脉和寸脉也不等，或短或长，浮沉错乱，或有或无。人患病则脉象也随之改变，或快或慢，或沉或浮，使人心意迷惑，治疗时就会不得要领。希望详加叙述，以使人明白。老师回答说：你所问的都是医学中的根本问题。脉有三部，尺脉、寸脉和关脉，营卫气血的运行，不能失去正常的度数。肾脉沉而心脉洪，肺脉浮而肝脉弦，这是各脏自身的正常脉象，是不能有丝毫差错的。呼吸的出入和阴阳的升降，与漏刻之数相应，漏水降到一百刻时，脉气就循环一周，并应当又会于寸口，人体的虚实就会显现出来，如果有疾病的变化，阴气和阳气就会发生变动。如受风邪就会见脉浮虚，感受寒邪时脉就见牢坚，脉象沉潜的是濇水，患有支饮脉就弦急，动脉表示疼痛，数脉表示烦热，假使脉证不符，应查明变化的原因。寸、关、尺三部的脉象不同，病变也就不一样。脉象太过是有病，不及也是有病。邪气伤人不是空无所见的，追究根源必然会有邪气的表现，审查病是在表还是在里，分辨三焦所害。知道病之所在，再细心推断，可预测脏腑的病情，就会有独到而高超的见解。下面一条一条地记录下来，传给那些立志于医学事业的人。

原文

师曰：呼吸者，脉之头[1]也。初持脉，来疾去迟[2]，此出疾入迟，名曰内虚外实也。初持脉，来迟去疾，此出迟入疾[3]，名曰内实外虚也。

注释

[1] 脉之头：脉象的来源。有"呼吸者，脉之头也"的说法，指的是脉随气出入而行。

[2] 来疾去迟：呼气为来、出。

[3] 出迟入疾：吸气为去和入。

译文

老师说：呼吸是脉动之先。初按脉时，脉来得快而去得慢，这是呼气时快而吸气时慢，这叫做内虚外实。初按脉时，脉来得慢而去得快，这是呼气时慢而吸气时脉快，这叫做内实外虚。

原文

问曰：上工望而知之，中工问而知之，下工脉而知之，愿闻其说。师曰：病家人请云，病人苦发热，身体疼，病人自卧。师到诊其脉，沉而迟者，知其差也。何以知之？若表有病者，脉当浮大。今脉反沉迟，故知愈也。假令病人云腹内卒痛[1]，病人自坐，师到脉之，浮而大者，知其差也。何以知之？若里有病者，脉当沉而细。今脉浮大，故知愈也。

注 释

① 卒痛：突然疼痛。

译 文

问：高明的医者通过望诊就知道病情，中等的医生须询问才知道病情，一般的医生须按脉才知道病情，希望知道其中的道理。老师回答说：病家来人请医生时说，病人苦于发热，身体疼痛，但能安卧自如。医生来诊他的脉，脉象是沉而迟的，知道他的病已经好了。根据什么知道的呢？如果是表有病，脉象应当浮大。现在脉象反而沉迟，所以知道此病已痊愈。假使病人说其腹部突然疼痛，坐着时又很安静，医生来诊他的脉，脉象是浮而大的，知道他的病已痊愈。根据什么知道的呢？如果腹内有病，脉应当沉细。现在脉浮大，所以知道病会痊愈。

原 文

师曰：病家人来请云，病人发热烦极。明日师到，病人向壁卧，此热已去也。设令脉不和，处言已愈。设令向壁卧，闻师到，不惊起而盼视①，若三言三止，脉之咽唾者，此诈病也。设令脉自和，处言此病大重，当须服吐下药，针灸数十百处乃愈。

注 释

① 盼（xì）视：怒目而视。

译 文

老师说：病人家属来请医生时说，病人发热烦躁得很厉害。第二天医生去后，那个病人面朝墙壁静卧，显然热邪已退。即使病人脉象仍未平和，也能确诊其已痊愈。假使病人面朝墙壁静卧，见医生来一点都不惊慌，也不起身，只是怒目而视，或者多次想说什么又吞吞吐吐地说不出，接受诊脉时口里不断吞咽口水，这多半就是在装病。如果脉象正常，不妨故意对其说：此病很严重，必须服用大吐大下的药，还需要在数百处下针针灸，才能痊愈。

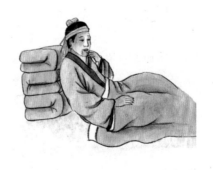

原文

师持脉，病人欠者①，无病也。脉之呻者，病也。言迟者，风也。摇头言者，里痛也。行迟者，表强也。坐②而伏者，短气也。坐而下一脚者，腰痛也。里实护腹，如怀卵物者，心痛也。

注释

① 欠者：打哈欠。

② 坐：古人的坐姿为双膝着地，臀部置于脚跟上。

译文

要是医生诊脉时病人打呵欠，那就说明他没有病。诊脉时病人呻吟，是有病的表现；言语迟钝的属于风病；摇头说话的是体内有疼痛；行动缓慢的是肌表拘紧不舒；坐而俯伏的是气短；坐着需要把一条腿伸出的，通常是腰痛；而用手保护胸腹，如同怀揣鸡蛋一样小心的，多半是心胃痛。

原文

师曰：伏气①之病，以意候之，今月之内，欲有伏气。假令旧有伏气，当须脉之。若脉微弱者，当喉中痛，似伤，非喉痹②也。病人云：实咽中痛。虽尔，今复欲下利。

注释

① 伏气：疾病隐藏在体内，过时才发作。

② 喉痹：喉咙阻塞疼痛。

译文

老师说：伏气这种病，要借助意识来推测，如本月之内，将有伏气发病。假如以前有邪气内伏，在脉上应该能发现。如果脉象微弱，病人的喉中有受伤似的疼痛，那就不是喉痹证。病人说：真的咽喉痛。虽然如此，也当用下法让其腹泻。

原文

问曰：人恐怖者，其脉何状？师曰：脉形如循丝累累然，其面白脱色也。

问曰：人不饮，其脉何类？师曰：脉自涩，唇口干燥也。

问曰：人愧者，其脉何类？师曰：脉浮，而面色乍白乍赤。

问曰：经说脉有三菽[①]、六菽重者，何谓也？师曰：脉人以指按之，如三菽之重者，肺气也；如六菽之重者，心气也；如九菽之重者，脾气也；如十二菽之重者，肝气也；按之至骨者，肾气也（菽者，小豆也）。假令下利，寸口、关上、尺中悉不见脉，然尺中时一小见，脉再举头[②]（一云按投）者，肾气也。若见损脉[③]来至，为难治（肾为脾所胜，脾胜不应时）。

注 释

① 三菽：菽，豆类的总称。三菽、六菽是形容拿脉的手法轻重。

② 脉再举头：脉搏随着人的呼吸再发动时应指鼓起。《医宗金鉴》云："再举头者，谓一呼再举头，一吸再举头，合为四至也。"

③ 损脉：脉搏一呼一至，一吸一至，名为损。

译 文

问：人恐惧时的脉象是什么样的？老师说：脉象好像按在一根细丝上那样柔弱无力，病人面无血色。

问：人体脱水了，脉象是怎样的？老师说：脉象自然是涩滞的，而且唇口干燥。

问：人感到羞愧时脉象是怎样的？老师说：脉象飘浮而且面色忽白忽红。

问：《难经》说脉有三颗豆重和六颗豆重，指的是什么？老师说：诊脉的人以指按脉，感觉像举着三颗豆重，那就是肺脉；像举着六颗豆，那就是心脉；有九颗豆重的是脾脉；十二颗豆重的是肝脉；重按至骨才有的是肾脉。假使腹泻，寸、关、尺都按不到脉，然而在尺中有时能够按到细小的脉，其脉跳一呼二至，一吸二至的，是肾气未竭的表现；如果脉跳出现一呼一至和一吸一至的损脉，那就是肾气衰败而难以治疗了。

原 文

问曰：脉有相乘[①]，有纵有横，有逆有顺，何谓也？师曰：水行乘火，金行乘木，名曰纵；火行乘水，木行乘金，名曰横；水行乘金，火行乘木，名曰逆；金行乘水，木行乘火，名曰顺也。

注 释

① 乘：此指克伐的意思。

● 译 文 ●

问：脉相互克伐，有纵克和横克，有逆克和顺克，这些讲的都是什么意思？老师说：水克火，金克木，叫作纵；火克水，木克金，叫作横；水克金，火克木，叫做逆；金克水，木克火，叫作顺。

● 原 文 ●

问曰：脉有残贼①，何谓也？师曰：脉有弦、紧、浮、滑、沉、涩，此六脉名曰残贼，能为诸脉作病也。

● 注 释 ●

①残贼：伤害。残，伤的意思。贼，害的意思。此指邪气伤人所出现的脉象。

● 译 文 ●

问：受到邪气侵害后的脉象指的是什么？老师说：脉有弦、紧、浮、滑、沉、涩，这六种脉象就叫残贼，可使诸经脉呈现病象。

● 原 文 ●

问曰：脉有灾怪，何谓也？师曰：假令人病，脉得太阳，与形证相应，因为作汤，比还送汤，如食顷，病人乃大吐，若下利，腹中痛。师曰：我前来不见此证，今乃变异，是名灾怪。又问曰：何缘作此吐利？答曰：或有旧时服药，今乃发作，故为灾怪耳。

● 译 文 ●

问：说脉有怪异是什么意思？老师说：如果有人患病，其脉呈太阳病象，而且与太阳病症状相符合，因而给他服治太阳病的汤药，等到服完汤药后吃顿饭的时间，病人大吐或者下利，腹中疼痛。医生说：我刚来时没看到这样的证，现在出乎意料发生了，这就叫怪异。又问：是什么原因引起这样的吐泻呢？答：或许病人服过其他药，刚开始显效，所以才会出现这样的怪异现象。

● 原 文 ●

问曰：东方肝脉，其形何似？师曰：肝者，木也。名厥阴，其脉微弦濡①弱而长，是肝脉也。肝病自得濡弱者，愈也。假令得纯弦脉者，死。何以知之？以其脉如弦直，此是肝脏伤，故知死也。

注　释

① 濡（ruǎn）：通"软"。

译　文

问：东方肝脉的形状是怎样的？老师说：肝属木，名厥阴，如果脉象微弦软弱而绵长，那就属于肝的平脉。肝病病人出现软弱脉象时，那就是将要痊愈。假使出现跟弦一样紧致的脉象，那就是死证。根据什么来判断的？因为它的脉象如同弓弦那样直，这时候肝病已经非常严重，所以知道会死。

原　文

南方心脉，其形何似？师曰：心者，火也，名少阴，其脉洪大而长，是心脉也。心病自得洪大者，愈也。假令脉来微去大，故名反①，病在里也；脉来头小本大②，故名覆，病在表也。上微头小③者，则汗出；下微本大者，则为关格④不通，不得尿。头无汗者可治，有汗者死。

注　释

① 来微去大，故名反：来时微小而去时洪大。心脉属火，本该来盛去衰为平，来微去大是反其火旺，所以叫"反"。

② 头小本大：通常把寸看作头，尺看作是本。这里的意思是寸脉小，迟脉洪大。

③ 上微头小：寸脉微弱。

④ 关格：关，闭的意思。

译　文

问：南方心脉的形状像什么？老师说：心属火，名叫少阴，它的脉洪大而长，这是心的平脉。如果心病病人见到洪大脉，那就属于容易痊愈的；而假使脉来时微去时大，这就属于反常了，是病在内里；当脉来时小而去时大，叫作复，为病在表。浮取微而来时小，就要出汗。沉取微而去时大，就会出现难以小便的情况；头部无法出汗还可以施治，一旦出汗，必死。

原　文

西方肺脉，其形何似？师曰：肺者，金也，名太阴，其脉毛浮也。肺病自得此脉，若得缓迟者，皆愈；若得数者，则剧。何以知之？数者，南方火，火克西方金，法当痈肿，为难治也。

译文

西方肺脉的形状像什么？老师说：肺属金，名太阴，脉象如羽毛样轻盈。肺病病人呈现这种脉象，或者脉象显得迟缓的，都容易治愈；但数脉出现时，病就会加剧。根据什么这样判断呢？数脉属南方火象，火来灼金，按理会出现痈肿，所以是难治的病证。

原文

问曰：二月得毛浮脉，何以处言至秋当死？师曰：二月之时，脉当濡弱，反得毛浮者，故知至秋死。二月肝用事，肝属木，脉应濡弱，反得毛浮脉者，是肺脉也。肺属金，金来克木，故知至秋死。他皆仿此。

师曰：脉肥人责①浮，瘦人责沉。肥人当沉今反浮，瘦人当浮今反沉，故责之。

注释

①责：求。

译文

问：为什么说二月时呈现绒毛漂浮样的脉象，秋天病人就会死呢？老师说：在二月的季节里脉象应当濡弱，却反而见到毛浮的脉象出现，因此判断到秋天病人会死。因为二月肝当令，肝属木，脉象应当濡弱，反而见毛浮这种肺的本脉；要知道肺属金，金克木，所以知道病人到秋天会死。其他内脏的脉象都以此类推。

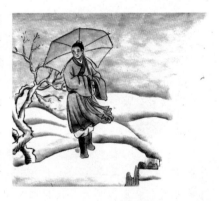

老师说：给肥胖人诊脉要追究脉浮的原因，给瘦人诊脉要追问脉沉的原因。因为按常理肥胖的人脉应当沉，现在反而浮；瘦人的脉应当浮，现在反而沉，因此要追查为什么会这样。

原文

师曰：寸脉下不至关，为阳绝；尺脉上不至关，为阴绝。此皆不治，决死也。若计其余命生死之期,期以月节克之①也。

师曰:脉病人不病,名曰行尸②,以无王气③,卒眩仆不识人者,短命则死。人病脉不病,名曰内虚,以无谷神④,虽困无苦。

注 释

① 月节克之:月令季节跟疾病相克的时段。

② 行尸:如同行尸走肉。

③ 王气:旺盛的生命力。"王",通"旺"。

④ 谷神:水谷的精气神。

译 文

老师说:寸脉下行不到关属于阳绝,尺脉上行不到关属于阴绝,都属不治之证,预判会死。估计病人的死期,可根据月令节气和疾病相克的道理来推断。

老师说:脉象有病而人不觉得有病,这叫作行尸,因为脏腑已无生长之气,容易突然眩晕跌倒,然后不省人事,从而无法尽其天年。有人觉得自己有病但从脉象看不出,这叫作内虚,因为缺乏谷气,虽然为疾病所困,但还没有危险。

原 文

问曰:翕奄沉①,名曰滑,何谓也?师曰:沉为纯阴,翕为正阳,阴阳和合,故令脉滑,关尺自平。阳明脉微沉,食饮自可。少阴脉微滑,滑者,紧之浮②名也,此为阴实,其人必股内汗出,阴下湿也。

注 释

① 翕(xī)奄沉:翕,聚合;奄,忽然。脉大而盛又忽而沉,即来盛去衰之意,又称滑脉。

② 紧之浮:浮而有力。"紧",指脉有力。"之"通"而"。

译 文

问:浮动的脉体忽然下沉,为什么叫作滑脉?老师说:沉属纯少阴,脉浮动属正阳明,阴阳两相协调,所以使脉象滑利,关脉和尺脉平衡。阳明的胃脉微沉,饮食尚可,少阴的肾脉微滑,此滑脉是紧而浮的,这是少阴邪实现象,病人大腿内侧必然出汗,阴部也是潮湿的。

原文

问曰：曾为人所难，紧脉从何而来？师曰：假令亡汗，若吐，以肺里寒，故令脉紧也；假令咳者，坐饮冷水，故令脉紧也；假令下利，以胃虚冷，故令脉紧也。

译文

问：我曾经被人问倒，说不出紧脉是在什么条件下形成的。老师说：假使出大汗或大吐，那是因为肺部遭到寒邪侵袭，所以会促使脉象发紧；口渴时喝了冷水而咳嗽也会使脉显得紧；另外还有腹泻，因为脾胃虚寒，所以能使脉紧。

原文

寸口卫气盛，名曰高①（高者，暴狂而肥），荣气盛，名曰章②（章者，暴泽而光），高章相搏名曰纲③（纲者，身筋急，脉强直故也）。卫气弱，名曰惵④（惵者，心中气动迫怯），荣气弱，名曰卑⑤（卑者，心中常自羞愧），惵卑相搏名曰损⑥（损者，五脏六腑俱乏，气虚惵故也）。卫气和名曰缓（缓者，四肢不能自收），荣气和名曰迟⑦（迟者，身体俱重，但欲眠也），迟缓相搏名曰沉⑧（沉者，腰中直，腹内急痛，但欲卧，不欲行）。

注释

① 高：旺盛。

② 章：同"彰"。

③ 纲：同"刚"，强盛。

④ 惵：恐惧状。

⑤ 卑：低下。

⑥ 损：亏减。

⑦ 迟：徐缓。

⑧ 沉：厚实稳定。

译文

寸口卫气盛叫高，营气盛叫章，高章相合叫纲。卫气弱叫惵，营气弱叫卑，谍与卑相合叫损。卫气和叫缓，营气和叫迟，迟和缓相合叫沉。

原 文

寸口脉缓而迟，缓则阳气长，其色鲜，其颜光，其声商①，毛发长；迟则阴气盛，骨髓生，血满，肌肉紧薄鲜鞕。阴阳相抱，荣卫俱行，刚柔相得，名曰强也。

注 释

① 商：古代五音之一。

译 文

寸口脉象和缓而舒迟，和缓是阳气在生长，其人肤色应该光洁，面色润泽，声音强劲而明晰，毛发柔软绵长；舒迟则阴血盛，生骨髓，血脉充盈，其肌肉紧实而柔润。阴阳调和，营卫周流畅行，刚柔相济，这样的身体就属于强健。

原 文

趺阳脉滑而紧，滑者胃气实，紧者脾气强。持实击强，痛①还自伤，以手把刃②，坐作③疮也。

寸口脉浮而大，浮为虚，大为实，在尺为关，在寸为格，关则不得小便，格则吐逆。

注 释

① 痛：指病人的病。

② 刃：刀刃。

③ 作：产生。

译 文

趺阳脉滑而紧。滑是胃气实，紧是脾气盛，以胃实击脾强，病痛是来自自我伤害，好像是用手去握刀刃。

寸口脉浮而大，浮是正虚，大是邪实，浮大脉见于尺部为"关"，见于寸部为"格"；关为小便不利，格为呕吐上逆。

原 文

趺阳脉伏而涩，伏则吐逆，水谷不化，涩则食不得入，名曰关格。

脉浮而大，浮为风虚，大为气强。风气相搏，必成隐疹，身体为痒。痒者，名泄风①，久久为痂癞（眉少发稀，身有干疮而腥臭也）。

注　释

① 泄风：风邪外泄。

译　文

趺阳脉伏而涩，伏就会反流呕吐，水谷无法消化；涩则饮食无法入口，这也被称为关格。

脉浮而大者，浮属于卫虚受风，大则是邪气强盛，风邪与卫气相合，肌肤一定会发隐疹而导致身体发痒。身痒叫泄风，时间久了可使皮肤溃烂结痂而成"疠风"。

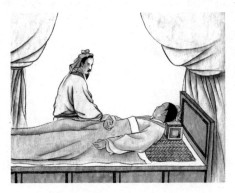

原　文

寸口脉弱而迟，弱者卫气微，迟者荣中寒。荣为血，血寒则发热；卫为气，气微者心内饥，饥而虚满，不能食也。

趺阳脉大而紧者，当即下利，为难治。

寸口脉弱而缓，弱者阳气不足，缓者胃气有余，噫而吞酸，食卒不下，气填于膈上（一作下）也。

译　文

寸口脉弱而迟，弱是卫气不足，迟是营中有寒。营为血，血受寒邪则发热；卫为阳气，阳气微则心中感到饥饿，虽然饥饿，但因气虚胀满，而不能进食。

趺阳脉大而紧的，应当出现腹泻，是难治之证。

寸口脉弱而缓，弱是阳气不足，缓是胃气有余，噫气而吞酸，饮食入胃后而不能向下消化，这是气机阻塞于膈上的缘故。

原　文

趺阳脉紧而浮，浮为气，紧为寒；浮为腹满，紧为绞痛；浮紧相搏，肠鸣而转，转即气动，膈气乃下，少阴脉不出，其阴肿大而虚也。

译　文

趺阳脉紧而浮，浮属气虚，紧属寒邪，气虚则会腹胀，有寒邪则会出现绞痛，气虚混合寒邪，就会出现肠鸣并转气，转则气动，使胸膈中壅滞之气下行。少阴脉摸不到时，病人的外阴会肿大而虚。

原 文

寸口脉微而涩，微者卫气不行，涩者荣气不逮[1]，荣卫不能相将[2]，三焦无所仰[3]，身体痹不仁。荣气不足，则烦疼、口难言。卫气虚者，则恶寒数欠。三焦不归其部，上焦不归者，噫而酢[4]吞；中焦不归者，不能消谷引食；下焦不归者，则遗溲。

注 释

① 不逮：不够、不足。

② 相将：相互扶持。

③ 仰：依靠、依赖。

④ 酢（cù）：即"醋"的本体字。

译 文

寸口脉微而涩，微是因为卫气衰弱难行，涩则是营气弱而不足，营卫不能相互协调，三焦就会失去依托，身体自然会麻痹不仁。营气不足则身体剧痛、言语困难；卫气不足就会畏寒而呵欠连连。三焦之气不能各司其职，上焦之气失职，会导致噫气而吞酸；中焦之气失职，无法消化和进食；下焦之气失职，会导致尿失禁。

原 文

趺阳脉沉而数，沉为实，数消谷。紧者，病难治。

寸口脉微而涩，微者卫气衰，涩者荣气不足。卫气衰，面色黄；荣气不足，面色青。荣为根，卫为叶，荣卫俱微，则根叶枯槁而寒栗、咳逆、唾腥、吐涎沫也。

译 文

趺阳脉沉而数，沉属于内里坚实，数则能帮助消谷化食。而趺阳脉见紧的病难治。

寸口脉微而涩，微是因为卫气衰弱，涩是因为营气不足。卫气衰弱则面色蜡黄，营气不足则面色发青。营气如同树的根，卫气仿佛枝叶，营、卫都衰微了，等于一棵树的根枝败坏了，人如此，则自然会出现畏寒发抖，咳嗽气喘，痰唾腥臭，口吐涎沫。

原文

趺阳脉浮而芤，浮者卫气虚，芤者荣气伤，其身体瘦，肌肉甲错[①]。浮芤相搏，宗气[②]微衰，四属断绝（四属者，谓皮、肉、脂、髓。俱竭，宗气则衰矣）。

注释

① 肌肉甲错：皮肤皲裂粗糙而生硬屑。

② 宗气：水谷精微上聚胸中，以贯心脉之气。宗气是营卫之气的根本。

译文

趺阳脉浮而芤，浮属于卫气虚弱，芤则是营气受损，为此就会身体消瘦、肌肤干燥皲裂；而一旦浮、芤相合，宗气就会出现衰败，皮、肉、脂、髓都会因此营养流失。

原文

寸口脉微而缓，微者卫气疏，疏则其肤空；缓者胃气实，实则谷消而水化也。谷入于胃，脉道乃行，水入于经，其血乃成。荣盛则其肤必疏，三焦绝经，名曰血崩。

趺阳脉微而紧，紧则为寒，微则为虚，微紧相搏，则为短气。

译文

微是卫气疏松，卫气疏松则皮肤腠理失去紧凑；缓属于胃气有余，胃气有余就容易消化水谷。水谷入胃，脉道才能运行，水谷精华能进入经脉，营血才能形成；要是营血盛而卫气不足，就会出现皮肤松弛，三焦失去正常功能，血崩的证候就会出现。

趺阳脉微而紧，紧是内寒，微是气虚，微、紧相合，则会导致呼吸气短。

原文

少阴脉弱而涩，弱者微烦，涩者厥逆[①]。

趺阳脉不出，脾不上下[②]，身冷肤鞕。少阴脉不至，肾气微，少精血，奔气促迫，上入胸膈，宗气反聚，血结心下，阳气退下，热归阴股，与阴相动，令身不仁，此为尸厥[③]，当刺期门[④]、巨阙[⑤]（宗气者，三焦归气

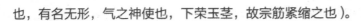

也，有名无形，气之神使也，下荣玉茎，故宗筋紧缩之也）。

注 释

① 厥逆：四肢冰冷。

② 脾不上下：脾失去了升清降浊的功能。

③ 尸厥：身体冰冷，形同尸体。

④ 期门：穴位名，在胸部第二肋骨端。

⑤ 巨阙：穴位名，在腹正中线脐上部。

译 文

少阴脉弱而涩，弱了，心中就会出现轻微的烦躁，涩则会手足逆冷。跌阳脉按不出来时，是脾胃功能失调，所以会出现身体发冷、肌肤发硬。少阴脉摸不到，属于肾气微弱，精血不足，会出现逆气上奔，侵入胸膈，宗气聚而难行，血结心下，阳气下陷，热下趋于阴部和大腿部，与阴气相鼓动，使身体丧失知觉，出现所谓尸厥。这时候应当针刺期门、巨阙二穴。

原 文

寸口脉微，尺脉紧，其人虚损多汗，知阴常在，绝不见阳也。寸口诸微亡阳，诸濡亡血，诸弱发热，诸紧为寒。诸乘寒① 者，则为厥，郁冒② 不仁，以胃无谷气，脾涩不通，口急不能言，战而栗也。

注 释

① 乘寒：遭寒邪伤害。

② 郁冒：郁闷晕眩。

译 文

寸口脉微，尺部脉紧，病人虚损而多汗，由此可判断这是病人阴气一直存在，但阳气将要衰竭。寸口出现微脉，那就属于阳气消失；出现濡脉，则是血液流失；而出现弱脉，则属于发热；紧脉出现，就是内里有寒邪。以上各处受到寒邪侵害，就会出现尸厥，常常会郁闷眩晕，并失去知觉，因为胃气虚而无法正常消化水谷，而脾气滞涩不通于上下，所以会出现难以开口言语，并有寒战和感觉心发冷。

原 文

问曰：濡弱① 何以反适十一头② ？师曰：五脏六腑相乘③ ，故令十一。

问曰：何以知乘腑？何以知乘脏？师曰：诸阳浮数为乘腑，诸阴迟涩为乘脏也。

注 释

① 濡弱：脉象柔和，有胃气。

② 反适十一头：出现五脏六腑的脉象。十一头，十一种脏腑的脉象。

③ 相乘：相加。

译 文

问：濡弱之脉为什么反而能出现十一种变化？老师答：五脏六腑相互克制，因此有十一种濡弱脉。

问：病邪入侵腑的依据是什么？入侵脏的依据又是什么呢？老师说：出现浮数等阳脉，那就是病邪侵入到了腑；凡见迟涩等阴脉，那就是病邪已侵入脏。

第三章　伤寒例　辨痉湿暍脉证

原 文

四时八节[1]二十四气七十二候[2]决病法

立春正月节斗指艮[3]，雨水正月中指寅[4]。

惊蛰二月节指甲，春分二月中指卯。

清明三月节指乙，谷雨三月中指辰。

立夏四月节指巽，小满四月中指巳。

芒种五月节指丙，夏至五月中指午。

小暑六月节指丁，大暑六月中指未。

立秋七月节指坤，处暑七月中指申。

白露八月节指庚，秋分八月中指酉。

寒露九月节指辛，霜降九月中指戌。

立冬十月节指乾，小雪十月中指亥。

大雪十一月节指壬，冬至十一月中指子。

小寒十二月节指癸，大寒十二月中指丑。

（二十四气，节有十二，气有十二，五日为一候，气亦同，合有七十二候，决病生死，此须洞解之也）

注 释

① 四时八节：四时，即一年的四季；八节，指立春、春分、立夏、夏至、立秋、秋分、立冬、冬至。

② 七十二候：五日为一候，一年七十二候。与二十四节气对应，三候为一节（气）。

③ 斗指艮：斗，北斗的斗柄。斗指艮，八卦图上北斗节柄指向艮的方

向，也就是东北方，其标志是立春。

④中指寅：中，指中气。二十四节气由十二节和十二气组成，每月第一个是节气，第二个是中气。中指，指中气时分北斗的斗柄在寅位。

·译 文·

立春日节气斗柄在艮，雨水正月中气斗柄在寅。

二月惊蛰节气斗柄在甲，二月春分中气斗柄在卯。

三月清明节气斗柄在乙，三月谷雨中气斗柄在辰。

四月立夏节气斗柄在巽，四月小满中气斗柄在巳。

五月芒种节气斗柄在丙，五月夏至中气斗柄在午。

六月小暑节气斗柄在丁，六月大暑中气斗柄在未。

七月立秋节气斗柄在坤，七月处暑中气斗柄在申。

八月白露节气斗柄在庚，八月秋分中气斗柄在酉。

九月寒露节气斗柄在辛，九月霜降中气斗柄在戌。

十月立冬节气斗柄在乾，十月小雪中气斗柄在亥。

十一月大雪节气斗柄在壬，十一月冬至节气斗柄在子。

十二月小寒节气斗柄在癸，十二月大寒中气斗柄在丑。

·原 文·

《阴阳大论》①云：春气温和，夏气暑热，秋气清凉，冬气冰列②，此则四时正气之序也。冬时严寒，万类深藏，君子固密，则不伤于寒，触冒之者，乃名伤寒耳。

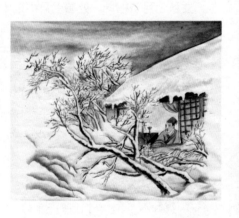

·注 释·

①《阴阳大论》：传说的一部古代医学典籍，已佚。

②列：通"冽"。

·译 文·

《阴阳大论》说：春季温和，夏季炎热，秋季凉爽，冬季严寒，这是四季气候正常的顺序。冬季严寒，万物都深藏起来，懂得生命道理的人善于保护自己，所以不会被寒邪所伤；那些违背自然法则的人，他们身体受到的伤害，就叫作伤寒。

原文

其伤于四时之气，皆能为病，以伤寒为毒①者，以其最成杀厉之气②也。中而即病者，名曰伤寒。不即病者，寒毒藏于肌肤，至春变为温病，至夏变为暑病。暑病者，热极重于温也。是以辛苦之人，春夏多温热病者，皆由冬时触寒所致，非时行之气③也。凡时行者，春时应暖而反大寒，夏时应热而反大凉，秋时应凉而反大热，冬时应寒而反大温，此非其时而有其气。是以一岁之中，长幼之病多相似者，此则时行之气也。

注释

①毒：严重。

②杀厉之气：厉烈肃杀之气。

③时行之气：违背自然秩序的气候。

译文

违背自然秩序后，四时之气都能使人患病，但以伤寒这种疾病最为厉烈肃杀，对人的伤害也最大。那些一感染就发病的病人，所患的就是伤寒。而那些没有马上发病的，寒毒会藏在肌肤，到春天发病变为温病，到夏天发病变为暑病。暑热病人发热的程度高过温病。为此，那些劳苦之人多会在春夏季节患温热病，原因是他们冬天感染了寒毒，而不是感染了当时的疫气。所谓"时行之气"，是指春季当暖反而寒，夏季当热反而凉，秋季当凉爽反而大热，冬季当寒冷反而高温，这都不是一年四季气候应有的秩序。因此，一年中老幼得病大都类似，这就是因为气候异常引起的时行病。

原文

夫欲候知四时正气为病，及时行疫气之法，皆当按斗历①占②之。九月霜降节后宜渐寒，向冬大寒，至正月雨水节后宜解也。所以谓之雨水者，以冰雪解而为雨水故也。至惊蛰二月节后，气渐和暖，向夏大热，至秋便凉。从霜降以后至春分以前，凡有触冒霜露，体中寒即病者，谓之伤寒也。九月十月，寒气尚微，为病则轻。十一月十二月，寒冽已严，为病则重。正月二月，寒渐将解，为病亦轻。此以冬时不调，适有伤寒之人，即为病也。

注 释

①斗历：指农历，古代以北斗星斗杓运转所指以定四时，故称。

②占：观察、检测。

译 文

如果想要对四季正常气候和异常疫气可能引发的疾病做出预测，应该按照斗历来推算。九月霜降后天气逐渐寒冷的话，到了冬天应当大寒，然后到正月雨水后，寒气才解除。这个节气之所以叫"雨水"，是因为冰雪融化后化作雨水。二月惊蛰过后如果天气逐渐温暖，夏季就会转变成大热，到秋季就又变得凉爽了。从霜降到春分之前这段时间，凡是触冒霜露寒冷，身体感受寒邪而即时发病的，就叫作伤寒；九月、十月期间的，因天气还不是非常寒冷，发病也通常较为轻微；而十一、十二月期间，因为天气已经很寒冷，如果发病，就会更沉重。而在正月、二月间，寒冷逐渐消除，发病自然就轻。这是因为冬季调摄不当，有人恰好感受了寒邪而发病。

原 文

其冬有非节之暖者，名为冬温。冬温之毒，与伤寒大异。冬温复有先后，更相重沓①，亦有轻重，为治不同，证如后章。从立春节后，其中无暴大寒，又不冰雪，而有人壮热为病者，此属春时阳气，发于冬时伏寒，变为温病。

注 释

①重沓：重复、叠沓。

译 文

如果因为在冬季出现反常温暖而致病，这就叫冬温。冬温的病邪与伤寒不同，冬温的发病有迟有早，参差不齐，病势有轻有重，所以治疗方法也不同，它的证候会在以后章节加以阐述。立春后这段时间，如果没有突然的严寒导致大雪和冰冻，而有人却患了高热的病，这都是由于春时阳气的升发，激起了冬

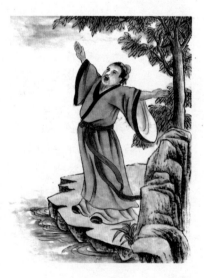

季蛰伏的寒邪，因而变为温病。

原　文

从春分以后至秋分节前，天有暴寒者，皆为时行寒疫也。三月四月，或有暴寒，其时阳气尚弱。为寒所折，病热犹轻。五月六月，阳气已盛，为寒所折，病热则重。七月八月，阳气已衰，为寒所折，病热亦微，其病与温及暑病相似，但治有殊耳。

译　文

从春分到秋分前这段时间，因为天气骤然变冷而所发的病，都属于时行寒疫。三四月间如果出现骤冷，由于人体内阳气还很微弱，被寒邪所伤，引发的热病也会相对轻微。而五六月间身体里的阳气已经旺盛，一旦被寒邪所侵，所引发的热病就会很重。七八月时人体内的阳气开始衰微，如果此时遭受寒邪侵袭，所出现的热病症状也轻微。这些病与温病和暑病表现很相似，但治法却各不相同。

原　文

十五日得一气，于四时之中，一时有六气，四六名为二十四气。然气候亦有应至仍不至，或有未应至而至者，或有至而太过者，皆成病气也。但天地动静，阴阳鼓击①者，各正一气耳。是以彼春之暖，为夏之暑；彼秋之忿，为冬之怒②。是故冬至之后，一阳爻升，一阴爻降③也；夏至之后，一阳气下，一阴气上也。斯则冬夏二至，阴阳合也；春秋二分，阴阳离也。阴阳交易④，人变病焉。此君子春夏养阳，秋冬养阴，顺天地之刚柔也。小人触冒，必婴暴疹⑤。须知毒烈之气，留在何经，而发何病，详而取之。是以春伤于风，夏必飧泄⑥；夏伤于暑，秋必病疟；秋伤于湿，冬必咳嗽；冬伤于寒，春必病温。此必然之道，可不审明之。伤寒之病，逐日浅深，以施方治。今世人伤寒，或始不早治，或治不对病，或日数久淹⑦，困乃告医。医人又不依次第而治之，则不中病，皆宜临时消息制方，无不效也。今搜采仲景旧论，录其证候、诊脉声色、对病真方有神验者，拟防世急也。

注　释

① 阴阳鼓击：阴阳相互鼓动。

② 彼秋之忿，为冬之怒：形容从秋天的萧杀转为寒冬的凛冽。

③一阳爻（yáo）升，一阴爻降：表示阳气长一分，则阴气必然下降一分。爻的本艾是交错变化，是八卦的基本符号，阳爻以"—"表示，"——"表示阴爻。

④阴阳交易：指四时阴阳之气盛衰互相转化移动。

⑤必婴暴疹：婴，遭受。疹，疾病。暴疹，重大疾患。

⑥飧泄：即水谷利，泄泻完谷不化。

⑦久淹：滞缓。

译　文

每十五日为"一气"，一年四季中，每季有六气，所以四六共得二十四气。但气候也有应到而未到的，或该来的节气不到，反而出现了不应有的气候，或节气已到，而气候太过，这些都是造成疾病的因素。自然界的动和静、阴和阳，各自都有其正常规律。为此，春季的温暖可发展为夏季的暑热；秋季的凉爽可发展为冬季的严寒。冬至后一阳之气升，一阴之气降，夏至后一阳之气降，一阴之气升。就是说冬至和夏至是阴阳二气结合的时节；春分和秋分是阴阳二气分离的时候。在这阴阳交替变化中，人会因为天气变化而患上疾病。所以，懂得养生的人，会在春夏二季养护自己的阳气，秋冬之时养护阴气，以此顺应自然的变化。至于那些不懂得养生的人，就容易受到外邪侵袭，出现各种急性病变。要强调的是，这些毒烈的致病因素无论侵犯了哪条经络，出现怎样的病证，都应进行详细诊察和判断。一般而言，春季伤于风邪的，到夏天就会出现腹泻；夏天伤于暑邪的，到了秋季就会出现疟疾；而秋季受到湿邪侵袭，到了冬季必然会出现咳嗽；至于冬季被寒邪所侵，到春季就会得温病。这是变化的自然规律，需要认识清楚。伤寒这种病，会随病期的延长而逐日加重，要根据病情的发展验方施治。现在的人患了伤寒，或开始不早治疗，或治疗不符合病情，或长期拖延直到病势危重才求医，而医生又不按一定的程序施治，不能抓住其要害，须知病情是不断变化的，一定要根据变化灵活地辨证验方，如果能坚持这样做，就一定会收到良好效果。现在，仲景搜集自己的临床实践，将各种证候及诊脉、闻声、察色以及确有显著疗效的各类验方归纳整理，编次成书以备世人急用。

原　文

又土地温凉，高下不同；物性刚柔，餐①居亦异。是故黄帝兴四方之问②，岐伯举四治之能，以训后贤，开其未悟者。临病之工，宜须两审也。

注　释

① 餐：饮食的意思。

② 四方之问：指《素问·异法方宜论篇》中关于四方地域、风俗习性存在的差异及对疾病和治疗方案影响的讨论。

译　文

另外，不同地域的气候存在着温凉差异，事物的属性也有刚柔不同，饮食居住也都不一样。因此，黄帝才要发起有关四方疾病诊治的讨论，岐伯才会为此推出砭石、毒药、微针、灸焫四种治疗的手段，并对其所产生的效应加以确定，以为后来者遵循，给予那些未领悟的人以启发。从医的人，应就这二者细加审察。

原　文

凡伤于寒，则为病热，热虽甚不死。若两感①于寒而病者，必死。

注　释

① 两感：阴、阳表里两经同时受邪发病。

译　文

凡遭寒邪感染，就会出现发热，只是发热虽严重，却不至于死亡。但要是阴阳两经同时遭受寒邪侵袭而发病，则必死无疑。

原　文

尺寸俱浮者，太阳受病也，当一二日发。以其脉上连风府①，故头项痛，腰脊强。

尺寸俱长者，阳明受病也，当二三日发。以其脉夹鼻络于目，故身热目疼鼻干，不得卧。

尺寸俱弦者，少阳受病也，当三四日发。以其脉循胁络于耳，故胸胁痛而耳聋。此三经②皆受病，未入于府③者，可汗而已。

尺寸俱沉细者，太阴受病也，当四五日发。以其脉布胃中络于嗌④，故腹满而嗌干。

尺寸俱沉者，少阴受病也，当五六日发。以其脉贯肾络于肺，系舌本，故口燥舌干而渴。

尺寸俱微缓者，厥阴受病也，当六七日发。以其脉循阴器⑤络于肝，故烦满⑥而囊缩⑦。此三经皆受病，已入于腑，可下而已。

注 释

①其脉上连风府：风府，督脉经穴位，在项后发际1寸，在枕骨与第一颈椎之间。这里的"其脉"指足太阳经脉。

②经：指表。

③府：指里。

④嗌（yì）：咽喉部。

⑤阴器：生殖器。

⑥烦满：烦闷。

⑦囊缩：阴囊上缩。

译 文

寸关尺三部脉都见浮象的，是太阳经受病，一般在一二日发病。因为足太阳经脉上连风府穴，所以会出现头项痛和腰脊强。

寸关尺三部都见长脉的，是阳明经受病，一般在二三日发病。因为足阳明经脉夹鼻络于目，所以会出现身热目疼而鼻干、不能安卧。

寸关尺三部都见弦脉的，是少阳经受病，一般在三四日发病。因为少阳经脉循行于两胁并络于耳部，所以会出现胸胁痛及耳聋。这三经都受病，邪气未传入胃腑的，可用发汗法治愈。

寸关尺都见沉细脉的，是太阴经受病，一般四五日发病。因为足太阴经分布于胃中，络于咽喉部，所以会出现腹满而咽喉部干燥的证候。

寸关尺都见沉脉的，是少阴受病，一般在五六日发病。因为足少阴经脉贯肾络

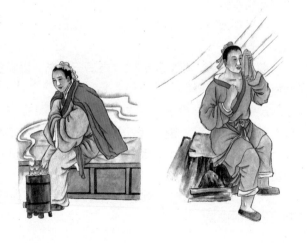

肺，系舌根，所以会出现口燥舌干而渴的证候。

寸关尺都见微缓脉的，是厥阴经受病，一般在六七日发病。因为足厥阴经脉循行于生殖器而络于肝，所以会出现烦满和阴囊收缩的证候。这是太阴、少阴、厥阴三经都受病，邪气已传入胃腑，可以用泻下的方法治愈。

原 文

若两感于寒者，一日太阳受之，即与少阴俱病，则头痛，口干，烦满而渴；二日阳明受之，即与太阴俱病，则腹满，身热，不欲食（之廉切，又女监切，下同）语；三日少阳受之，即与厥阴俱病，则耳聋，囊缩而厥，水浆①不入，不知人者，六日死。若三阴三阳、五脏六腑皆受病，则荣卫不行，脏腑不通，则死矣。其不两感于寒，更不传经②，不加异气③者，至七日太阳病衰，头痛少愈也。八日阳明病衰，身热少歇也。九日少阳病衰，耳聋微闻也。十日太阴病衰，腹减如故，则思饮食。十一日少阴病衰，渴止舌干，已而嚏也。十二日厥阴病衰，囊纵④，少腹微下⑤，大气皆去，病人精神爽慧也。若过十三日以上不间⑥，寸尺陷者⑦，大危。若更感异气，变为他病者，当依后坏病证⑧而治之。若脉阴阳俱盛，重感于寒者，变成温疟⑨。阳脉浮滑，阴脉濡弱者，更遇于风，变为风温。阳脉洪数，阴脉实大者，更遇温热，变为温毒⑩，温毒为病最重也。阳脉濡弱，阴脉弦紧者，更遇温气，变为温疫（一本作疟）。以此冬伤于寒，发为温病。脉⑪之变证，方治如说。

注 释

① 水浆：汤水。

② 更不传经：不在经络之间传动。

③ 异气：其他致病疫气。

④ 囊纵：阴囊垂下。

⑤ 少腹微下：指少腹拘挛之证微有缓解。

⑥ 间：间断，痊愈。

⑦ 寸尺陷者：三部脉沉伏，无法感受到。

⑧ 坏病证：误治后而使病情恶化，叫坏病证，也叫坏证。

⑨ 温疟：一种病症，先热后寒，有人认为是疟疾。

⑩ 温毒：疾病名称，也称"时毒"，因感染温邪热毒而导致的热病的

总称。

⑪脉：此处用作动词。

译 文

至于阴阳两经全都被寒邪侵入感染了，要是第一天遭到侵入的是太阳经，会跟少阴经同时发病，出现头痛、口干烦闷口渴症状。第二天邪侵阳明经的话，会跟太阴经同时发病，出现腹满、发热、没有食欲、谵语等症状。第三天病邪侵袭到了少阳经，会跟厥阴经一起发病，出现耳聋、阴囊收缩和四肢厥冷症状，汤水无法下咽，严重的会昏迷而不省人事，六日后就会死亡。如果是三阴三阳、五脏六腑都遭到病邪侵入，营卫之气就会停滞不行，而五脏六腑也会闭塞不通，至此则必死无疑。但如果寒邪并非同时侵入两经，又没在经脉间流转，并且也没遭到新的病邪侵袭，那么第七日太阳病就会消退，头痛会减轻；到了第八日，阳明病消退，身体的热度降低；第九日少阳病会出现消退，听力有所恢复；第十日时，太阴病衰退后腹部的胀满会减轻，开始有食欲；第十一日少阴经病会消退，口舌不再焦渴，而能打出喷嚏；等到了第十二日，厥阴病气衰退，阴囊变得松弛，小腹也不再那么拘挛，至此邪气消除，病人痊愈而神志清爽；如果到了第十三日还未痊愈，并且寸、关、尺三部脉都出现沉陷不起，这就危险了。如果又遭到其他寒邪侵袭，那就必须按以下所述坏病证加以施治：寸关尺脉紧致而搏动有力，再度感染寒邪的，会转为温疟；寸脉浮滑尺脉濡弱，又感染风邪的，可能变为风温；寸脉洪数、尺脉实大，再感染了温热之邪，就可变成温毒，而温毒致病最为严重；寸脉濡弱，尺脉弦紧的，要是再次受到了温邪侵袭，会转成温疫。因此，冬季遭受寒邪侵袭会变成温病。需要对症的变化详加诊察后，再辨证施治。

原 文

凡人有疾，不时即治，隐忍冀差①，以成痼疾。小儿女子，益以滋甚②。时气不和，便当早言。寻其邪由，及在腠理③，以时治之，罕有不愈者。患人忍之，数日乃说，邪气入脏，则难可制。此为家有患，备虑之要。凡作汤药，不可避晨夜，觉病须臾，即宜便治，不等早晚，则易愈矣。如或差迟，病即传变，虽欲除治，必难为力。服药不如方法，纵意④违师，不须治之。

注 释

① 隐忍冀差："差"同"瘥"，病人隐瞒自己的病，希望自愈。

② 滋甚：越发严重。

③ 腠理：肌肤的纹理。

④ 纵意：随心所欲。

译 文

人只要患病，就该及时接受诊治，如果讳疾忌医，指望能自愈，很可能会转成难以治愈的痼疾。尤其是小孩和妇女，更容易因为拖延而导致疾病加重。如果受到时令之邪的侵袭而感到身体不适，一定要及时就医。找到致病原因，能在病邪还没深度侵入时加以治疗，很少有不能痊愈的。如果隐忍多日，等病邪已侵入脏腑，就很难遏制。如果家里出现病人，家人就需要格外留意。制作汤药无须在乎时间早晚，受到疾病感染及时就医，这样才容易痊愈。拖延的话往往会导致病情加剧，这时候即便是就医，也会变得困难。在服药过程中，要是违背医嘱，随心所欲，那就没必要继续给予治疗了。

原 文

凡伤寒之病，多从风寒得之。始表中风寒，入里则不消矣，未有温覆①而当不消散者。不在②证治，拟欲攻之，犹当先解表，乃可下之。若表已解，而内不消，非大满，犹生寒热，则病不除。若表已解，而内不消，大满大实坚有燥屎③，自可除下之，虽四五日，不能为祸也。若不宜下，而便攻之，内虚热入，协热遂利④，烦躁诸变，不可胜数。轻者困笃，重者必死矣。

注 释

① 温覆：服药后盖上被褥以便保持体温。

② 不在：这里的"在"字应该看作"察"。不在，不察。

③ 燥屎：干燥而成羊粪状的大便。

④ 协热遂利："协"，通"同"。表证因为误下而邪气内侵，导致下利出现。

译 文

一般伤寒之病，多是因为受到风寒的侵袭。开始是体表受到侵袭，要

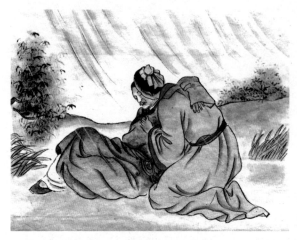

是转入内里后，就难以消除，但如果能及时加盖衣被而保暖发汗，这时候就很容易消除。要是不加诊察后再辨证施治，一出现症状就用攻下法，很容易引起病的变化，因此，有表证存在的还应该先解除表证，然后才可攻下。如果表证已解但里证未除，并非大满而是仍然存在寒热症状的，则病并未得到消除。如果表证已解，里证没有消除，腹中大满大实而大便干结便秘的，自然要用攻下法。虽然发病四五日攻下稍晚，但也不会为害。如果不合时宜采用攻下法，这时候邪热就会乘虚而入，导致协热下利，病人会出现躁烦等变症，这种情况很常见，会使本来已经得到缓解的疾病加重，而原本是重病的就会引起死亡。

· 原 文 ·

夫阳盛阴虚①，汗之则死，下之则愈。阳虚阴盛②，汗之则愈，下之则死。夫如是，则神丹③安可以误发，甘遂④何可以妄攻？虚盛之治，相背千里，吉凶之机，应若影响，岂容易哉！况桂枝下咽，阳盛即毙；承气入胃，阴盛以亡。死生之要，在乎须臾。视身之尽，不暇计日。此阴阳虚实之交错，其候至微；发汗吐下之相反，其祸至速。而医术浅狭，懵然不知病源，为治乃误，使病者殒没⑤，自谓其分。至令冤魂塞于冥路，死尸盈于旷野，仁者鉴此，岂不痛欤！

· 注 释 ·

① 阳盛阴虚：热邪旺盛而内里阴液遭到灼害。
② 阳虚阴盛：指寒邪在外表阳被遏制。
③ 神丹：古代某种成药，应该是用来发汗的。
④ 甘遂：某种具有攻下功效的药。

⑤殒没：死亡。

译　文

当出现因热邪旺盛而导致阴液受损情况时，对病人使用发汗手段会致其死亡，用攻下手段则会痊愈。而阳气虚损而阴寒盛的，发汗就会病愈，误用攻下法就会导致病人死亡。如此，怎么可以误用发汗之药，并施用攻下手段呢？虚和盛两种症状的施治手段是完全不同的，吉凶的互转只在一念之间，岂能随意处置呀！况且桂枝汤一旦服下，会导致阳热盛的人毙命，而承气汤喝下去后，阴寒盛的人就会死亡。生死只是一眨眼功夫，甚至眼看病人生命丧失，都来不及计算时间。这些阴阳虚实错综而复杂的变化，极为精奥玄妙，而发汗、催吐、攻下等治疗手段所产生的相反作用及所造成的危害是极其迅速的。如果让那些医术浅薄、头脑简单，完全不了解疾病根由的人来施治，往往会因出现严重的错误而致病人丧命，可人们还以为是病情严重导致的必然结果。那些因为误治而枉死的人尸横遍野，拥有仁爱之心的人，能不感到痛心疾首吗？

原　文

凡两感病俱作，治有先后，发表攻里，本自不同。而执迷用意者，乃云神丹甘遂合而饮之，且解其表，又除其里。言巧似是，其理实违。夫智者之举错也，常审以慎；愚者之动作也，必果而速。安危之变，岂可诡哉！世上之士，但务彼翕习①之荣，而莫见此倾危之败，惟明者居然能护其本，近取诸身，夫何远之有焉？

注　释

①翕习：威盛、迅疾。

译　文

凡表里同时呈现病症，施治时需要注意先后顺序，发表和攻里本来就是截然不同的手段。而那些执迷不悟的人，居然说用于发汗的神丹和用于攻下的甘遂可以一起喝下去，认为这样既可以解除表外的病症，又同时解除内里的病症。这样的想法看似不错，其实是违背医治常识的。一般来说，智者在做出决定前，都会慎之又慎；而那些愚蠢的家伙，总是显得果敢而迅疾。但这是涉及人的生命安危的事，怎么可以随意尝试而不慎重呢？世上的人们，就知道去追求那些耀眼的虚荣，而看不到这样带来的严重危害，只有那些通达明智的人才能保持初心，对病人的疾患感同身受，怎么可能毫无共情之心呢？

原文

凡发汗温煖汤药，其方虽言日三服，若病剧不解，当促其间①，可半日中尽三服。若与病相阻②，即便有所觉。病重者，一日一夜当晬时③观之。如服一剂，病证犹在，故当复作本汤服之。至有不肯汗出，服三剂乃解。若汗不出者，死病也。

注释

① 当促其间：缩短两次服药之间的时间间隔，也就是加大剂量。

② 相阻：无效、不对症。

③ 晬时：满十二个时辰，也就是一昼夜。

译文

凡是用来发汗的温暖汤药，虽然言明每日服药三次，如果病情比较严重而不易好转的，就当缩短每次服药的间隔，甚至可以在半日内服完三服。如果药不对症，服药后就会出现不适。病重的，要日夜二十四小时护理并观察病情变化。如果服完第一剂药后病证仍然存在，可以重复服用原来的汤药。遇到汗不容易出来的，需要连服三剂。如果服药后始终不出汗，那就是死证。

原文

凡得时气病，至五六日而渴欲饮水，饮不能多，不当与也。何者？以腹中热尚少，不能消之，便更与人作病也。至七八日，大渴欲饮水者，犹当依证而与之。与之常令不足，勿极意也，言能饮一斗，与五升。若饮而腹满，小便不利，若喘若哕，不可与之也。忽然大汗出，是为自愈也。

译文

凡时气病病人在第五或者第六日时出现口渴而又无法饮水的，不要勉强给他水喝。为什么呢？因为病人腹中的热还不够，所以不能消水，如果强行让他喝水，就会引发别的疾病。到了七八日，口渴得更厉害而仍想饮水，应当根据病情酌量给水，不能让其喝够，更不可以任病人不加节制大量喝水，好比病人能喝一斗，但只可以给他五升。如果喝水后感到腹部胀满，解不出小便，或者气喘出现呃逆，就一定不可以再给水喝了。如果喝水后忽然大汗，那是病要痊愈了。

原文

凡得病，反能饮水，此为欲愈之病。其不晓病者，但闻病饮水自愈，小渴者乃强与饮之，因成其祸，不可复数也。

凡得病，厥脉动数①，服汤药更②迟，脉浮大减小，初躁后静，此皆愈证也。

凡治温病，可刺五十九穴③。又身之穴三百六十有五，其三十穴灸之有害，七十九穴刺之为灾，并中髓也。

注释

① 厥脉动数：这里的"厥"作"其"解。其脉象数而圆滑有力。

② 更：改变。

③ 五十九穴：这里应该是指《素问·水热穴论》《素问·刺热》《灵枢经·热病》等篇提到的用来治疗温热病的五十九个穴位。

译文

凡是患病后反而能喝水的，这是表明疾病能够自愈的。那些对疾病没有真正理解的人，只要听说得病后喝水能自愈，见到病人说口渴，就强迫其大量喝水从而酿成大祸，这样的例子比比皆是。

通常病人起初时的脉象动数，但服汤药后变迟，或者原本浮大后转变为小脉、初起烦躁不安而后神情安静下来的，这些都是将要痊愈的表现。

治温热病可以针刺身上五十九个穴位。人共有三百六十五个穴位，其中有三十个穴位是不能误用艾灸的，有七十九个穴位用针刺会有危险，并且容易损伤骨髓。

原文

脉四损，三日死。平人四息，病人脉一至，名曰四损。

脉五损，一日死。平人五息，病人脉一至，名曰五损。

脉六损，一时死。平人六息，病人脉一至，名曰六损。

译文

出现四损脉的病人三日会死。常人呼吸四次，病人的脉才跳动一次的，就叫"四损脉"。

出现五损脉的病人会在一天内死去。常人呼吸五次，病人脉才跳动一次的，就叫"五损脉"。

出现六损脉的病人会在一个时辰里死去。常人呼吸六次，病人的脉才跳动一次的，就叫"六损脉"。

原　文

脉盛身寒，得之伤寒；脉虚身热，得之伤暑；脉阴阳俱盛，大汗出不解者死；脉阴阳俱虚，热不止者死；脉至乍数乍疏者死；脉至如转索，其日死；谵言妄语，身微热，脉浮大，手足温者生；逆冷，脉沉细者，不过一日死矣；此以前是伤寒热病证候也。

译　文

脉象洪大但畏寒，这是由伤寒引起的；脉象虚而身体发热，则是因为受暑热所伤；脉象无论寸尺都旺盛，而且汗多，但病得不到消除，属于死证；脉象寸尺都虚，而且发热一直不退的，属于死证；脉象忽快忽慢，属于死证；脉象如同扭紧了的绳索样紧绷，当日会死；胡言乱语、周身轻微发热，脉象浮大，四肢温暖的，属于能治愈；手足逆冷、脉象沉细的，会在一天内死。以上就是伤寒热病的证候。

原　文

伤寒所致太阳病痓① 湿暍② 此三种宜应别论，以为与伤寒相似，故此见之。

注　释

① 痓：同"痉"（jìng），指项背僵直、口噤不开等症。

② 暍：被暑热所伤。

译　文

伤寒导致的太阳病中的痓、湿、暍三种本该另论，但因为跟伤寒类似，所以在此一并讨论。

原　文

太阳病，发热无汗，反恶寒者，名曰刚痓。

太阳病，发热汗出，而不恶寒（《病源》云恶寒），名曰柔痓。

太阳病，发热，脉沉而细者，名曰痉。

太阳病，发汗太多，因致痉。

译 文

太阳病发热无汗反而怕冷的叫刚痉。

太阳病发热出汗而不怕冷的叫柔痉。

太阳病发热脉沉而细的叫痉病。

由于发汗过多，因而太阳病会导致痉病。

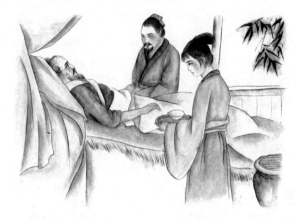

原 文

病身热足寒，颈项强急，恶寒，时头热面赤，目脉赤，独头面摇，卒口噤，背反张者，痉病也。

译 文

病人身体发热而双足觉得寒冷，颈项僵硬发紧，畏寒，有时额头发烫面部潮红，两眼发红，除了头部不停摆动，牙关紧闭，背部朝后伸张，就是痉病。

原 文

太阳病，关节疼痛而烦，脉沉而细（一作缓）者，此名湿痹（一云中湿）。湿痹之候，其人小便不利，大便反快，但当利其小便。湿家①之为病，一身尽疼，发热，身色如似熏黄。湿家，其人但头汗出，背强，欲得被，覆向火，若下之早，则哕，胸满，小便不利，舌上如胎②者，以丹田有热，胸中有寒，渴欲得水而不能饮，则口燥烦也。

湿家下之，额上汗出，微喘，小便利（一云不利）者，死。若下利不止者，亦死。

注 释

① 湿家：患湿病的病人。

② 舌上如胎："胎"，同"苔"。舌头像是长满苔藓似的。

译 文

患太阳病而全身关节疼痛且易烦躁，脉象沉而细的，就叫湿痹。湿痹的明显证候，病人会出现小便不利，大便反而稀溏，施治时应当疏通小便。湿病病人会感到全身关节疼痛而烦躁不安，伴随发热，肌肤像被烟熏过一样发黄。湿病病人头部会出汗，背部会感觉到僵直发紧，想要盖上被子或者烤火取暖，如果过早误用寒凉药攻下，就会引起呃逆，胸部满闷，小便不利，舌上也会出现白滑苔，这是因为病人的下腹部丹田有热邪，而胸部有寒湿，从而出现口渴想喝水又无法饮，以致口干舌燥。

湿病病人被误以寒凉药攻下后，出现头额出汗急促轻喘，且小便增多，为死证，如果腹泻不止，同样是死证。

原 文

问曰：风湿相搏，一身尽疼痛，法当汗出而解，值天阴雨不止，医云：此可发汗，汗之病不愈者，何也？答曰：发其汗，汗大出者，但风气去，湿气在，是故不愈也。若治风湿者，发其汗，但微微似欲汗出者，风湿俱去也。

译 文

问：受到风湿之邪的侵害，全身关节都疼痛的，按照治疗法则，应当促使发汗而缓解。如果遇到阴雨不止的天气，医生说仍可以用发汗法治疗，但发汗后病情并没有好转，这是为何？答：给这种病人发汗，出汗过多也只能驱逐风邪，而湿邪会继续存在，因此无法使之痊愈。如治疗风湿病人，发汗时只该让其微微出汗，才能同时驱逐风邪和湿邪。

原 文

湿家病，身上疼痛，发热面黄而喘，头痛，鼻塞而烦，其脉大，自能饮食，腹中和无病，病在头中寒湿，故鼻塞，内药鼻中，则愈。

病者一身尽疼，发热，日晡所①剧者，此名风湿。此病伤于汗出当风，或久伤取冷所致也。

注　释

① 日晡所：指下午三时至五时前后。申时古称"日晡"。"所"，不定词，表示约数。

译　文

湿病病人身体疼痛是常态，并身体发热，面黄而喘，头痛鼻塞烦躁不安，脉象通常都大，如果饮食正常，则表明脾胃无病，病在头部感受了寒湿，所以鼻塞不通，将药塞于鼻孔内可以痊愈。

当病人浑身感到疼痛，下午四时前后发热最为严重时，这就是风湿病。这种病是因为发汗后又受到风邪的侵袭，或者是因贪凉受冷而造成。

原　文

太阳中热者，喝是也，其人汗出恶寒，身热而渴也。太阳中喝者，身热疼重，而脉微弱，此亦夏月伤冷水，水行皮中所致也。

太阳中喝者，发热恶寒，身重而疼痛，其脉弦细芤迟，小便已，洒洒然① 毛耸，手足逆冷，小有劳，身即热，口开，前板齿燥。若发汗，则恶寒甚；加温针② 则发热甚；数下之则淋甚。

注　释

① 洒洒然：冷得发抖的样子。

② 温针：是针刺与艾灸合用的一种方法。操作时，针刺一定穴位，将艾绒缠于针柄上点燃，以使热气透入穴位。

译　文

太阳经受到暑热邪气侵害，就是暑热病，病人有出汗怕冷，全身发热而口渴的证候。太阳经感受到暑热邪的人，就会出现发热全身疼痛沉重而脉象微弱，这是夏季被冷水所伤害，水湿侵入肌肤所造成的。

太阳经感受暑热邪气的人，就会出现发热，怕冷，身体沉重而疼痛，脉弦细芤迟，每当小便以后，全身很怕冷而且汗毛都像竖立起来似的，手足特别寒冷，稍有劳动就会身体发热，张口呼吸，门齿干燥。此时如果发汗，就会使恶寒更为严重，用温针治疗就会使发热更厉害，如果连续使用攻下法，就会导致小便淋漓更加严重。

第四章　辨太阳病脉证并治

　　太阳包括手太阳、足太阳二经和膀胱、小肠二腑。足太阳经外居体表，内属于膀胱之腑。膀胱位于下焦，内藏津液，与肾互为表里。太阳之气依赖于肾中阳气的资助，蒸化膀胱所藏之津液，形成一种雾露之气，达于体表，行于其经，称为太阳之气。太阳之气行于体表者，隶属于卫气。卫气生化于肾中之元阳，肾与膀胱为表里，故卫气首先运行于足太阳膀胱经。卫气昼行于阳，夜行于阴，有肥腠理、温分肉、司开合、卫外固表、抵御外邪之功，是保护人体的第一道屏障。卫气虽出于下焦，但其功能的发挥，必依赖于中焦的资助、上焦的开发，其中重要的是依赖于肺气的宣发与输布，才能发挥熏肤、充身、泽毛、若雾露之溉的作用。因此，太阳主表与肺主皮毛是相互协调的。由于太阳之腑内合于肾，太阳之经外连督脉，得肾之元阳之资，督脉阳气之助，故太阳为阳气最旺之经；而太阳之腑藏津液而主气化，也与卫气关系最为密切。

　　当病邪侵袭人体之时，正气奋起抗邪，就发生太阳病，又称表证。因病属初起，正气旺盛，抵抗力较强，证候表现多属阳性。因此，太阳病之病因多为外邪侵袭，病程为初期阶段，病位在一身之表，病性多属阳实范畴，为六经病的第一阶段。

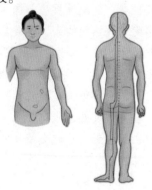

一、原著精读

原　文

太阳之为病，脉浮^①，头项强痛^②而恶寒。

注　释

①浮：脉象浅表，轻按即得，主表证。

②头项强痛：头部与项部僵硬疼痛，有拘紧感。项，是颈的后部；强（jiāng），僵硬，不柔和。

释　义

本条讲述太阳病脉证提纲。

本条开宗明义，概括地阐明典型的太阳表证之主要脉象和症状。太阳主一身之表，为六经之藩篱，统摄机体营卫之气，有保护肌表、抗御外邪的功能。外邪侵袭人体，首先影响太阳经。《伤寒例》云："凡伤寒之病，多从风寒得之。"风寒之邪侵袭机体，太阳首当其冲，正邪交争于体表，便出现脉浮、头项强痛而恶寒的脉证，是太阳表证的主要病症，可见于太阳表证的各种类型，因而本条是太阳表证的提纲证。

风寒侵袭机体，机体的最早反应就是气血趋向体表以抗邪。由于外邪袭表，正气奋起抗争，气血充盈于外，故脉应之而浮。太阳经脉起于目内眦，上额，交巅，入络脑，还出别下项，外邪束表，太阳经脉受邪，气血流行不畅，筋络拘挛不舒，故重者可见头项僵硬疼痛，轻者则转动不够灵活。《灵枢·本脏》曰："卫气者，所以温分肉，充皮肤，肥腠理，司开合者也。"风寒之邪外束肌表，卫气被遏，功能失调，不能正常发挥其温分肉、充皮肤、肥腠理、司开合的功能，不能正常卫外，所以症见恶寒。

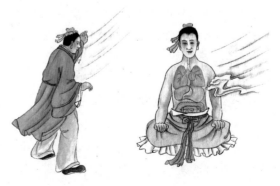

"脉浮"是外邪袭表，卫气向外抗邪的反映，揭示病位在表，正气未虚，为表病的主脉。"恶寒"是太阳病出现最早和贯穿始终的症状，后人将其作为诊断太阳表证的必有症状，并总结出"有一分恶寒，便有一分表证"的规律和经验。"脉浮、头项强痛、恶寒"三症并见，反映了外邪侵袭太阳，人体肌表受邪，正邪交争于体表的病理机转，是太阳病的基本特征，也是表证的共有症状，所以列在太阳病篇之首。以下凡称太阳病的，多合有此组脉证。也就是说，凡见此组脉证，即可诊断为太阳病。

外感病初起，卫气奋起抗邪，正邪交争于体表，多数病人会有"发热"症状，但本条却没有将"发热"列入提纲证中。究其原因，太阳病初起，发热较恶寒出现稍晚，早期未必都能见到。如论中描述太阳伤寒表实证时就有"或已发热，或未发热，必恶寒"之说，提示太阳病发热有迟有早，未必都能及时见到，但恶寒则是早期就有的必见之症，是为"必恶寒"。

"脉浮、头项强痛、恶寒"三症同时并见于外感病的早期才是太阳表证。如只有恶寒，而脉象不浮甚或沉微，则有可能是三阴虚寒病证，尤其是少阴阳虚寒化证，心肾阳气虚衰，阴寒内盛，常见恶寒，且四肢逆冷，下利清谷，后世称之为"形寒怕冷"，这是阳虚不能温煦周身所致，与太阳表证的恶寒相去甚远，临床需仔细辨别，且勿混淆。

原　文

太阳病，发热，汗出，恶风①，脉缓②者，名为中风③。

注　释

① 恶风：风吹到身上不舒服，恶寒之轻者。

② 脉缓：与紧脉相对而言，脉象宽柔和缓，非怠慢迟缓之意。

③ 中风：中医证候名，以"发热，汗出，恶风，脉缓"为主要临床表现，是外感病邪所引起的一种太阳表虚证，与内伤杂病的中风病不同。中（zhòng），感受。

释　义

本条讲述太阳病中风证的主要脉证。

本条前有"太阳病"三字，即包含有"脉浮，头项强痛而恶寒"的脉证，也就是在太阳病提纲证的基础上又见有"发热、汗出、恶风、脉缓"，是为太阳"中风"之证。

本证系因风寒袭表、营卫失调所致。由于风寒侵袭而风邪偏盛，风邪伤卫，卫阳浮盛于外，与邪气交争，故发热；风性疏泄且伤于卫阳，使卫外失固，营不内守，营阴外泄，故见汗出；汗出肌腠疏松，不胜风袭，故云恶风，结合提纲证，实则是恶风寒；又因汗出，营阴外泄，故脉搏松弛宽缓而呈柔和之象。《灵枢·邪气脏腑病形》描述："脉缓者，尺之皮肤亦缓。"张介宾释之曰："缓者，缓纵之状。"均有松软柔和之意。再者，此处的脉"缓"是与脉"紧"相比较而言的。下条"脉阴阳俱紧"，紧若弓弦之张，强调恶寒至甚的收引凝敛。本条之"缓"，则缓如弓弦之弛，有松软柔和之象。故本证脉"缓"，并非后世"迟缓"之谓。太阳中风脉"缓"，虽然是反映了局部脉象的特征，但同时也揭示了全身肌肤缓纵、腠理疏松的表象，故"汗出"与"脉缓"并见，这才符合"太阳中风表虚证"的基本病机。因此，在太阳中风表虚证的脉证中，尤以汗出、脉浮缓为特征，因为它既能确立太阳中风证"营卫不和、营弱卫强"的病机，同时又能区别于无汗、脉浮紧的太阳伤寒表实证。

由于太阳中风是以汗出、脉浮缓为特征，故后世医家习称其为太阳中风表虚证。但必须注意的是，这里所说的"表虚"，却并不是真正的虚证，而仅仅是肌表腠理稍疏、卫外功能不强之意，因为这只是与下一条无汗而"脉阴阳俱紧"之伤寒表实证相对而言的。

原　文

太阳病，或已发热，或未发热，必恶寒，体痛，呕逆，脉阴阳俱紧者，名为伤寒①。

注　释

①伤寒：中医证候名，以"或已发热，或未发热，必恶寒，体痛，呕逆，脉阴阳俱紧"为主要临床表现，是外感病邪所引起的一种太阳表实证，属狭义上的伤寒。

释　义

本条讲述太阳病伤寒证的主要脉证。

本条前有"太阳病"三字，即包含有"脉浮，头项强痛而恶寒"的脉证，也就是在太阳病提纲证的基础上又见有"或已发热，或未发热，必恶寒，体痛，呕逆，脉阴阳俱紧"，即为太阳"伤寒"证。这里的"伤寒"，是狭义上的"伤寒"。

在太阳病脉浮、头项强痛而恶寒的基础上，不论发热与否，只要见到体痛、呕逆、脉阴阳俱紧等脉证者，即为太阳伤寒证。"必恶寒"，说明恶寒必然最早出现，因风寒之邪一旦侵袭体表，卫阳即被郁遏，故起病便有恶寒。若风寒较甚，卫阳郁闭较重，正气尚未能及时达表抗邪，则也可暂不发热。稍后，正气则会与邪气作斗争，发热也就随之表现出来。文中"或已发热，或未发热"，只说明发热有迟有早，而并非始终没有发热，因为发热终归是要出现的。寒邪有收引凝敛的特性，风寒之邪外闭卫阳，并使营阴郁滞，经气运行不畅，故身体疼痛，脉阴阳俱紧。脉之阴阳，柯韵伯谓指浮沉而言，陈修园谓指尺寸而言，二者可以合参。细心体察张仲景原意，应更加重视尺寸。浮沉主候表里，尺寸尤辨虚实。证之临床，太阳伤寒表实证应见尺寸之脉俱紧。紧者，如绳转索，为寒气凝滞、正气欲伸不得之象。

太阳中风表虚证的病理特点是卫外不固、营阴外泄，故有汗出。太阳伤寒表实证的病理特点是卫阳郁闭、营阴郁滞，故应无汗。本条虽未明言，但已寓有无汗之意。因为寒邪有收引凝敛的特性，病人腠理闭塞，是不会出汗的。

证之临床，太阳中风表虚证多见于平素体质稍差、肌腠不固之人，感受风寒，容易患病，以发热、汗出、恶风、脉缓为主症。太阳伤寒表实证则见于平素体质壮实、腠理固密之人，需在感寒较甚的情况下才会发病，是以恶寒、发热、无汗、体痛、脉浮紧为主症。太阳中风表虚证与太阳伤寒表实证之间有体质强弱和感邪轻重的差异，在辨证方面尤以有汗与无汗为其鉴别要点。

原文

伤寒一日[①]，太阳受之，脉若静[②]者，为不传；颇欲吐，若躁烦，脉数急[③]者，为传也。

注释

①伤寒一日：外感病早期。伤寒：此指广义伤寒，与上条狭义伤寒有别。一日，约略之辞，指患病初期。

②脉若静：脉象变化不很大，与太阳表证相符，如伤寒脉浮紧，中风

脉浮缓，无数急之象。

③脉数急：脉的速率很快。与脉静相对而言，表明脉象已经有了显著变化。

• 释　义 •

本条讲述判断外感病是否传变，以脉证为依据。

伤寒一日，太阳受之，源于《素问·热论》"伤寒一日，巨阳受之"，巨阳就是太阳。伤寒初期，人体受邪，太阳首当其冲。太阳已病，就有传经之可能。本条以脉为重心，讨论外感病邪传变的问题。风寒邪气伤人，必先中于肌表。其演变途径：一是正胜邪衰，脉象平和，病情向愈，在太阳阶段即可缓解；一是正气能抗邪，邪气尚未传里，正邪交争于表，疾病仍在太阳阶段。二者均为"不传"。另一种状态是正衰邪胜，病情加重而进展，或向他经传变，故曰"传"。传变与否，应以脉证为据。若在脉象上的反应是不数、不急，说明邪气尚微，正能胜邪，显示病未传变。若脉现数急，又兼见欲吐、躁烦，则说明邪气转盛，传而为热，并影响胃气和心神，是病情加重和发生传变的迹象，这与《素问·热论》中"人之伤于寒也，则为病热"的论述是一致的。既然已经转化为热病，就应引起足够的警惕和重视，并应按照热病发生、发展和变化的规律来辨证论治。

• 原　文 •

伤寒二三日，阳明、少阳证不见者，为不传也。

• 释　义 •

本条讲述外感病的传变。

本条承接上条继续讨论外感病的传变。上条言伤寒一日就有传变的可能，本条言伤寒二三日，亦有传变的可能。太阳主外，故风寒外袭，"一日"即可"受之"。少阳与阳明在里，而邪气化热传变常在二三日。若二三日传变之期仍不见口苦、咽干、目眩的半表半里热证，也未见不恶寒、反恶热、口渴、脉大等阳明里热亢盛证，就说明病情尚未传变。病邪仍在太阳，治疗时

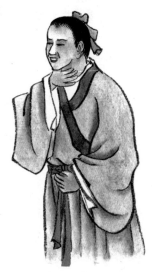

仍可从太阳病辨证施治。

本条显然是受《素问·热论》中"伤寒一日，巨阳受之""二日，阳明受之""三日，少阳受之"的影响。病邪是否传变，既要据时间推测，更要以脉证为据。时间可供参考，脉证更为重要。

原　文

太阳病，发热而渴，不恶寒者，为温病[①]。若发汗已，身灼热[②]者，名风温[③]。风温为病，脉阴阳俱浮，自汗出，身重，多眠睡[④]，鼻息必鼾[⑤]，语言难出[⑥]。若被下者，小便不利，直视失溲[⑦]；若被火[⑧]者，微发黄色，剧则如惊痫，时瘛疭[⑨]，若火熏之[⑩]。一逆[⑪]尚引日，再逆促命期。

注　释

①温病：外感温热之邪，以发热而渴、不恶寒为主要脉证，是太阳病中的一种证型，属于广义伤寒的范畴。

②灼热：身热显著，扪之灼手，形容发热严重。

③风温：太阳温病误用辛温发汗后的一种变证。与后世《温病学》中的风温不同。

④多眠睡：嗜睡状态，非常人之熟睡。

⑤鼾（hān）：呼吸时鼻中发出的响声。

⑥语言难出：语言不清晰，謇涩难出。

⑦失溲：大小便失禁。溲，一般指小便，但此处却是指二便失禁。

⑧被火：误用火法治疗。火，指温针、烧针、灸法、熏法、熨法等一类的治疗方法。

⑨时瘛疭：阵发性手足抽搐。瘛（chì），收缩。疭（zòng），松弛。

⑩若火熏之：如果使用火熏的方法治疗。另有医家将"若"解释为"像"，形容肤色晦暗，像火熏过一样。

⑪逆：指误治。正确的治疗为颇，误治则为逆。

释　义

本条讲述太阳温病的主要脉证及其误治变证。

本条提出温病的主要特点是发热而渴、不恶寒，这与太阳中风、伤寒的发热、必恶风寒、口不渴等有明显的区别。温病是温热之邪所致，温为阳邪，最易伤津耗液，故起病之初，在发热的同时便有口渴。因温热之邪重在伤人阴液，故多不恶寒。当温热之邪初袭机体时，致使卫外功能失常，亦可有短暂微恶风寒的表现。温病初起，当用辛凉解表法以清透热邪。医者切不可认为是风寒束表而使用辛温发汗剂，否则，以热助热，重伤津液，则致变证丛生。《伤寒例》

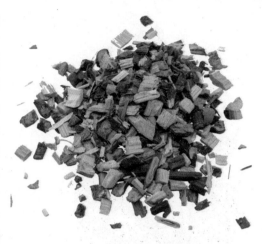

中有云"桂枝下咽，阳盛则毙"，示人以温治温的危险性。"若发汗已，身灼热者，名风温"，即是此例。风温这一变证，除津伤热盛，表现为全身高热灼手外，尚见邪热充斥于表，气血外应，脉搏寸、关、尺三部皆浮盛有力。阳热过盛，逼迫营阴外泄则自汗出。热伤津气，所以身重。热盛神昏，则多眠睡，鼻息如鼾，语言难出。凡此种种，均为温病误治所致的不良后果。风温本属热盛津伤之证，宜用甘寒之剂清热养阴救治，切忌苦寒泄下、火劫取汗等法，否则更是遗患无穷。医者不察，复用下法，夺其阴液，化源枯竭，则小便短少而不利。阴津不能上营于目，加之热扰神明，进而双目直视，转动不灵，神智昏迷，二便失去约束而自遗。如果再用火法治疗，则火热内攻，致热毒炽盛，身发黄色，重则热盛动风，发如惊痫，或时有四肢抽搐。"火气虽微，内攻有力"，一次误治，也许还能迁延时日；再次误治，就只能加速病人的死亡了。

原文

病有发热恶寒者，发于阳也；无热恶寒者，发于阴也。发于阳，七日愈，发于阴，六日愈，以阳数七阴数六故也。

释义

外感病阴阳属性的判断和愈期的预测。

本条为辨别疾病阴阳属性的总纲。疾病发生的机制是人体内阴阳失去相对平衡，出现偏盛偏衰的结果。疾病的发生和发展，关系到正邪两个方

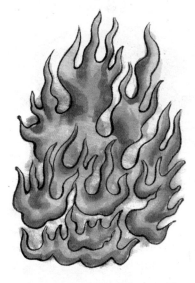

面。人体的抗病功能（正气）与致病因素（邪气）之间的相互作用、相互斗争情况，都可以用阴阳来概括说明。本条以寒热的表现来辨别外感疾病的阴阳属性。发热恶寒者，多属于阳证；无发热恶寒者，多属于阴证。由于疾病的属性不同，因而愈期也有差异。

人体感受外邪之后，若正气充盛，能奋起与邪抗争，则见发热。反之，正气虚弱，无力与邪相争，则无发热。伤寒六经辨证，就是根据这个原则划分的。太阳病有发热恶寒，少阳病有往来寒热，阳明病但热不寒。三阳经病均有发热，

说明正气尚旺，抗邪有力，属正盛邪实的阳证，即"发于阳"也。三阴经病通常无发热恶寒，甚至肢厥蜷卧，则是阳虚阴盛、正气虚衰的表现，正是"发于阴"也。《素问·阴阳应象大论》云："善诊者，察色按脉，先别阴阳。"六经辨证虽然繁杂，但以寒热来辨别阴阳，便能执简驭繁，提纲挈领。

以寒热来辨别阴阳两大证型，这只是大体上的区分，适宜于一般情况。影响疾病的因素很多，临床的表现也千变万化。如太阳伤寒初期，可有暂"未发热"的阶段；阳明病得之一日，也有"不发热而恶寒"者。少阴阳虚阴盛也有"反发热"的假象，厥阴病可见厥热胜复。对于这些特殊情况，均须做具体分析。

"发于阳，七日愈，发于阴，六日愈"。这是对愈期的一种预测。阳数七、阴数六之说，可能是出于伏羲氏河图生成数之词。因水的成数是六，水属阴，故阴数六；火的成数是七，火属阳，故阳数七。病发于阳经，阳经之气血得以平和则愈；病发于阴经，阴经之气血得以平和则愈。这种推算方法仅供参考，尚有待进一步研究。

原　文

太阳病，头痛，至七日以上自愈者，以行其经尽[①]故也；若欲作再

经②者，针足阳明，使经不传则愈。

注　释

①行其经尽：邪气在太阳经逐渐减退而消失，病情向愈。经，这里指太阳经。

②欲作再经：病情将要发生传经之变，此指欲传往阳明。

释　义

本条讲述太阳病自愈之机与截断传经之法。

太阳为病至 7 日以上时间，邪未内传，显示太阳表邪在本经将尽，适值正气来复之期，故有自愈的可能。本条只举头痛，以说明太阳病自愈的转机，是受《素问·热论》"七日巨阳病衰，头痛少愈"的影响，故将其他表证省略。

太阳病虽有自愈之机转，但也有正不胜邪，进一步向里发展的趋势。为防病情传变，可先安其未受邪之地，方法是针刺足阳明经穴，疏通经气，振奋胃阳，以扶正却邪，自能防止传经之变。正所谓"针足阳明，使经不传则愈"。若病不愈，有向阳明传变的征兆，可预先针足阳明，以和胃气。是因胃为卫之本，脾为营之源，针足阳明可以恢复营卫之本，"使经不传则愈"。

原　文

太阳病，欲解时，从巳至未上。

释　义

太阳病将要解除的时间。

根据"天人相应"的理论，从人与自然的关系推测太阳病欲解的有利时辰是"从巳至未上"，即巳、午、未阶段，相当于现在 9 时后至 15 时前的 6 个小时，正值午前午后，是一天中阳气隆盛的时候。人体的阳气亦随自然界的阳气而盛于外，有助于驱散表邪，使表证有欲解的趋势，是太阳病欲解的最佳时间。此说可供临床参考。

原　文

风家①表解而不了了②者，十二日愈。

注　释

①风家：经常患有外感风寒的病人。

② 不了了：表证已解，大部分已经消除，但仍留有不舒适的感觉。了，完毕，结束。不了了，就是未尽了结。

释 义

本条讲述表解后身体未爽的愈后情况。

"风家"是指经常患风寒外感的人。此类人多体质较差，素体卫阳不足，表气不固，易患太阳病。当表邪已解，疾病向愈之时，尚有一些不舒适的感觉，这是正气未复、气血未和之故。所以身体仍有不爽的感觉。大邪虽解，往往因正气难复，身体较长时间酸楚不适，精神不爽，即所谓"不了了"者，俟气血和顺则愈。根据外感发病的传变规律推测，此类病人病愈的日期一般不会超过两经，故曰"十二日愈"。"十二日"也只是约略之词，仅供参考，不必拘泥。

原 文

病人身大热，反欲得衣者，热在皮肤^①，寒在骨髓^②也；身大寒，反不欲近衣者，寒在皮肤，热在骨髓也。

注 释

① 皮肤：体表。言其浅表，指在外面。
② 骨髓：体内。言其深层，指在里面。

释 义

本条据病人喜恶之情辨别寒热真假。

病人的寒热之表象可假，但喜恶之内情必真，能较为准确地反映出疾病的真实本质。

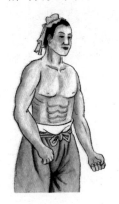 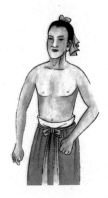

病人身大热，但却欲得衣被，这是机体的真阳虚衰至极，阴寒内盛，阳气不能潜藏而浮越于外所致。因此，身大热必在体表，属外有假热，欲得衣是寒在于里，属内有真寒的"阴盛格阳证"。所谓"寒极似热""阴极似阳"即是此证。结合论中条文，可参考原文理解："少阴病，下利清谷，里寒外热，手足厥逆，脉微欲绝，身反不恶寒，其人面色赤，或腹痛，或干呕，或咽痛，或利止，脉不出者，通脉四逆汤主之。"

病人身大寒，但却不欲得衣被，这是由于里热亢盛，气机郁遏，阳热深伏于里，不能外达于手足所致。因此，身大寒必在体表手足，属外有假寒；不欲近衣是热在于里，属内有真热的"阳盛格阴证"。所谓"热极似寒""阳极似阴"即是此证。结合论中条文，可参考第九章"辨厥阴病脉证并治"："伤寒一二日至四五日，厥者必发热。前热者后必厥，厥深者热亦深，厥微者热亦微。厥应下之，而反发汗者，必口伤烂赤。"第九章"辨厥阴病脉证并治"："伤寒，脉滑而厥者，里有热，白虎汤主之。"

临床上，较为单纯的寒、热、虚、实证候是容易分辨的。但当病情发展到严重阶段，表象与本质不相一致的情况下，则应透过寒热的表象去探求疾病的本质。"皮肤"指人体浅表部位，在这里引申为疾病的表象；"骨髓"指人体内里部位，在这里引申为疾病的本质。临床上尚需结合胸腹是否灼热、口渴与否、喜饮的冷热与多少、舌苔脉象等进行综合分析，才能去伪存真，做出准确判断。

真寒假热证，多表现为面红如妆，口干不欲饮或喜热饮，小便清长，舌质浮胖淡嫩，脉浮大虚数无根。真热假寒证，多表现为口渴喜冷饮，小便短赤，舌质红绛，脉滑数或洪大，也可见沉伏，但重按有力。

原文

太阳中风，阳浮而阴弱[1]，阳浮者，热自发；阴弱者，汗自出。啬啬恶寒[2]，淅淅恶风[3]，翕翕发热[4]，鼻鸣[5]干呕[6]者，桂枝汤主之。

桂枝汤方

桂枝三两，去皮　芍药三两　甘草二两，炙　生姜三两，切　大枣十二枚，擘

上五味，㕮咀[7]三味，以水七升，微火煮取三升，去滓，适寒温服一升，服已须臾[8]，啜[9]热稀粥一升余，以助药力，温覆[10]令一时许，遍身漐漐[11]微似有汗者益佳，不可令如水流漓，病必不除。若一服汗出病差，停后服，不必尽剂；若不汗，更服依前法；又不汗，后服小促其间[12]，半日许令三服尽；若病重者，一日一夜服，周时[13]观之。服一剂尽，病证犹

在者，更作服；若汗不出，乃服至二三剂。禁生冷，黏滑，肉面，五辛[14]，酒酪[15]，臭恶[16]等物。

注　释

①阳浮而阴弱：一作病机解，卫气浮盛为阳浮；营阴不足为阴弱。一作脉象解，寸部脉浮为阳，尺部脉弱为阴。也有认为轻按即得为阳浮，重按见弱为营弱。

②啬啬恶寒：畏缩怕冷之状。啬啬，悭吝畏怯貌。

③淅淅恶风：形容恶风寒之状如凉风冷雨侵身。淅淅，细雨洒落之状。

④翕（xí）翕发热：形容发热之状如羽毛覆盖下之温和。翕翕，热势轻浅貌。

⑤鼻鸣：鼻中室塞，气息不利而发出的鸣响。

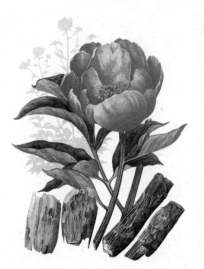

⑥干呕：呕而无物。

⑦㕮咀（fǔ jǔ）：用口咬碎。此处的意思是将药物碎成小块。当时利刃难觅，故用此法。

⑧须臾：很短的时间，一会儿。

⑨啜：喝。此处的意思是趁热快喝，以助发汗。方有执："大饮也。"

⑩温覆：覆盖衣被，取周身温暖，以助汗出。

⑪遍身漐漐：全身各处都出微汗。漐漐，小雨不停的样子。

⑫小促其间：稍微缩短（服药）间隔的时间。

⑬周时：一昼夜，即24小时。

⑭五辛：泛指有辛辣气味的食物。《本草纲目》以小蒜、大蒜、韭、芸苔、胡荽为五辛。

⑮酪：动物乳类及其制品。

⑯臭恶：有特殊气味或不良气味的食物。

释　义

太阳中风证的病机、证候特点及其治法方药。

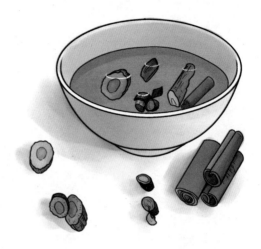

本条首先讨论太阳中风表虚证的辨证和治疗，应该与"脉浮，头项强痛而恶寒"以及"发热、汗出、恶风、脉缓"互参。阳浮阴弱，是太阳中风的基本病机；发热与汗出，是太阳中风的主要表现。外邪袭表，卫阳浮盛，与邪气抗争，故发热，即所谓"阳浮者热自发"；病人体质不强，卫外之力稍弱，营阴不能内守，即所谓"阴弱者汗自出"。"阴弱"与"汗自出"反映了中风证最为突出的病机特点与证候特征，是太阳中风证与太阳伤寒证的根本区别，这也是太阳中风证又被后世医家称为"表虚证"的原因所在。用"啬啬"形容恶寒、"淅淅"形容恶风、"翕翕"形容发热，以补充描述中风证恶风寒与发热的具体情形，说明恶风寒与发热都较为轻浅，也暗示感受的风寒之邪并不是非常严重。鼻鸣是风寒影响到肺气，肺窍不利；干呕是风寒影响到胃气，胃失和降。上述诸证为太阳中风证的主要脉证，系外邪袭表、营卫不和、卫外不固、营阴外泄所致，用桂枝汤治疗，是最为适当的。所谓"主之"，意思是此证用本方治疗，准确无误，无须顾虑，可放心施用。

桂枝汤是《伤寒论》第一方。方以桂枝为主药而得名。方中桂枝味辛性温，辛能发散，温可祛寒通阳，故有解肌膝风寒外邪之功；芍药酸寒，酸能收敛，寒走营阴，故可敛阴和营。桂枝、芍药相伍，相辅相成以调和营卫。生姜辛温，助桂枝解表，且能降逆止呕；大枣味甘益中，助芍药益阴和营。炙甘草味甘性平，调和诸药，交通营卫。本方为辛温解表轻剂，以调和营卫为主，凡营卫不和之病证皆可选用。

论中对桂枝汤的煎服法叙述甚详，受到历代医家的高度重视，其中值得特别强调的是，服桂枝汤后大口喝热稀粥以助药力，并可保养胃气。加盖适量衣被，保暖取汗，以全身湿润似汗出为好。服1次药汗出病愈，可停后服；如无效，可以再进；若还无效，则缩短服药的间隔时间；半天左右服完3次；若病情严重的，可昼夜服药，并可加量到2～3剂。应注意适当忌口。

对于桂枝的去皮问题，大致有 3 种看法：一指不用桂皮而用桂枝，如方有执说："去皮者，非谓去其枝上之皮也，以桂之用皆皮，惟经用枝，故有去皮云耳。"一指用无皮之嫩枝，如张隐庵说："桂枝止取消尖嫩枝内外如一，若有皮者去之皮也，后仿此。"一指去除粗皮，如柯韵伯说："桂枝之去皮，去其粗皮也，正合解肌之义。"诸说可参，有助于加深理解。

对于芍药的品种问题，有用白用赤之争议，张路玉归纳之说："方中芍药，不言赤白。《圣惠》与节庵俱用赤，孙向与叔微俱用白。然赤白补泻不同。"仲景云："病发热汗出，此为营弱卫强。营虽不受邪，终非适平，是知必用白芍药也，营既弱而不能自固，岂可更以赤芍药泻之乎，虽然不可以一律论也，如太阳误下而传太阴，因而腹满时痛，则当倍白芍以补营血之虚。若夫大实痛者，必加大黄，又宜赤芍以泻实也。"

对于药物的剂量问题，虽古今用药量大小有差异，但主要是汉制小，后世制大，其折算结果尚未统一。如孙思邈指出："吴人以二两为一两，隋人以三两为一两，今则以十黍为一铢，六铢为一分，四分为一两，称为定。"钱天来指出："汉之一两，即今之二钱七分也。"程知指出："古今量度，惟汉最小，汉之一两，惟有今之三钱半强，故千金、本草以古三两为今一两。然世有古今，时有冬春，地有南北，人有强弱，大约古用一两，今用一钱足矣，宜活法通变，不必胶柱而鼓瑟，则为善法仲景者矣。"陈修园说："古之一两，今折为三钱，不泥于古，而亦不离于古也。"今人柯雪帆等根据史料、实物核算，并结合近代临床使用经方用量的研究，认为《伤寒论》和《金匮要略》的药物剂量应按 1 斤等于 250 克，1 两等于 15.625 克，1 升等于 200 毫克计算。以上折算方法，可供参考，临床宜根据病情轻重，并结合国家药典的法定计量综合确定。

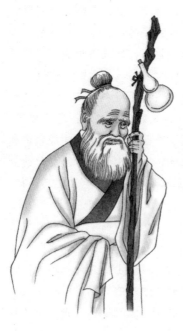

● 辨治要点 ●

主症：太阳中风，热自发，汗自出，啬啬恶寒，淅淅恶风，翕翕发热，鼻鸣，干呕，脉阳浮而阴弱（浮缓）。

成因：风寒袭表，营卫不和。

治法：解肌祛风，调和营卫。

方药：桂枝汤（桂枝、芍药、甘草、生姜、大枣）。

● 原　文 ●

太阳病，头痛，发热，汗出，恶风，桂枝汤主之。

● 释　义 ●

桂枝汤证的主要症状。

头痛、发热、汗出、恶风是太阳中风表虚证的典型特征，治疗当用桂枝汤解肌祛风，调和营卫。既云太阳病，当是外感风寒之邪侵袭太阳所致。太阳主表，统辖营卫，其经脉之循行，起于目内眦、上额、交巅，其支者，从巅至耳上角；其直者，从巅入络脑，还出别下项，挟脊，抵腰中。风寒之邪外袭，太阳首当其冲，因而头痛为必有症状；风寒束于太阳之表，人体正气与外邪相争，所以既恶风寒，又有发热；由于风邪束表，而致腠理疏松，因而自汗出。自汗出是太阳中风证的重要特征，所以本证属于太阳中风表虚，适用桂枝汤解肌祛风，调和营卫。

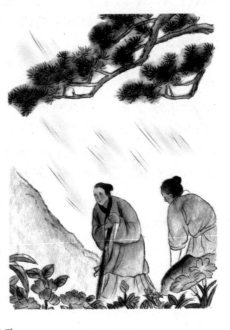

● 辨治要点 ●

主症：头痛，发热，汗出，恶风寒，脉浮缓。

成因：风寒袭表，营卫不和。

治法：解肌祛风，调和营卫。

方药：桂枝汤（桂枝、芍药、甘草、生姜、大枣）。

原 文

太阳病，项背强几几①，反汗出恶风者，桂枝加葛根汤主之。

桂枝加葛根汤方

葛根四两　麻黄三两，去节　芍药二两　生姜三两，切　甘草二两，炙　大枣十二枚，擘　桂枝二两，去皮

上七味，以水一斗，先煮麻黄、葛根，减二升，去上沫，内②诸药，煮取三升，去滓，温服一升，覆取微似汗，不须啜粥，余如桂枝法将息③及禁忌。

臣亿等谨按：仲景本论，太阳中风自汗出用桂枝，伤寒无汗用麻黄，今证云汗出恶风者，而方中有麻黄，恐非本意也。第三卷有葛根汤证，云无汗恶风，正与此方同，是合用麻黄也，此云桂枝加葛根汤，恐是桂枝中但加葛根耳。

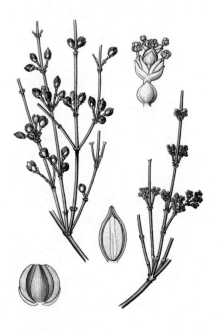

注 释

①项背强几几：项背拘紧不适，转动俯仰不能自如。几几，形容短羽幼鸟伸颈欲飞而不能之状。南阳地区方言，读作紧紧，亦有读作殊殊，意思是有拘紧与固缩之感。

②内：加入。内，同"纳"。

③将息：调理休息，即服药后护理之法。

释 义

太阳中风兼项背强几几的证治方略。

太阳病，项背强几几，系风寒外袭，太阳经气不舒，津液敷布不利，经脉失于濡养所致。太阳之脉起于目内眦、上额、交巅、络脑、下项、挟

脊、抵腰。项背乃太阳经脉所过之部，风寒外束，太阳经气不舒，气血运行失畅，津液敷布不利，经脉失于濡养，则项背拘急，俯仰不能自如，即项背强几几。

太阳病本有头项强痛，今又连及背部，则较太阳病之头项强痛的病变范围更广，病情更为严重，以致筋脉肌肉拘急不舒。

风寒易闭遏经气，导致腠理闭塞，因此"恶寒、无汗"是常见症状。而本证却见"汗出、恶风"，属于较少发生的证候，故用一个"反"字来表示，也借以提醒本证不是一般常见的太阳伤寒表实证的项背强几几。"反汗出、恶风"既揭示了本证的病机是"卫强营弱"，证属太阳中风表虚证兼太阳经气不舒，宜用桂枝汤加葛根来治疗；又提示本证并非腠理闭塞的伤寒表实证，故不能使用麻黄汤一类发汗力较强的方药，以免重伤津液和卫气。

本证以桂枝汤解肌祛风，调和营卫，治汗出恶风，加葛根解肌发表，以散经输之邪，又入胃生津，鼓舞胃气上行，升津液，濡养经脉，以治项背强几几。

辨治要点

主症：发热，汗出，恶风，项背拘紧固缩、转动不灵。

成因：风寒外束，营卫不和，经气不利，筋脉失养。

治法：解肌祛风，调和营卫，升津舒经。

方药：桂枝加葛根汤（桂枝、芍药、甘草、生姜、大枣、葛根）。

论中用葛根汤主治的"项背强几几"是"无汗，恶风"，属于太阳伤寒表实证兼太阳经气不舒，应该使用麻黄配桂枝的葛根汤以发汗解表，舒缓筋脉。而本条桂枝加葛根汤主治的"项背强几几"是"汗出，恶风"，属于太阳中风表虚证兼太阳经气不舒，不能使用麻黄配桂枝以强发汗。二者虚实有异，治法不同，方中能否使用麻黄是鉴别的关键。

原 文

太阳病，下之后，其气上冲[①]者，可与桂枝汤，方用前法[②]。若不上冲者，不得与之。

注 释

① 其气上冲：病人自觉胸中有气上冲，是正气抗邪的一种能力。另有理解为太阳经气上冲，与邪相争。总为表证仍在之意。

②方用前法：意思是指桂枝汤下的煎服法。

· 释 义 ·

太阳病误下，表邪尚未内陷的治疗。

太阳病误下后，每致表邪内陷，发生变证。对此，不能再用汗法解表，应随其变证而施治。

太阳病误下后，也可能不发生变证。即虽误下，由于人体正气未衰，表邪未能内陷。对此，仍可使用汗法解表，但由于误下之后，已经损伤了正气和津液，故发汗宜缓不宜峻，桂枝汤是适用之方。

此处用其"气上冲"与"不上冲"来揭示本证的病机。其"气上冲"反映虽经误下，正气尚未受伤，邪犹在表，正气能与邪气相争，即表证仍在，病邪有外解之机，可用桂枝汤解肌发汗，调和营卫。若其气不上冲，则是误下伤正，外邪已经内陷于里，病生他变。此非表证，则不宜使用解表治法。

原文中的"方用前法"系指桂枝汤煎服法与调护法。有人误认为此处指用桂枝汤并用前曾使用之下法，不仅文意失续，且与病机不符，实属臆断之言。

· 原 文 ·

太阳病三日，已发汗，若吐若下若温针，仍不解者①，此为坏病②，桂枝③不中与④之也。观其脉证，知犯何逆，随证治之。桂枝本为解肌⑤，若其人脉浮紧，发热汗不出者，不可与之也。常须识⑥此，勿令误也。

· 注 释 ·

①仍不解者：指病仍未解，非指表邪未解。

②坏病：因治疗错误而致病情发生变化，已无六经病证候可循的病证，即变证。

③桂枝：此处指桂枝汤。

④不中与：即不中用、不当用之意。方有执说："不中，犹言不当也。"

⑤解肌：就是解散肌表之邪，属发汗的范畴，但与开表发汗不同。尤在泾说："解肌者，解散肌表之邪，与麻黄之发汗不同。"

⑥识（zhì）：记住。方有执说："识，记也，记其政事谓之识。"也可理解为"认识、注意"。

释 义

坏病的成因与治则以及表实证禁用桂枝汤。

太阳病初期，本当用发汗之法治疗，但也需辨别表虚、表实，选择适宜的方剂，并注意药物的用量和用法。若选方用药有误，或汗不如法，则病不除。

太阳病不当用吐、下、温针等治法，如误用了这些治法，非但太阳表证不解，还会导致病情发生新的变化。

本条描述太阳病发汗之后，病未缓解，医家又匆忙使用催吐、攻下、温针等法杂治，致使病情发生了多种复杂的变化。如误用催吐法，既伤胃气，又损津液，易使病证化燥生热。误用攻下法，既伤中气，又损阴液，并引邪入里，促使表邪内陷。"温针"是古代较为盛行的一种治疗方法，即针刺后在针柄上以艾火加温，使温热从穴位透入，以达到治疗之目的，多用于治疗虚寒疼痛病证，而不适用于温热病或表证，误用则助热生火，促使病情向火热方面转化，甚至形成火逆重证。论中将此类各种恶化了的病证统称为"坏病"。

几经杂治，病情已经远离原本的太阳表证，故不宜再服用桂枝汤一类的解表药剂，所以，文中强调"桂枝不中与之也"。

坏病的成因复杂，变化多端，难以确立固定的治疗方法，故张仲景提出了"观其脉证，知犯何逆，随证治之"的灵活思路和救治原则。据此，对坏证要仔细观察，审慎辨证，按证立法，遣方用药，也就是后人所说的"辨证论治"。

从临床看，引起坏病的因素还有许多。例如医师的言谈或行为误导了病人；病人认为自己患了不治之症；药物毒性给病人造成了伤害；自身正气不足；护理失当；感受的病邪特别严重；目前尚缺少根治的药物等，都会使病情继续恶化。"观其脉证，知犯何逆，随证治之"的原则，不仅适用于误治造成的坏病，而且对其他各种疾病也都具有普遍的指导意义。

桂枝汤的功效是解肌祛风，调和营卫，只适用于太阳中风表虚证，而对以"脉浮紧、发热、汗不出"为主要表现的太阳伤寒表实证，不仅不能发挥治疗作用，甚至会带来副作用，或导致邪气羁留不散。

太阳伤寒禁用桂枝汤的原因：一是太阳伤寒表实证病机的重心在于表闭，治宜麻黄汤辛温发汗，开泄腠理，发散寒邪。而桂枝汤中不用麻黄，则发汗之力必微，难以达到宣发腠理而开毛窍之效。二是方中使用了酸苦的芍药，有敛营止汗之弊，不利于卫闭营郁之证。故曰："不可与之也。"

如伤寒表实证误用桂枝汤，则可使表邪郁闭更甚，甚至发生种种变证，所以仲景特别告诫医家："常须识此，勿令误也！"

● 原 文 ●

若酒客①病，不可与桂枝汤，得之则呕，以酒客不喜甘②故也。

● 注 释 ●

① 酒客：平素嗜好饮酒的人。

② 甘：甜味之品。

● 释 义 ●

平素嗜酒以及内蕴湿热者禁用桂枝汤。

平素嗜酒之人，多见胃肠湿热内蕴，一般禁用桂枝汤。因桂枝汤是辛甘温之剂，辛易生热，甘易助湿，湿热病人得辛甘温之药，可使湿热壅滞，致使胃气上逆而生呕吐。

"得之则呕"是举例说明湿热内蕴者误服桂枝汤后的变证，而其变证并非只呕吐之一种，学者当举一反三，灵活理解。

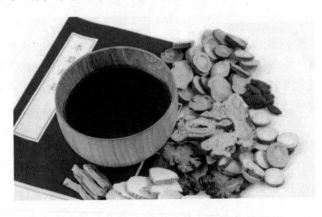

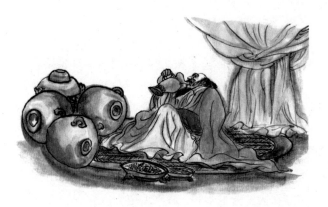

　　医家对"酒客病"有不同理解：有的认为是酒客患太阳中风，既内蕴湿热，又外感风邪；有的认为酒客病乃太阳中风之类证，即过度嗜酒，湿热内蕴，导致营卫气血失去和调，而见头痛、身热、汗出、恶心、呕吐等症，类似外感而实非外感。二者说法虽异，但对内蕴湿热的病机认识以及不适用桂枝汤治疗的认识则是一致的，可以互参。

原　文

喘家①作，桂枝汤加厚朴、杏子佳。

注　释

①喘家：素有喘疾的人。

释　义

　　外感风寒引发宿疾喘病的治疗方法。

　　平素患有喘息宿疾者，每多正气不足，尤其肺卫气虚，较易感受外邪，感邪后又时常引发宿疾，或导致咳喘加重。"作"有"引发、发作"之意，喻示外感风寒引发宿疾，症见头痛、发热、汗出、恶风、脉浮缓、气逆而喘。治宜解肌祛风，兼以降气定喘。用桂枝汤加厚朴、杏子，即可表里兼顾。待表解气降之后，再图根治素喘之疾。

　　本条句读有别，关键在"作"字上。一为"喘家作，桂枝汤加厚朴杏子佳"。一为"喘家，作桂枝汤加厚朴杏子佳"。第一种是"发作"意，指喘家由外感风寒而诱发。第二种是"制作"意，指给予桂枝汤方药。喘家本为宿疾，若不因外感诱发，则无须使用桂枝汤，宜用厚朴、杏仁等平喘之类的药物治疗。论中所有方药前均无"作"字，此处若以"制作"意理解，则似显累赘。所以，正确的句读应是"喘家作"。

诚然，因外感而发生的咳喘还有其他证型，如麻黄汤证、小青龙汤证、麻黄杏仁甘草石膏汤证等都可见有咳喘，故仍需辨证论治。此处权衡素有喘证的病人，又患新感，多见发热、汗出、恶风、脉浮缓的表虚之证兼咳喘，用桂枝汤调和营卫、解肌发汗，加厚朴、杏仁以化痰止咳、下气平喘，是为较好的选择，故用一个"佳"字评论。

辨治要点

主症：发热汗出，恶风头痛，咳喘气逆。

成因：风寒在表，营卫不和，肺气上逆。

治法：解肌发表，降气平喘。

方药：桂枝加厚朴杏子汤（桂枝、芍药、甘草、生姜、大枣、厚朴、杏仁）。

原　文

凡服桂枝汤吐者，其后必吐脓血也。

释　义

里有蕴热者禁用桂枝汤。

肺胃郁热之人，一般禁用桂枝汤。因桂枝汤辛温助火，热盛易伤络，气逆则咳吐，肺热、胃热等实热证候均不可用。"必吐脓血"是推测之意，以热伤血络有可能导致咳吐脓血，而非必然之势。所以用桂枝汤后是否会"吐脓血"，亦当灵活看待。

综合分析，可知本条提示：里热亢盛者禁用桂枝汤。医家当灵活理解，如果待病人服用桂枝汤后出现呕吐，才明白当禁用桂枝汤，那就太晚了，应该早点有预见才好。

原　文

太阳病，发汗，遂漏不止[1]，其人恶风，小便难[2]，四肢微急[3]，难以屈伸者，桂枝加附子汤主之。

桂枝加附子汤方

桂枝三两，去皮　芍药三两　甘草三两，炙　生姜三两，切　大枣十二枚，擘　附子一枚，炮，去皮，破八片上六味，以水七升，煮取三升，去滓，温服一升。本云桂枝汤，今加附子，将息如前法。

注　释

①遂漏不止：于是就不间断地出汗。遂，因而，于是。漏，渗泄不止。柯韵伯说："阳气无所止息，汗出不止矣。"

②小便难：小便量少而不通畅。

③四肢微急：四肢屈伸运动受到限制，有轻微的不能自由活动现象。微，轻微；急，拘急，屈伸运动不能自如。

释　义

太阳病过汗导致阳虚液亏的证治。

太阳病应当发汗解表，但总宜"遍身漐漐，微似有汗者益佳，不可令如水流漓，病必不除"。遍身漐漐微似有汗，可使邪随汗解，脉静身和而愈。若发汗太过，或汗不如法，则易伤阳气。证之临床：有太阳中风表虚误用麻黄汤者，有过量饮服桂枝汤而汗出太多者，有素体阳虚而妄行汗法者，有病轻药重而汗之太过者。"阳加于阴谓之汗"汗出越多，卫阳越虚，肌腠不能固密，营阴随之外泄，伤阳损液，变证易生。"恶风"原见于太阳中风表虚证，令复提出，表明恶风寒的程度较前为甚，乃过汗伤阳，表阳虚弱，腠理疏松，不耐风邪之故。"小便难"是为过汗伤阳损阴，膀胱津液亏少。阳失温煦，阴失濡养，则四肢微急，难以屈伸。此属表证未解亦兼阳虚汗漏。虽是阴阳俱伤，但其病理之根本机转在阳虚，津伤乃是阳虚漏汗的结果。若卫阳复则表气固，汗即能止，汗止则阴液不再外泄，适量饮水，津液即可自动恢复，故用桂枝汤加附子调和营卫，复阳敛液。炮附子有温经复阳、固表止汗的作用。

辨治要点

主症：恶风发热，头痛，汗漏不止，四肢拘急不适，小便不利等。

成因：汗不如法，伤阳耗津，表证仍在。

治法：扶阳解表。

方药：桂枝加附子汤（桂枝、芍药、甘草、生姜、大枣、炮附子）。

原　文

太阳病，下之后，脉促①胸满者，桂枝去芍药汤主之。

桂枝去芍药汤方

桂枝三两，去皮　甘草二两，炙　生姜三两，切　大枣十二枚，

擘上四味，以水七升，煮取三升，去滓，温服一升。本云桂枝汤，今去芍药，将息如前法。

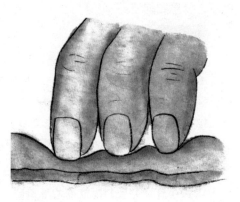

注释

①脉促：脉象较快而有力。钱天来说："脉促者，非脉来数时一止，复来之促也，即急促亦可谓之促也。"

释义

太阳病误下后胸阳被遏的证治方法。

太阳病误下，极易伤阳损阴。"胸满"即是下药伤正，胸阳不振，表邪内陷，郁而难伸所致。"脉促"则是正气被下药所激而引起的反应，人体阳气尚能抗邪，正气能与病邪相争，说明病机向上，正气趋表，故仍主表未解。既然表证未解，又兼胸阳不振，故仍用桂枝汤加减治疗。芍药酸苦阴柔收敛，用之碍邪，易加重胸满，故去而不用。本方解表而不留邪，通阳无碍解表，可谓通阳解表之剂。太阳病误下后，表邪内陷，见脉促胸满而表证未解者，用之颇为适宜。

辨治要点

主症：胸满，脉促，恶风寒，发热，汗出或不汗出等。

成因：胸阳不振，表邪未解。

治法：解肌祛风，宣通阳气。

方药：桂枝去芍药汤（桂枝、甘草、生姜、大枣）。

原文

若微寒①者，桂枝去芍药加附子汤主之。

桂枝去芍药加附子汤方

桂枝三两，去皮　甘草二两，炙　生姜三两，切　大枣十二枚，

擘 附子一枚，炮，去皮，破八片

上五味，以水七升，煮取三升，去滓，温服一升。本云桂枝汤，今去芍药加附子，将息如前法。

注 释

① 微寒：稍微恶寒。也有认为是脉微而恶寒。

释 义

误下后胸阳不振兼阳气不足。

承上条所述之证的基础上，又见微恶寒，是误下后胸阳不振，又兼阳气不足而致。此为阳虚恶寒之象。故在桂枝去芍药汤温振胸阳的基础上，再加附子，以温经复阳。若误下后症见脉微而恶寒，则阳伤较甚，附子当重用，或径用四逆汤，方近仲景之意。

辨治要点

主症：恶寒发热、头痛，有汗或无汗，胸满，脉微。

成因：表邪不解，胸阳损伤。

治法：解肌祛风，温经复阳。

方药：桂枝去芍药汤加附子（桂枝、甘草、生姜、大枣、炮附子）。

原 文

太阳病，得之八九日，如疟状①，发热恶寒，热多寒少，其人不呕，清便欲自可②，一日二三度发。脉微缓③者，为欲愈也；脉微而恶寒者，此阴阳俱虚④，不可更发汗更下更吐也；面色反有热色⑤者，未欲解也，以其不能得小汗出，身必痒，宜桂枝麻黄各半汤。

桂枝麻黄各半汤方

桂枝一两十六铢，去皮 芍药 生姜切 甘草炙 麻黄各一两，去节 大枣四枚，擘 杏仁二十四枚，汤浸，去皮尖及两仁者

上七味，以水五升，先煮麻黄一二沸，去上沫，内诸药，煮取一升八合，去滓，温服六合。本云桂枝汤三合，麻黄汤三合，并为六合，顿服，将息如上法。

臣亿等谨按桂枝汤方：桂枝、芍药、生姜各三两，甘草二两，大枣十二枚。麻黄汤方麻黄三两，桂枝二两，甘草一两，杏仁七十个。今以算

法约之，二汤各取三分之一，即得桂枝一两十六铢，芍药、生姜、甘草各一两，大枣四枚，杏仁二十三个另三分枚之一（编者按：即二十三又三分之一枚），收之得二十四个，合方。详此方乃三分之一，非各半也，宜云合半汤。

注 释

① 疟状：发热恶寒呈阵发性，发无定时，好像疟疾的样子。
② 清便欲自可：大小便尚属正常。清，同"圊"。
③ 脉微缓：脉象已不浮紧，有渐趋和缓之态。
④ 阴阳俱虚：表、里皆虚。这里的"阴阳"指表里。
⑤ 热色：发热时脸色潮红。

释 义

太阳病微邪郁表的 3 种转归与辨证治疗。

太阳病日久不愈，病人发热恶寒，热多寒少，一日发作二三次，有点像疟疾的表现。这反映表邪不重，太阳抗邪之力占优势。"其人不呕"说明胃气和，饮食佳，邪气未入少阳；"清便欲自可"，指大小便基本正常，表明里气尚和，邪气未入阳明。

上述病情可能发生的转归有三种。

一是病人脉见稍微和缓之象，这就反映邪气已经渐退，而阳气也已渐复，表里气趋向平和，是病情好转之兆，可不药而愈。

二是病人见"脉微而恶寒"，是太、少阳气俱虚，表、里阳气皆衰。"脉微"是少阴阳虚之象，与"恶寒"并见，表明少阴与太阳的阳气均虚衰，表邪有内传少阴之势，故云"阴阳俱虚"。表里阳虚，表邪尚在，治当温阳固本为急，可选用四逆汤之类的方药，切不可再用汗、吐、下等错误治法，以免更加伤阳损液。

三是病人见面色稍微发红、身痒等症，为太阳小邪不解、阳气郁遏不伸所致。阳气郁遏不得宣泄，小邪稽留于皮肤不解，故见面红、身痒症状。这是因为没有及时发一点小汗。当用小发汗的方法，宜桂枝、麻黄各半汤。

本症无汗，也未经发汗，小邪怫郁不解，则非单独使用桂枝汤所能解除。身痒但不疼痛，也无严重的恶风寒表现，使用麻黄汤则太过。只有二方合用，少量煎服，方切合病情。

桂枝、麻黄各半汤方，是在桂枝汤、麻黄汤原剂量的基础上各取1/3量，合而同煎。本方对邪少势微，且又有欲出外解之机，以面有热色、身痒为主症者最为适宜。

麻黄汤治表实无汗，桂枝汤治表虚有汗，二方合用，又小剂量服用，既能发小汗以祛邪，又不过汗伤正，是得宜活用之法。

辨治要点

主症：发热恶寒如疟状，一日二三度发，或伴面热、身痒。

成因：表郁日久，邪轻证轻。

治法：辛温解表，小发其汗。

方药：桂枝、麻黄各半汤（桂枝汤与麻黄汤各取1/3量，按1:1比例合成）。

原　文

太阳病，初服桂枝汤，反①烦不解者，先刺风池②、风府，却与③桂枝汤则愈。

注　释

①反：反而。

②风池：足少阳胆经穴名，在脑后发际陷中，枕骨粗隆直下正中陷中。

③却与：然后给予。

释　义

太阳中风证邪势较盛时先用针法以泄邪。

太阳中风证，邪气较重，初服桂枝汤，不惟病证不解，反而增加烦闷感，是正邪相争，经气郁滞，郁阳不宣。可先刺风池、风府，疏通经络以泄邪，然后再服桂枝汤解肌祛风，其病可得痊愈。

太阳中风，初服桂枝汤本是正确的治疗方法，其病轻者，可汗出而解。

今服桂枝汤后病邪未解，更增烦闷不适，是邪重药轻，邪滞阳郁，邪郁不解而致烦。张仲景采用先针刺后服药，针、药并用的方法，先刺风池、风府，疏通太阳经脉以泄风邪，令其小安；续服桂枝汤，以解肌祛风，调和营卫，则祛邪之力倍增，其病可愈。此条开针、药并用之先河，对后世治疗疾病采用多种疗法具有重要的指导作用。

原 文

服桂枝汤，大汗出，脉洪大①者，与桂枝汤，如前法。若形似疟，一日再发②者，汗出必解，宜桂枝二麻黄一汤。

桂枝二麻黄一汤方

桂枝一两十七铢，去皮　芍药一两六铢　麻黄十六铢，去节　生姜一两六铢，切　杏仁十六个，去皮尖　甘草一两二铢，炙　大枣五枚，擘

上七味，以水五升，先煮麻黄一二沸，去上沫，内诸药，煮取二升，去滓，温服一升，日再服。本云桂枝汤二分，麻黄汤一分，合为二升，分再服，今合为一方，将息如前法。

臣亿等谨按桂枝汤方：桂枝、芍药、生姜各三两，甘草二两，大枣十二枚。麻黄汤方。麻黄三两，桂枝二两，甘草一两，杏仁七十个。今以算法约之，桂枝取十二分之五，即得桂枝、芍药、生姜各一两六铢，甘草二十铢，大枣五枚。麻黄汤取九分之二，即得麻黄十六铢，桂枝十铢三分铢之二（编者按：即十又三分之二铢），收之得十一铢，甘草五铢三分铢之一（即五又三分之一铢），收之得六铢，杏仁十五又九分之四枚，收之得十六个。二汤所取相合，即共得桂枝一两十七铢，麻黄十六铢，芍药、生姜各一两六铢，甘草一两二铢，大枣五枚，杏仁十六个，合方。

注 释

①脉洪大：指脉形盛大如洪水泛滥，宽洪满指，但来盛去衰。

②一日再发：一日发作2次。

释 义

服桂枝汤不如法后的两种转归与治疗方法。

太阳病，服用桂枝汤发汗，应遵桂枝汤方后注所嘱咐的煎服法使用，以"微似有汗者益佳，不可令如水流漓，病必不除"。如服药过量，或汗不得法，可致汗出太多，发生种种变化。

若大汗出，脉由浮缓变成洪大，是脉虽变而证未变，发热恶寒，头痛项强等症依然存在，仍可用桂枝汤解肌祛风，调和营卫，并应遵守方后注所嘱咐的煎服法使用。此处的"大汗出，脉洪大"是一次过量服用桂枝汤而产生的副作用，并非阳明里热，应无烦渴、大热等症。

若"形似疟，一日再发"者，与前"如疟状，发热恶寒，热多寒少，一日二三度发"的病机相似而略轻，为太阳病发汗治疗后余邪犹存，属太阳表郁未尽解之轻证，可用桂枝二麻黄一汤，以更小计量的辛温轻剂，微发其汗，调和营卫，兼祛微邪。

本方临床应用与桂枝麻黄各半汤略同，但病情更轻微。

辨治要点

主症：恶寒发热，如疟状，一日发作2次，或伴汗出、身痒。

成因：表郁日久，证微邪微。

治法：辛温轻剂，微发其汗。

方药：桂枝二麻黄一汤（取桂枝汤原剂量的5/12，麻黄汤原剂量的2/9，相合而成）。

原　文

服桂枝汤，大汗出后，大烦渴不解[1]，脉洪大者，白虎加人参汤主之。

白虎加人参汤方

知母六两　石膏一斤，碎，绵裹　甘草二两，炙　粳米六合　人参三两

上五味，以水一斗，煮米熟汤成，去滓，温服一升，日三服。

注　释

[1] 烦渴不解："烦"指心烦，"渴"指口渴，大都形容烦渴之甚；"不解"是指病未愈。

释　义

服桂枝汤大汗出后津伤化热的证治方法。

太阳病，服桂枝汤，大汗出后，津液被劫，表邪化热入里，转化为阳明里热证候。里热炽盛，灼伤津液，津伤欲饮水自救，故大渴引饮，且多喜冷饮；热扰心神则心烦不安；里热炽盛，气血蒸腾，则脉来洪大；如大汗出后，津、气两伤，则脉虽洪大，却来盛去衰，重按无力。治当辛寒清

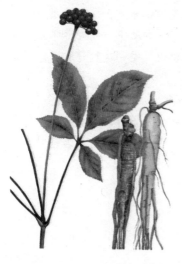

热，益气生津，用白虎加人参汤方。

本条是承上一条，言太阳病大汗出后转属阳明的变局，辨证关键在于"大烦渴不解"。大烦渴是燥热亢盛、津气两伤的最具特征性的反映，病情重于白虎汤证。

本条与前条前半段"服桂枝汤，大汗出，脉洪大者"文字相近，而病机、治法却大相径庭。前条是服桂枝汤后汗不如法，以致大汗出而表未解，其脉由前之浮缓而变为洪大，乃大汗出时卫阳浮盛于外之故，脉虽变而证未变，病仍在太阳之表，必无烦渴等里热证候，所以仍治以桂枝汤，如前法。而本条则是服桂枝汤后大汗出后，表证全无，而且大烦渴不解，脉洪大，是脉变证亦变，为里热炽盛，病已转属阳明，热盛而津、气两伤，故治以辛寒清热，益气生津，用白虎加人参汤。

辨治要点

主症：服桂枝汤，大汗出后，大烦渴不解，脉洪大。

成因：邪热炽盛，津气损伤严重。

治法：清邪热，益气津。

方药：白虎加人参汤。

原　文

太阳病，发热恶寒，热多寒少，脉微弱者，此无阳[①]也，不可发汗；宜桂枝二越婢一汤。

桂枝二越婢一汤方

桂枝去皮　芍药　麻黄　甘草各十八铢，炙　大枣四枚，擘　生姜一两二铢，切　石膏二十四铢，碎，绵裹

上七味，以水五升，煮麻黄一二沸，去上沫，内诸药，煮取二升，去滓，温服一升。本云：当裁为越婢汤、桂枝汤合之，饮一升，今合为一方，桂枝汤二分，越婢汤一分。

臣亿等谨按桂枝汤方，桂枝、芍药、生姜各三两，甘草二两，大枣

十二枚。越婢汤方，麻黄二两，生姜三两，甘草二两，石膏半斤，大枣十五枚。今以算法约之，桂枝汤取四分之一，即得桂枝、芍药、生姜各十八铢，甘草十二铢，大枣三枚。越婢汤取八分之一，即得麻黄十八铢，生姜九铢，甘草六铢，石膏二十四铢，大枣一枚八分之七，弃之，二汤所取相合，即共得桂枝、芍药、甘草、麻黄各十八铢，生姜一两三铢，石膏二十铢，大枣四枚，合方。旧云桂枝三，今取四分之一，即当云桂枝二也。越婢汤方见仲景杂方中，《外台秘要》一云起脾汤。

注　释

① 无阳：阳气虚弱。

释　义

太阳病邪郁表兼里热的证治。

太阳病，经过多日，仍发热恶寒，且热多寒少，是太阳病表邪尚未完全解除，并有化热迹象。此外，应有轻度的心烦口渴症状。给予小剂量的桂枝二越婢一汤，以发汗解表，兼清郁热。本方为桂枝汤、越婢汤之复方，是太阳病表未解而内有热的证治，因邪气不重，正气尚旺，故仅取桂枝汤的 2/3 调和营卫，越婢汤的 1/3 辛凉清透，发泄郁热。

如果病人脉象微弱，则非阳证表现，有可能是虚寒阴证，不可使用本方发汗清热。所谓无阳，是阳虚不可发汗的互辞，也就是正气虚的意思，微弱脉是正虚不足的确据，即使有上述寒热症状，也当舍证从脉，绝对禁用汗剂，故云"不可发汗"。

本条运用的是汉文兜转法，"宜桂枝二越婢一汤"应接在"热多寒少"之后。

桂枝麻黄各半汤、桂枝二麻黄一汤、桂枝二越婢一汤，皆表证经久不愈，邪气郁滞，但有轻重之不同。由于邪郁既久，邪势已衰，既非单纯桂枝汤证，也非单纯麻黄汤证，故用麻黄桂枝二方酌量参合以治之。三方都是有发热恶寒，热多寒少。一日二三度发，其邪稍重；一日再发，其邪稍轻；发热恶寒全日无休止时，则其邪较重，但比桂枝汤、麻黄汤证为轻。桂枝二越婢一汤外散表邪，内清郁热，治太阳病表未解而内有热的发热恶寒、热多寒少、全日无休止之轻证，为微发汗而兼清里热之剂。桂枝二麻黄一汤的发汗之力最弱，治发热恶寒、一日再发的邪在肌表之轻微证。桂枝麻黄各半汤小发汗，治发热恶寒、热多寒少、一日二三度发之太阳表郁轻证。

辨治要点

主症：发热恶寒，如疟状，发热重，恶寒轻，兼见口微渴、心微烦。

成因：表郁邪轻，外寒内热。

治法：微发其汗，兼清郁热。

方药：桂枝二越婢一汤（取桂枝汤原剂量的1/4，越婢汤原剂量的1/8，两方以2∶1的比例合成）。

原文

服桂枝汤，或下之，仍头项强痛，翕翕发热，无汗，心下满微痛，小便不利者，桂枝去桂加茯苓白术汤主之。

桂枝去桂加茯苓白术汤方

芍药三两　甘草二两，炙　生姜切　白术　茯苓各三两　大枣十二枚，擘

上六味，以水八升，煮取三升。去滓，温服一升，小便利则愈。本云，桂枝汤，今去桂枝加茯苓、白术。

释义

水停表郁的证治方法。

病人原有"头项强痛，翕翕发热，无汗"，是表邪不解，以桂枝汤解表不见效；复见"心下满微痛"，以里实之证而施用下法。"仍头项强痛，翕翕发热，无汗，心下满微痛，小便不利"。从汗下之治疗经过分析，说明是证既不完全是桂枝汤证，又非真正的里实可下之证。小便不利是气化不行而水邪内停的反映。水气内停，表遏阳郁，太阳之经气不利，以致头项强痛，翕翕发热，无汗；水气内停，气机郁滞，里气不和，是以心下满微痛。本证之病机实为水停阳郁，故治以利水通阳为法，方取桂枝去桂加茯苓白术汤，旨在健脾利水。小便利则水邪去，水邪去则阳气通，水去阳通则表解，头项强痛、翕翕发热、无汗、心下满微痛、小便不利诸证可除，是"通阳不在温，而在利小便"之理，故仲景于方后注中谓"小便利则愈"。

本方即桂枝汤去桂枝加茯苓、白术而成。所以去桂者，因汗下之后恐津液有伤，且方中芍药、甘草酸甘相伍可以益阴，白术健脾化湿，茯苓健

脾行水，生姜发表散寒，芍药和营利水，大枣培土制水，生姜甘草大枣又能调和营卫。是方重在健脾利水，俾脾气恢复，水精四布，小便通利，则诸症自除。陈修园谓："此时须知利水法中，大有转旋之妙用，而发汗亦在其中，以桂枝去桂加茯苓白术者，助脾之转输，令小便一利，而诸病霍然矣。"

辨治要点

主症：小便不利，心下满微痛，翕翕发热，无汗，头项强痛。

成因：脾虚津伤，水气内停。

治法：健脾利水。

方药：桂枝去桂加茯苓白术汤（芍药、甘草、生姜、白术、茯苓、大枣）。

原 文

伤寒，脉浮，自汗出，小便数，心烦，微恶寒，脚挛急[1]，反与桂枝欲攻其表，此误也。得之便厥[2]，咽中干，烦躁吐逆者，作甘草干姜汤与之，以复其阳；若厥愈足温者，更作芍药甘草汤与之，其脚即伸；若胃气不和，谵语[3]者，少与调胃承气汤；若重发汗，复加烧针者，四逆汤主之。

甘草干姜汤方

甘草四两，炙 干姜二两

上二味，以水三升，煮取一升五合，去滓，分温再服。

芍药甘草汤方

白芍药 甘草各四两，炙

上二味，以水三升，煮取一升五合，去滓，分温再服。

调胃承气汤方

大黄四两，去皮，清酒洗 甘草二两，炙 芒硝半升

上三味，以水三升，煮取一升，去滓，内芒硝，更上火微煮令沸，少少温服之。

四逆汤方

甘草二两，炙 干姜一两半 附子一枚，生用，去皮，破八片

上三味，以水三升，煮取一升二合，去滓，分温再服。强人可大附子一枚，干姜三两。

· 注 释 ·

① 挛急：拘急挛缩，伸展不利。

② 厥：手足逆冷。

③ 谵语：神志不清，胡言乱语。

· 释 义 ·

表证夹里虚而误汗的变证及随证救治方法。

脉浮、自汗出、微恶寒，是病在表，属太阳表虚证；小便频数，是里阳虚不能摄敛津液；心烦、脚挛急，是阴液不足，失于濡润。此属阴阳两虚之人感受外寒，治当扶阳解表。仅用桂枝汤，是犯了"虚虚"之戒，属于误治。

误以桂枝汤解表散邪，导致阴阳之气更虚。阳虚不能温煦四末，则手足厥逆；阴液不能上滋，则咽中发干；心神失于濡养，则生烦躁；阴寒犯胃，胃气不和，则见呕逆。此乃阴阳俱虚，错综复杂之证，宜区分标本缓急治疗。权衡得失利弊，此病实以阳虚为急，需先用甘草干姜汤以复其阳。

药后阳气得复，则厥逆消失，下肢转温。再用芍药甘草汤，酸甘化阴，缓急舒挛，筋脉得到阴血的濡润，挛急即可缓解。芍药不宜在阳气未振之前使用，因其酸苦阴柔，不利于阳气的振奋，又有收敛之性，也不利于表邪的外散。而在阳复邪去之后使用，则无此弊。

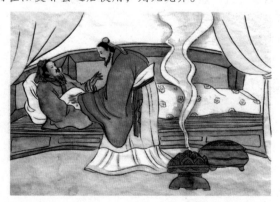

若病人谵语，则是邪从燥化，病已转入阳明，形成胃肠燥热证，宜用小量调胃承气汤，以润燥泄热。

体虚之人感受外寒，治当扶正解表，两相兼顾；体虚甚者，则当先扶正，后解表。既不可只用解表剂发汗，更不可再用烧针发汗。若一误再误，则汗多亡阳，需用四逆汤回阳救逆。

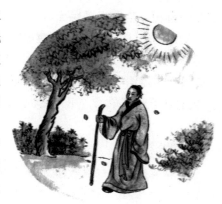

本条论述的是表证夹里虚而误汗的变证及随证救治方法，因病人感邪有轻重，体质有强弱，病邪之传变途径各异，故疾病的变化会多种多样，需具体情况具体分析。以上也仅是举例介绍几种可能发生的病变，但这已较为充分地体现了"观其脉证，知犯何逆，随证治之"的辨证治疗思路与方法。

甘草干姜汤中甘草味甘，干姜味辛，辛甘合化则为阳，且甘草量倍于干姜，重在复中焦之阳，中阳振奋，脾阳健运，则厥逆可愈。

芍药甘草汤中白芍苦酸，甘草甘平，酸甘合化，能养血敛阴，和中缓急，使阴液得复，筋脉得养，则脚挛急可缓解。

辨治要点

1. 阳不足

主症：肢厥，烦躁，吐逆。

成因：中阳不足。

治法：温中复阳。

方药：甘草干姜汤（甘草、干姜）。

2. 阴不足

主症：脚挛急，经脉挛急。

成因：阴液不足，筋脉失养。

治法：酸甘化阴，柔筋缓急。

方药：芍药甘草汤（芍药、甘草）。

原文

问曰：证象阳旦 [①]，按法治之而增剧，厥逆，咽中干，两胫 [②] 拘急而谵语。师曰：言夜半手足当温，两脚当伸。后如师言，何以知此？答曰：寸口脉浮而大，浮为风，大为虚，风则生微热，虚则两胫挛，病形象桂枝，因加附子参其间，增桂令汗出，附子温经，亡阳故也。厥逆咽中干，烦躁，阳明内结，谵语烦乱，更饮甘草干姜汤；夜半阳气述，两足当热，胫尚微拘急重与芍药甘草汤，尔乃胫伸；以承气汤微溏，则止其谵语，故知病可愈。

注　释

①证象阳旦：证候与阳旦汤证相似。《金匮要略·妇人产后病脉证并治》注："阳旦汤，即桂枝汤。"

②胫：小腿，从膝盖到脚后跟的一段。

释　义

承接上条讨论其证治的机制。

本条是承接上条，以设问之法，继续讨论桂枝汤类证误用桂枝汤治疗致变之理。《金匮要略·妇人产后病脉证并治》谓："产后风续之数十日不解，头微痛，恶寒，时时有热，心下闷，干呕汗出，虽久，阳旦证续在耳，可与阳旦汤。即桂枝汤。""证象阳旦"是说上条"伤寒，脉浮，自汗出"及"微恶寒"等象是阳旦汤证，"按法治之而增剧"指用桂枝汤治疗，病情非但不见好转，反而恶化加剧，出现手足厥冷、咽喉干燥、烦躁吐逆等症。这是因为证象阳旦而实非阳旦，除"伤寒脉浮，自汗出"及"微恶寒"外，尚有"小便数，心烦"及"脚挛急"等症，非桂枝汤证而以桂枝汤治之，是以会发生变证。"寸口脉浮而大，浮为风，大为虚，风则生微热，虚则两胫挛，病形象桂枝，因加附子参其间，增桂令汗出，附子温经，亡阳故也。厥逆咽中干，烦躁，阳明内结，谵语烦乱"，则是对变证病理机制的分析，根据寸口脉象浮大，浮为风邪，大为正虚，表有风邪，故有微热，阴阳两虚，则小腿拘挛，病的情形虽像桂枝汤证，但实为虽有表邪但阴阳两虚，应当用桂枝加附子汤以温经复阳，现反而用桂枝汤并增加桂枝的用量，以致汗出多而阳气更虚，因而四肢厥冷，咽喉干燥，烦躁不安。其救治的方法，应当先用甘草干姜汤辛甘复阳。夜半阳气来复，两脚自然转温。下肢如还微有拘挛，再用芍药甘草汤酸甘复阴，拘挛就会消失。这是先复阳、后复阴之法。如果咽喉干燥，烦躁不安，并出现言语错乱，则是阳明燥热内结，需要少与调胃承气汤，微和胃气。大便溏说明阳明燥热已除，言语错乱之证随之消失，病即痊愈。

◀ 原　文 ▶

太阳病，项背强几几，无汗恶风，葛根汤主之。

葛根汤方

葛根四两　麻黄三两，去节　桂枝二两，去皮　生姜三两，切　甘草二两，炙　芍药二两　大枣十二枚，擘

上七味，以水一斗，先煮麻黄、葛根，减二升，去白沫，内诸药，煮取三升，去滓，温服一升，覆取微似汗，余如桂枝法将息及禁忌，诸汤皆仿此。

◀ 释　义 ▶

以下为风寒束表、太阳经气不舒的证治方法。

太阳病，无汗恶风，是卫阳闭遏、营阴郁滞的太阳伤寒表实证。项背强几几，是风寒外束，太阳经气不舒，津液失于敷布，不能濡养筋脉的病理表现。本证由伤寒表实证与太阳经输证组成，辨证要点是项背拘急不舒、恶寒、无汗、脉浮紧。治宜辛温解表，升津舒经，方用葛根汤。

葛根汤即桂枝汤加葛根、麻黄。桂枝、麻黄、生姜辛温发汗、解散表邪，葛根升阳布津、温煦濡养筋脉，舒经和络，并助麻黄、桂枝发汗解表。芍药、甘草、大枣三物酸甘化阴，以滋养津液，并可缓和筋脉之急。诸药共用，以治风寒外束之无汗恶风、项背强几几之证。

本方的煎服法，原文中指出需先煎麻黄、葛根，去除上面浮沫，然后纳入诸药。其目的是减缓两药的辛散之性，以防止发汗过多而损伤津液，又可避免出现心悸、心烦等副作用。

风寒袭表，无汗用麻黄汤，有汗用桂枝汤。本证无汗恶风，项背强几几，为何不用麻黄汤加葛根，反而是桂枝汤加麻黄、葛根？如单纯从药味来看，葛根汤确实是桂枝汤加味方，但其实质仍是由麻黄汤化裁而来。麻、桂合用，是麻黄汤的基本配伍，并用生姜加强开腠发汗，以祛除在表之风寒外邪。因证中无咳喘，故不用杏仁。芍药与甘草、大枣配伍，酸甘化阴，滋养汗源，又能缓急止痛，还可防止麻黄、桂枝、生姜发汗过度。

"太阳病，项背强几几，反汗出恶风者，桂枝加葛根汤主之。"同为太

阳病，项背强几几，而其治有别，原因在于彼证有汗，属中风表虚；本证无汗，为伤寒表实。故前者用桂枝加葛根汤，而本证用葛根汤。

辨治要点

主症：项背拘急不舒、恶寒、无汗、脉浮紧。

成因：风寒外束，太阳经输不利。

治法：辛温解表，升津舒经。

方药：葛根汤（葛根、麻黄、桂枝、芍药、甘草、生姜、大枣）。

原　文

太阳与阳明合病①者，必自下利，葛根汤主之。

注　释

① 合病：二经或三经的证候同时出现。

释　义

太阳与阳明合病而下利的证治方法。

太阳与明明合病，是太阳与阳明二经证候同时发生，恶寒、发热、脉浮是病人必具之症，同时又有"自下利"的阳明症状。下利为大肠传导失司所致，故属阳明。下利之前加上一个"自"字，说明此下利非药物治疗所致，又排除了因热迫津液下泄的可能。其利具有水粪杂下，而无恶臭及肛门灼热的特点。且因与恶寒发热脉浮同见，说明病性属寒。是风寒外束肌表而现恶寒发热脉浮；风寒内扰阳明大肠而见下利。

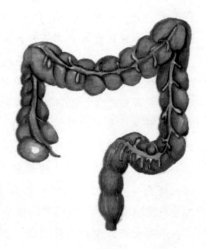

不管是太阳病，还是自下利的阳明病，均是风寒外邪侵袭的结果，治疗当以解除外邪为法。葛根汤既能发汗解表，又能升津止利，切合病情，故用"葛根汤主之"治之。

原　文

太阳与阳明合病，不下利，但呕者，葛根加半夏汤主之。

葛根加半夏汤方

葛根四两 麻黄三两，去节 甘草二两，炙 芍药二两 桂枝二两，去皮 生姜二两，切 半夏半升，洗 大枣十二枚，擘

上八味，以水一斗，先煮葛根、麻黄，减二升，去白沫，内诸药，煮取三升，去滓，温服一升，覆取微似汗。

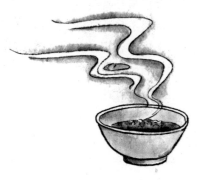

释 义

太阳阳明合病而呕逆的证治。

本条承接上条，继续讨论太阳与阳明合病的证治。既曰太阳与阳明合病，恶寒、发热、脉浮是为必见证候。阳明包括胃与大肠，外邪内扰于肠，可见下利；内扰于胃，胃气上逆，则见呕吐。

呕、利表现虽殊，但风寒外邪内扰阳明的基本病理则一，所以呕吐的性质属寒。治疗仍以葛根汤解外散邪，另加半夏，与生姜同用，和胃降逆止呕。

本证与葛根汤证比较，同为太阳阳明合病，前条病变位于大肠，以下利为主；本证病位在胃，以呕为主。

太阳与阳明合病是表里同病的一种，在恶寒发热的同时兼见呕吐或下利，这种发病形式在临床上极为多见。严重者则呕吐与下利同时出现，可用葛根加半夏汤治疗。

辨治要点

主症：恶寒，发热，脉浮，呕吐。

成因：风寒外邪，内扰阳明，胃气上逆。

治法：解外散邪，降逆止呕。

方药：葛根加半夏汤（葛根、麻黄、桂枝、芍药、甘草、生姜、大枣、半夏）。

原 文

太阳病，桂枝证，医反下之，利遂不止，脉促者，表未解也，喘而汗出者，葛根黄芩黄连汤主之。

葛根黄芩黄连汤方

葛根半斤　甘草二两，炙　黄芩三两　黄连三两

上四味，以水八升，先煮葛根，减二升，内诸药，煮取二升，去滓，分温再服。

·释　义·

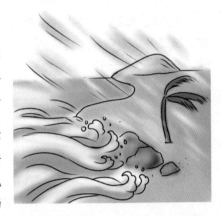

里热夹表邪的下利证治方法。

太阳病桂枝证，是风寒外邪侵袭肌表所致的中风表虚证，治当用桂枝汤解肌祛风，调和营卫。医生误用攻下法治疗，使外邪内陷。脉象急促，说明邪已化热。邪热下迫大肠，则下利不止；表里之邪逼迫于肺，肺失清肃则喘；热邪蒸腾，迫津外泄，故见汗出。皆因表邪化热未解，邪热内陷阳明所致，是表里俱热之证。治以葛根黄芩黄连汤清热止利，表、里双解。

葛根黄芩黄连汤重用葛根，既辛凉发汗，解散表热，又升清阳，起阴气而止利。黄芩、黄连苦寒，清热燥湿止利。甘草和中缓急，调和诸药。四药合用，共奏表里双解之功，下利自止。

本方中葛根一物多用，又与黄芩、黄连配伍，其重点在于清热止利，故里热下利，不论有无表热证，均可施用。

本证与葛根汤证均为表里同病的下利，但病理性质不同。本证是外邪化热入里，热逼大肠；而葛根汤证是风寒束表，同时内犯肠腑。

·辨治要点·

主症：下利不止，利下臭恶稠黏，肛门灼热，小便黄赤，喘而汗出，或兼表证。舌红，苔黄、脉数。

成因：热盛于里，邪热下迫大肠。

治法：清热止利，兼以解表。

方药：葛根黄芩黄连汤（葛根、黄芩、黄连、甘草）。

·原　文·

太阳病，头痛，发热，身疼腰痛，骨节疼痛，恶风无汗而喘者，麻黄

汤主之。

麻黄汤方

麻黄三两，去节　桂枝二两，去皮　甘草一两，炙　杏仁七十个，去皮尖

上四味，以水九升，先煮麻黄，减二升，去上沫，内诸药，煮取二升半，去滓，温服八合，覆取微似汗，不须啜粥，余如桂枝法将息。

释　义

太阳伤寒表实证的证治。

本条提出头痛、发热、身疼、腰痛、骨节疼痛、恶风、无汗、气喘等症状，是太阳伤寒的主要临床表现，治以麻黄汤为主方，故为"伤寒八证"或"麻黄八证"。但学习本条太阳伤寒之脉证仍须与前文合参，即在"八证"上还应当补入头项强痛而恶寒、脉浮紧、呕逆等症状。前文所说的恶寒与本条所说的恶风并不矛盾，因为从病因学角度看，风寒邪气常合而为病，风多兼寒，寒亦多兼风；从临床表现看，外感病病人，常是恶风恶寒并见，只不过有程度的不同，此之恶风即是恶寒的互词。太阳伤寒证，为感受寒邪：卫阳外闭，营阴郁滞而成。因寒性凝滞收引，主痛，寒邪袭表，使卫阳闭遏、营阴凝滞，太阳经气不利，经脉筋肉拘紧，营卫气血流通不畅，不通则痛，因而产生头、身、关节等诸处疼痛；因寒为阴邪，最易伤人阳气，卫阳被伤，因此必恶寒；寒邪闭敛，营卫凝滞，腠理闭塞，玄府不通，所以无汗；正气欲奋起抗邪于外，但卫阳之气又闭郁而不得宣泄，所以发热；肺合皮毛而主表，表闭无汗，肺气失宣，故作喘。本条论述详于证而略于脉，从第三条可知，太阳伤寒因应见浮紧之脉，且寸、关、尺三部均应浮紧，方属于太阳伤寒表实证。《素问·玉机真藏论》曰："风寒客于人，使人毫毛毕直，皮肤闭而为热，当是之时，可汗而发之。"故在临床治疗时以开表发汗为大法。其治当以麻黄汤发汗解表，宣肺平喘为宜。

麻黄汤是发汗解表之峻剂，方中麻黄开腠启闭，发汗散寒，宣肺平喘；桂枝通达卫阳，祛邪外出；杏仁降肺气，助麻黄以平喘促；炙甘草调和诸药。全方为辛温发汗峻剂，是治疗伤寒表实证的主方。因其发汗峻烈，所以服汤后不需啜热粥，只需温覆，使其微汗，不可令大汗淋漓。

辨治要点

主症：恶寒、发热、无汗、喘、周身疼痛、脉浮紧。

成因：风寒外束，卫阳被遏，营阴郁滞，肺气失宣。

治法：辛温发汗，宣肺平喘。

方药：麻黄汤（麻黄、桂枝、杏仁、甘草）。

原文

太阳与阳明合病，喘而胸满者，不可下，宜麻黄汤。

释义

太阳与阳明合病，病偏太阳的证治。

太阳与阳明合病，两类病证的存在，应有太阳恶寒发热、无汗与阳明不大便等；但此处不见腹满，而见喘而胸满，说明此不大便尚未形成里实，不可早用攻下法。肺与大肠相表里，其不大便是由于外邪束表，肺气失宣，影响大肠腑气的通降。

本条突出"喘而胸满"而非"腹满"，说明病证以表寒外束、肺气失宣为主，偏重太阳。所以用麻黄汤发汗解表，宣肺平喘。待表解喘平，肺气顺畅，腑气得以通降，大便自然可下。

原文

太阳病，十日以去，脉浮细而嗜卧者，外已解也。设胸满胁痛者，与小柴胡汤。脉但浮者，与麻黄汤。

小柴胡汤方

柴胡半斤　黄芩　人参　甘草炙　生姜切，各三两　大枣十二枚，擘　半夏半升，洗

上七味，以水一斗二升，煮取六升，去滓，再煎取三升，温服一升，日三服。

释义

论述太阳病日久的转归及证治。

太阳病已达 10 日以上，病情可能会出现不同的转归。

脉由浮紧变为浮细。细为小脉，表示表邪衰退。嗜卧，说明已无所苦，邪气将退，正气未复。脉证合参，得知表邪已解，为将愈之候。

胸胁乃少阳经脉循行之部位，胸满胁痛是少阳病主症，说明邪入少阳，枢机不利，此时脉当为弦细，宜用小柴胡汤和解少阳。

"脉但浮"，表邪仍在太阳，仍当用麻黄汤发汗。判断疾病的转归当以脉证为依据，太阳病不必拘时日，只要表证未变，其治法用方也不变，即有是证、用是药。

本条所述太阳伤寒日久的几种变化，也只是举例而言。其中有自愈者，有传入少阳者，有表邪仍不解者。这些变化也都是邪正斗争消长的客观反映。因此，在临证时观察病情，既要以脉证为依据，又要考虑到邪正斗争的变化，这样才能达到扶正祛邪之目的。另外，它也体现了辨证施治的重要性。

● 辨治要点

主症：太阳病，十日以去，胸满胁痛，脉沉紧。

成因：太阳病不解，转入少阳，胆火内郁，枢机不利。

治法：和解少阳，调达枢机。

方药：小柴胡汤（柴胡、黄芩、半夏、生姜、人参、甘草、大枣）。

● 原 文

太阳中风，脉浮紧，发热恶寒，身疼痛，不汗出而烦躁者，大青龙汤主之。若脉微弱，汗出恶风者，不可服之。服之则厥逆，筋惕肉瞤[1]，此为逆也。

大青龙汤方

麻黄六两，去节　桂枝二两，去皮　甘草二两，炙　杏仁四十枚，去皮尖　生姜三两，切　大枣十枚，擘　石膏如鸡子大，碎

上七味，以水九升，先煮麻黄，减二升，去上沫，内诸药，煮取三升，去滓，温服一升，取微似汗。汗出多者，温粉[2]粉之。一服汗者，停后服。若复服，汗多亡阳，遂虚，恶风烦躁，不得眠也。

● 注 释

① 筋惕肉瞤（rùn）：筋肉跳动。

② 温粉：扑身止汗的外用药粉。

● 释 义

伤寒表实兼里热烦躁的证治以及大青龙汤的禁例。

太阳病，感受风寒之邪，表现为"脉浮紧、身疼痛、不汗出"，这是太阳伤寒最为典型的3个脉证。外感风寒，毛孔闭塞，阻遏太阳之经气，营卫不通，故见此等证候，这与麻黄汤证基本相同。本条以此3个典型脉证强调寒邪闭表过重，阳气不得宣泄的病机。由于表邪过重，太阳之气出入受阻，结于胸中，不得宣泄，郁而化热，热扰心神，烦燥由生，此为大青龙汤证所独有，故用本方治疗，方以麻黄汤为主，以麻黄、桂枝、生姜辛温发汗，并重用麻黄发其郁阳，杏仁宣降肺气，石膏清泄里热，甘草、大枣顾护胃气以培汗源，使发汗清热而不伤正，为表、里双解之方。

本证与麻黄汤证相比较，表实无汗相同，而烦躁一症则为本证所独有。"不汗出而烦躁"不仅揭示了两个证候之间的关系，而且指出了大青龙汤证的辨证要点。伤寒表实治以麻黄汤发汗解表；表实兼内热则治以大青龙汤，解表兼清里热。

大青龙汤发汗之力较麻黄汤更为峻猛，用之不当，最易造成不良后果，故当慎用。如见脉微弱，汗出恶风者，则不可服。因为汗出恶风主表虚，脉微弱主里虚。表、里俱虚，则不能用大青龙汤。若误服，势必引起大汗伤阳损液，阳虚无以温养，液少不能濡润，而致手足厥冷、筋肉跳动等变证发生，故云"此为逆也"。

关于温粉，论中未注明为何物。后世有以温粉命名的方剂，唐代孙思邈《备急千金要方》中温粉方的药物组成是：煅牡蛎、生黄芪和粳米粉。

● 辨治要点

主症：恶寒发热，身痛或重，不汗出而烦躁。脉浮紧或浮缓。

成因：风寒束表，内有郁热。

治法：外散风寒，内清郁热。

方药：大青龙汤（麻黄、桂枝、杏仁、甘草、生姜、大枣、石膏）。

● 原　文

伤寒，脉浮缓，身不疼，但重，乍[1]有轻时，无少阴证者，大青龙汤发之。

● 注　释

[1] 乍：有时。

释　义

伤寒兼里热的证治。

"脉浮紧，发热恶寒，身疼痛，不汗出而烦躁"，这固然是大青龙汤主治的典型证候，但由于其病机是外寒里热，邪气会逐渐化热，寒势减轻，所以身体不疼而是身重，脉由浮紧变为浮缓；邪气进退于表里之间，故而身重尚有减轻之时。邪气虽渐化热，但表寒闭塞未开，所以恶寒发热无汗烦躁应该仍然存在。此处的身重不疼，脉显浮缓之象，同样是风寒束表，卫闭营郁，邪郁化热的病理表现，仍可用大青龙汤治疗。

由于少阴阳虚阴盛，也可见身重，所以要在排除少阴病的情况下方可使用大青龙汤。少阴阳虚阴盛，必有恶寒踡卧、手足厥冷、脉微等症，与大青龙汤证之恶寒发热、脉浮的表现有明显差异，临证需做鉴别。

原　文

伤寒表不解，心下有水气，干呕，发热而咳，或渴，或利，或噎，或小便不利，少腹满，或喘者，小青龙汤主之。

小青龙汤方

麻黄去节　芍药　细辛　干姜　甘草炙　桂枝去皮，各三两　五味子半升　半夏半升，洗

上八味，以水一斗，先煮麻黄，减二升，去上沫，内诸药，煮取三升，去滓，温服一升。若渴，去半夏加栝蒌根三两。若微利，去麻黄加荛花，如一鸡子，熬令赤色。若噎者，去麻黄加附子一枚（炮）。若小便不利，少腹满者，去麻黄加茯苓四两。若喘，去麻黄加杏仁半升，去皮尖。且荛花不治利，麻黄主喘，今此语反之，疑非仲景意。

臣亿等谨按：小青龙汤，大要治水。又按《本草》，荛花下十二水，若水去，利则止也。又按《千金》，形肿者应内麻黄，乃内杏仁者，以麻黄发其阳故也，以此证之，岂非仲景意也。

释　义

太阳伤寒兼水饮内停的证治。

"伤寒表不解"是本病的病因病机，"心下有水气"是本病的病位所在和病理产物。若素体肺气不调，宿有寒痰水饮，复感风寒，内外合邪，极易加重病情，形成外寒内饮之证。发热，为表不解；咳嗽干呕，示心下有

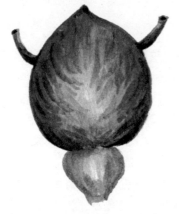

水饮。咳喘是本证的重点，为水饮射肺，肺气失宣；干呕，为水饮犯胃，胃气上逆。另外，水饮内停，正津不布则口渴；水气下趋大肠则下利；水气上逆则噎阻；肺气失于肃降，膀胱失于气化，则小便不利而小腹满。

本证病位重点在于肌表与肺胃；病机重点在于外寒与内饮；病症重点在于发热与咳喘。以上各种症状的产生，皆由表寒外束、水饮内停所致，因水气动荡不居，或聚或散，故出现一系列或然证。故用小青龙汤解表化饮，表、里两治。

小青龙汤由麻黄汤去杏仁加芍药、细辛、干姜、五味子、半夏而成。麻黄发汗解表，宣肺止咳平喘，并有利水之功；配桂枝通达卫阳，增强宣散寒邪的作用；芍药活血利水，干姜、细辛、半夏温散寒饮，半夏还能和胃止呕；五味子敛肺止咳平喘；甘草甘温守中，调和诸药。共奏外散表寒、内消水饮之功，为表、里两治之方。但本方重点在于温散寒饮，止咳平喘，对寒饮内停所致之咳喘证，不论有无表邪，均能使用。

对于本方的加减法，疑点较多，后世颇有争议。一般可有如下理解：渴为津液不足，故去温燥之半夏，加天花粉生津止渴；下利加荛花，逐水止利；噎加附子温阳散寒；小便不利，少腹满，加茯苓渗湿利水；喘者加杏仁以降气平喘。这些或然证的产生，主要是水饮所致，故都去辛散之麻黄，以免耗伤肺气。

小青龙汤与大青龙汤均由麻黄汤加减衍化而来，都是表、里两解之方；但小青龙汤重在温散寒饮，以治疗咳喘；而大青龙汤以发汗为主，发汗散寒兼清郁热而除烦。

辨治要点

主症：恶寒发热，咳嗽气喘，痰稀色白，干呕，口不渴（或渴喜热饮），舌苔白滑，脉弦紧。

成因：风寒束表，水饮内停。

治法：辛温解表，温化水饮。

方药：小青龙汤（麻黄、桂枝、白芍、干姜、细辛、半夏、五味子、炙甘草）。

原　文

伤寒，心下有水气，咳而微喘，发热不渴。服汤已，渴者，此寒去欲解也。小青龙汤主之。

释　义

表寒里饮证服用小青龙汤后的反应。

本条与上条都是伤寒表不解，心下有水气，上条有"或渴"，本条讲"发热不渴"，说明"不渴"是外寒内饮的正局，正是小青龙汤的适应证，而"或渴"仅是变局。本条服药后"渴者"，是发汗之后，温化之余，上焦津液一时不能敷布之故，所以是寒饮得化的佳兆。此虽口渴但不甚，待气机恢复，水津四布，则口渴自除，故曰"此寒去欲解"也。

本条属于倒装文法，"小青龙汤主之"应接在"发热不渴"之后，再次叙述外寒内饮的证治。"伤寒，心下有水气"与上条"伤寒表不解，心下有水气"之意同。咳而微喘，发热不渴，是小青龙汤的适应证。

原　文

太阳病，外证①未解，脉浮弱者，当以汗解，宜桂枝汤。

桂枝汤方

桂枝去皮　芍药　生姜各三两，切　甘草二两，炙　大枣十二枚，擘

上五味，以水七升，去滓，温服一升，须臾啜热稀粥一升，助药力，取微汗。

注　释

①外证：表现于外的证候。此处指的是太阳病恶寒、发热、头痛、脉浮之表证。

释　义

太阳病脉浮弱用桂枝汤治疗。

太阳病，发热、恶寒、头痛等表证依然存在，治当发汗解表。但发汗有麻黄汤与桂枝汤之异，用何方为妥？关键在于证候之不同。"脉浮弱"揭

示了辨证要点。浮主病邪在表，弱乃正气不足。虽是表证，但不耐麻黄汤峻汗，只宜桂枝汤解肌祛风，调和营卫。从"宜桂枝汤"而不言"桂枝汤主之"来看，也是斟酌选择之意。权衡利弊得失，还是以桂枝汤为妥。

原文

太阳病，下之微喘者，表未解故也，桂枝加厚朴杏子汤主之。

桂枝加厚朴杏子汤方

桂枝三两，去皮 甘草二两，炙 生姜三两，切 芍药三两 大枣十二枚，擘 厚朴二两，炙，去皮 杏仁五十枚，去皮尖

上七味，以水七升，微火煮取三升，去滓，温服一升，覆取微似汗。

释义

太阳病误下后致喘的证治。

太阳病，治当发汗解表。误用攻下治疗后，表邪未得解除。在表之邪，影响肺气的肃降，出现轻度的气喘，治以桂枝加厚朴杏子汤解肌祛风，兼降气平喘。

桂枝加厚朴杏子汤即桂枝汤加厚朴、杏子。本条与"喘家作，桂枝汤加厚朴、杏子佳"条产生气喘的原因不同，此为太阳病误下引起，彼为新感引动宿疾导致，但两者的基本病机一致，所以用药相同。

辨治要点

主症：发热汗出，恶风头痛，咳喘气逆。

成因：风寒在表，营卫不和，肺气上逆。

治法：解肌发表，降气平喘。

方药：桂枝加厚朴杏子汤（桂枝、芍药、甘草、生姜、大枣、厚朴、杏仁）。

原文

太阳病，外证未解，不可下也，下之为逆，欲解外者，宜桂枝汤。

释义

表邪未解又兼里实的治疗次序。

太阳病，当表证没有解除的时候，不可过早使用攻下的方法。如果误用攻下，则易使外邪内陷，而发生多种变证。要想解除表证，宜用桂枝汤。

单纯的太阳表证，一般不可能使用下法。以理推之，此处除恶寒发热等表证外，当有"不大便"等里证的存在。表证治用汗法，里实证治以攻下。如果既有表证，又有里实的情况下，治疗当先解除表证，待表解后，里实证仍在，方可攻下。

这里重点是强调表里同病的治疗，应遵循先表后里的治疗原则。用桂枝汤解表，只是举例而言。至于本证，既然用桂枝汤治疗，自然是中风表虚。

（原 文）

太阳病，先发汗不解，而复下之，脉浮者不愈。浮者在外，而反下之，故令不愈。今脉浮，故在外，当须解外则愈，宜桂枝汤。

（释 义）

太阳病汗下后仍脉浮者当解表。

太阳病，先用发汗法，表邪不解，多为汗不得法所致。太阳表证，使用辛温发汗为正治之法，药后病证不解，或只是局部汗出，或汗出过多过少，或汗出时间过短。表证不解，发汗解表仍然是治疗的唯一途径，切不可因一汗不解，就改用攻下。攻下属于误治，多易造成外邪内陷，引起变证。但此处脉象仍浮，表证未有变化。脉浮为邪在表，而反用下法治疗，自然不能治愈。脉浮，说明病仍在表，还应当用解表的方法治疗，宜用桂枝汤。脉浮是辨证要点，显示病邪尚未内陷，正气仍然能够与邪气抗争。

（原 文）

太阳病，脉浮紧，无汗发热，身疼痛，八九日不解，表证仍在，此当发其汗。服药已微除，其人发烦，目暝^①，剧者必衄，衄乃解。所以然者，阳气重^②故也。麻黄汤主之。

（注 释）

① 目暝（míng）：眼睛闭合，不欲睁开。
② 阳气重：指外邪束表，卫阳受其郁遏较重。

（释 义）

太阳伤寒日久的证治及服用麻黄汤后的反应。

太阳伤寒至八九日，若脉浮紧、无汗、发热、身疼痛等表证依然存在，仍当用麻黄汤发汗解表。治疗时不必拘泥日数，有是证则用是方。

服药后，轻者即能一汗而解。但在出汗之时，内郁之阳气振发，正气将伸未伸之际，有发烦、闭目不欲见物之感。待汗出邪解后，可自然消失。

阳郁较重者，服麻黄汤虽能去外闭之寒，而内郁之热则有可能随之升腾，可致衄血。衄血后，邪热随之外泄，病情即可得缓解。"所以然者，阳气重故也"，是说明其机制，言衄血是表闭时久，阳热内郁过甚所致。

本条为倒装文法，"麻黄汤主之"应接"此当发其汗"之后。

原 文

太阳病，脉浮紧，发热，身无汗，自衄者愈。

释 义

太阳表实证自衄可愈。

脉浮紧，发热，身无汗，是太阳伤寒表实证。服麻黄汤后，可汗解，也可衄解。但有些病人还可自衄作解，不药而愈。其机制在于：太阳伤寒失于汗解，邪无出路，阳气不得宣泄，郁于经络，日久化热，伤于鼻中血络而成。此种鼻衄，是病理发展的后果；但由于血、汗同源，衄后邪随衄出，热从衄泄，故也可以作为一个邪解得愈的机转。伤寒邪随衄解，每见于青壮年阳气有余之人，老弱病人则少见。

原 文

二阳并病①，太阳初得病时，发其汗，汗先出不彻，因转属阳明，续自微汗出，不恶寒。若太阳病证不罢者，不可下，下之为逆，如此可小发汗。设面色缘缘②正赤者，阳气怫郁在表，当解之熏之。若发汗不彻，不足言，阳气怫郁不得越，当汗不汗，其人躁烦，不知痛处，乍在腹中，乍在四肢，按之不可得，其人短气，但坐③以汗出不彻故也，更发汗则愈。何以知汗出不彻，以脉涩故知也。

注 释

①并病：一经证候未罢，又出现另一经证候。

②缘缘：持续不断。

③坐：责，因由。

释 义

太阳病汗出不彻的三种转归。

本条可分为三个层次讨论。

太阳病本当发汗，但用药不当，或病重药轻，或服药不得法，以致汗出不透，邪气化热内传，转属阳明病。阳明热盛，逼迫津液外泄而见汗出；表邪已尽，则不再恶寒。

如果太阳病证没有解除，又出现阳明病的，就成为太阳与阳明并病。太阳表证未罢，又并发阳明里实证，治应先解其表，后攻其里。太阳表证没有解除，不可用攻下之法，但阳明证已见，只可用小发汗法。

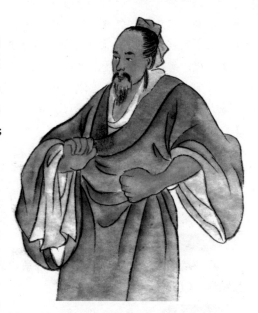

过汗伤津，易助阳明燥热。如果先用攻下法，就会使表邪内陷，是错误的治疗。太阳表证未解的标志是面色"缘缘正赤"，"乃阳气怫郁在表"所致，可用熏法取汗，以达到解表之目的。

太阳病发汗，因汗出过少，使外邪不得宣泄，阳气因而怫郁在表。表闭阳郁，病人心烦躁动。"不知痛处，乍在腹中，乍在四肢，按之不可得"是形容烦躁时全身不适，无可奈何之状。由于阳郁不伸，肺气不利，所以病人短气。这些病证均因当汗不汗或汗出不彻所致，所以治疗当再发其汗。脉涩反映邪气凝滞与营卫郁遏的病机，是汗出不彻的佐证。

· 原　文

脉浮数者，法当汗出而愈，若下之，身重心悸者，不可发汗，当自汗出乃解。所以然者，尺中脉微，此里虚，须表里实，津液自和，便自汗出愈。

· 释　义

表证误下里虚禁汗。

脉浮数者，为邪在表，当用汗法治疗，即可痊愈。误用攻下，则损伤正气，阳气亏虚，心无所主，而心慌跳动不安。气虚不能充实四肢，加之表邪未解，内外困顿，故身重。阳气不足，所以尺中脉微。此时虽表证仍在，也不可强发其汗，而应当用和表实里之法，使表里之气恢复而充实，津液调和，病人自然能汗出而愈。

对于本条"须表里实，津液自和"一句，后世有医家解释为不需服药，静待人体正气自复，如尤在泾"尺中脉微，为里虚不足，若更发汗，则并虚其表，里无护卫，而散亡随之矣。故必候其表里气复，津液通和，而后汗出而愈，岂可以药强迫之哉"（《伤寒贯珠集》）。但从原文来看，病已"尺中脉微"，说明里虚较甚，正气难于自复，表邪亦不能自解，若非要等待自复，则有可能延误治疗时机。如及时补虚扶正，调和营卫，则有利于疾病早日康复。桂枝新加汤和小建中汤可供选择。

原 文

脉浮紧者，法当身疼痛，宜以汗解之。假令尺中迟者，不可发汗。何以知然，以荣气不足，血少故也。

释 义

尺中脉迟不可发汗。

太阳伤寒表实证，脉浮紧，身疼痛，应当用麻黄汤发汗解表。"脉浮紧"应是寸关尺三部的脉象均浮紧，才是真正的太阳伤寒表实证。若尺脉迟缓，则属内有正虚，"何以知然，以荣气不足，血少故也"，仲景的这一自注就是最好的说明。麻黄汤必须在气血充盈的情况下使用，才能得汗而解。在气虚血少时强发其汗，不仅不能得汗，反而损伤正气，造成不良后果。因麻黄汤毕竟为峻汗之剂，当用于表实而里不虚者。虚人用之，每易损阳伤阴，致生他变。

原 文

脉浮者，病在表，可发汗，宜麻黄汤。

释 义

脉浮病在表可发汗。

本条是以脉代证的表述法。脉浮而紧，兼见发热、恶风寒、头身痛、无汗，属于伤寒表实证者，可以使用麻黄汤辛温发汗。"可""宜"有斟酌选择之意。

脉浮者未必都是病在表，病在表也不一定都用麻黄汤发汗。本条文简意深，已含有症状、辨证、立法、处方等内容，需要脉证合参，全面分析，斟酌选择。

● 原　文

脉浮而数者，可发汗，宜麻黄汤。

● 释　义

太阳伤寒脉浮数可用麻黄汤。

脉浮而数者，常见于表热证候，但却未必都是表热证候。如果脉虽浮数，却见"未发热，必恶寒，体痛，呕逆"者，则仍属于太阳伤寒表实证，仍然可以用麻黄汤发汗解表。

麻黄汤证的脉象不一定都是阴阳俱紧，因人之体质有差异，感邪之轻重有区别，有时也可见浮数，这是正邪交争的一种反映，不可就此认定为表热或里热。麻黄汤证典型脉象为浮紧脉，但也可见浮数的脉象，由于脉证不甚典型，故不曰"麻黄汤主之"，而曰"宜麻黄汤"，言外之意，可根据病情，斟酌选择，甚或适当加减化裁。

证之临床，一些严重的风寒感冒病人常有恶寒、发热，脉象也比正常人略快一些，但证候却依然是太阳伤寒表实证，仍然可以用麻黄汤治疗。因此，本条须与前面原文的内容相参合，以利于做出正确判断。

● 原　文

病常自汗出者，此为荣气和，荣气和者，外不谐，以卫气不共荣气谐和故尔。以荣行脉中，卫行脉外。复发其汗，荣卫和则愈，宜桂枝汤。

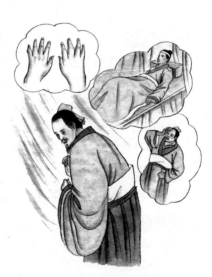

● 释　义

营卫不和所致常自汗出的治疗。

自汗出的原因，为营气和，但卫气却不与之协调。因为在正常情况下，营行脉中，为卫之守，卫行脉外，为营之使，二者一内一外，一阴一阳，相互协调，相互为用，营卫和合，阴阳平衡，故为不病。若营卫失和，则发生病变。经常有自汗出的人，是其营气虽和，但卫气却不与之协调，是营卫相离而出现了异常变化。卫气不能固护营阴，营阴失去屏障，不能内守，故而经常有自汗出。给予桂枝汤发汗解肌，调和营卫，使营卫调和，则汗出自止。

桂枝汤与玉屏风散均能治疗自汗出，但两者的病理机制不同。前者因卫气受病，腠理开合失司所致，后者是单纯的卫阳气虚而腠理不固。

原　文

病人脏无他病，时发热，自汗出而不愈者，此卫气不和也。先其时发汗则愈，宜桂枝汤。

释　义

营卫不和时发热自汗出的证治法则。

病人脏腑虽然没有什么明显的病变，但有时发热、自汗出，而不能自愈。究其原因，是卫阳浮盛而发热，营阴不能内守而自汗出。在其发热、汗出之前，给予桂枝汤发汗解肌，调和营卫，使营卫调和，则发热、汗出自止。所谓"先其时发汗"，是指在发热汗出之前的间歇时段，也就是尚未发热汗出的时候给药，因此时人体营卫阴阳较平衡稳定而易于调节。若正当发热汗出之时给药，则难以调整营卫之偏，甚至还有可能因汗出过多而伤害正气。

辨治要点

主症：杂病之自汗及阵发性发热、汗出，久久不愈，无明显脏腑病变及其他表里证。

成因：营卫不和。

治法：调和营卫，先其时发汗。

方药：桂枝汤（桂枝、芍药、甘草、生姜、大枣）。

原　文

伤寒，脉浮紧，不发汗，因致衄者，麻黄汤主之。

释　义

伤寒表实证失汗致衄的治疗。

太阳伤寒表实证，这里特别强调了"脉浮紧，不发汗"，既揭示风寒郁遏、腠理闭塞严重，又提示未能及时治疗，当汗失汗，以致表闭更甚，邪气无从外泄，阳郁不能伸宣，上攻于阳络而为鼻衄。若衄后脉静身和，邪随衄解，则无须再用药物治疗；但本条却是衄血不畅，恶寒、头痛、不汗出、脉浮紧等太阳伤寒表实证依然严重。虽有少量衄血，但表邪未解，仍需要以麻黄汤开表发汗、宣散外邪。

本条的病机与前条"太阳病，脉浮紧，发热，身无汗，自衄者愈"基本相同，前者为邪随衄解，而本条为衄后表邪未解，故仍需麻黄汤发汗。衄后病邪能否外解，这取决于体质强弱和邪气轻重等多种因素，不可执一而论，仍需"观其脉证，知犯何逆，随证治之"。

太阳病衄后不解治用麻黄汤，必须是太阳伤寒表实证仍在，且衄血量不多，病人体质壮盛，无内热之象，方可使用。若体虚、内热、易出血者，则绝不可孟浪冒进，以免伤及正气。

本条亦是失于发汗而致衄，但衄血之后表证未解，故仍用麻黄汤发汗解表。不难看出，对于伤寒表实证的衄血，不能一概而论，有药后作衄，有不药而衄，有衄后邪解，有衄后表证仍在。是否治疗，应根据当时的具体情况而定。

● 原　文

伤寒，不大便六七日，头痛有热者，与承气汤。其小便清者，知不在里，仍在表也，当须发汗。若头痛者，必衄。宜桂枝汤。

● 释　义

据小便情况辨别病证表里。

伤寒，不大便六七日，头痛有热，既有可能属于太阳表证，亦有可能属于阳明里证，必须观察全身症状，综合分析。

若里热结实，腑气不通，胃气不降，浊热上攻，可有头痛、发热表现，并同时见有尿短色黄等里热征象，此从"其小便清者，知不在里，仍在表也"一句可以反推而知，对于本证的治疗，应当用承气汤攻其里热、泄热通腑。腑气通，浊气降，里热去，头痛即愈。

肺与大肠相表里，若表邪郁闭于皮毛，肺气因之不能肃降，则大肠之气不能通畅，大便亦不能排下。邪气在表，头痛有热乃为常见症状。既然里无热结，小便必然清长。本证的主要矛盾是病邪在表，治当解表发汗，可以选用桂枝汤。"宜桂枝汤"四字应接在"当须发汗"之后，此处属于倒装文法。

服用桂枝汤之后，有可能出现头痛、鼻衄的反应，这是在桂枝汤中辛温药物的促进下，郁遏之阳气得以伸张，勃发于外，宣通于上，逐邪出表，同时也有可能因之导致阳络的轻度损伤，因此出现短暂的头痛，甚或有少量的衄血。

"其小便清者，知不在里，仍在表也"，是本条审度病机出入、辨别表里内外、施用汗下治法的关键。小便清白，不可能是里热证，肯定还是表证之头痛，因表气不和，也常常会引起里气不通，甚至是不大便六七日。再者，临床上，外感表证与习惯性便秘同时并见，也是常有的情况，未必都是阳明里实，故仍然使用桂枝汤解表。反推之，小便黄赤，则属于里热，再加上不大便六七日，是为阳明腑实热结，因热气内郁，燥热上冲，则现头痛，发热也属于里热壅盛，治当泄热通便，故与承气汤。读《伤寒论》，确实需要举一反三，触类旁通。

原　文

伤寒，发汗已解，半日许，复烦，脉浮数者，可更发汗，宜桂枝汤。

释　义

伤寒汗解后又出现表证的治疗。

太阳伤寒表证，经发汗后，表邪已解，半天左右，病人又出现烦闷不适，脉象浮数。辨证的重点是现症烦和脉数。分析原因：有可能是余邪未尽，移时复发，也可能是病证新瘥，重感外邪，正邪交争，邪郁不解，发生烦闷。病还在表，仍然可以使用桂枝汤解表。

审度本证，烦闷之时，必并见发热、恶寒、头痛、脉浮诸证，方可使用桂枝汤解表。

烦与脉数并见，似属外邪化热入里。但细审病史，原证发汗邪解，并非误治；辨现症，病人虽脉数而仍浮，全身当无里热见证，是知证不在里，而仍在表，虽见烦闷，却非里热。

证之临床，一些风寒感冒的病人，常有恶寒、发热、烦闷不适等症状，脉象也比正常人略快一些，但证候却依然是太阳表证，仍然可以使用解表法治疗。脉浮数未必都是里热。

本证属于发汗后，太阳伤寒证已解，半天左右复现轻微表证，虽须再发汗，但因已发过汗，津气已经受到影响，肌腠疏松，阴液未济，再次用药就宜缓不宜峻，还是以桂枝汤解肌祛风、调和营卫、益阴和阳为妥。

原　文

凡病，若发汗，若吐，若下，若亡血[1]，亡津液，阴阳自和者，必自愈。

注　释

[1] 亡血：损伤阴血。

释　义

阴阳自和病即愈。

无论什么疾病，采用发汗，或用涌吐，或用泻下的方法治疗，而致阴血损伤、津液亏耗者，如果阴阳之气能够渐趋调和的，就可自然痊愈。

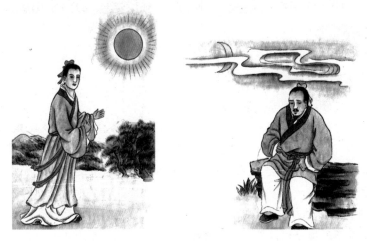

汗、吐、下均为祛邪大法，本为有余之病而设，但如果使用不当，或用之太过，则损伤人体的气、血、津、液。示人治病应当药证相符，使用得当。如果邪去正衰，则不一定再用药物治疗，可以通过静养休息的方法，发挥人体自身的调节功能，使人体阴阳达到新的平衡，其病即可自愈。阴阳的相对平衡是人体健康的重要保证，借助药物或其他治疗，其目的也无非是调和阴阳，所以重视人体的"阴阳自和"，有十分重要的意义。

原　文

大下之后，复发汗，小便不利者，亡津液故也。勿治之，得小便利，必自愈。

释　义

汗下后伤津可自愈。

大下之后，又用发汗，以致小便不利，是损伤了津液。不可用利小便的方法治疗，等其津液自复，小便就可通利，病即自然而愈。

本条小便不利是因汗下之后津液损伤引起，是尿源不足，而非其他排尿机制障碍所致，病人体内津液恢复，小便自然通利。若不加辨证，误用渗利方药，则津液愈伤，小便更加短少。在病邪已去，津液损伤而小便不利的情况下，机体确有通过自身调节恢复津液的可能，适当饮用热水或米粥等，会有利于阴液的恢复。

原　文

下之后，复发汗，必振寒[①]，脉微细。所以然者，以内外俱虚故也。

注　释

① 振寒：即振栗恶寒。

释　义

下后复汗所致的表里俱虚。

攻下之后，已经损伤了机体的阳气和阴液，复用发汗，以攻其表，必然导致阳气阴液更伤，内外俱虚。由于全身阳虚，肌表失于温煦，故振栗而恶寒；由于阳气已虚，无力鼓动血脉运行，阴也不足，脉道不能充盈，故脉微细。

本条未出治法方药，综合分析，虽是先下后汗，阴阳俱伤，但从振寒脉微等脉证表现分析，显然阳虚更甚。

本条未出具体治法方药，尤在泾认为当用甘温之剂，和之、养之。此说可供参考。治疗上应以扶阳为主，兼顾津液，轻者可用桂枝加附子汤，重者可用茯苓四逆汤。

原　文

下之后，复发汗，昼日烦躁不得眠，夜而安静，不呕，不渴，无表证，脉沉微，身无大热者，干姜附子汤主之。

干姜附子汤方

干姜二两　附子一枚，生用，去皮，切八片

上二味，以水三升，煮取一升，去滓，顿服①。

注　释

① 顿服：指 1 剂药 1 次服完。

释　义

阳虚阴盛烦躁的证治法则。

攻下之后，已经损伤机体的阳气和阴液，复用发汗，以攻其表，必然导致阳气阴液更伤，内外俱虚，已详于前条。其人昼日烦躁不得眠，是外有寒邪还是内有郁热？皆非也！张仲景在此明确指出：病人不呕、不渴、无表证。不呕是没有少阳证，不渴是没有阳明证，无表证是没有太阳证。三阳均被排除在外，剩下的就只能是阴证。白天自然界阳气偏盛，天人相应，人体阳气尚能与阴寒相争，故其人"昼日烦躁不得眠"。夜间自然界阴气偏盛，天人相应，人体阳气虚衰，无力与阴寒相争，故其人"夜而安静"，实际是萎靡不振，即"少阴之为病，脉微细，但欲寐也"。"身无大热"，是其人有热，但却不是阳明大热，也非太阳、少阳之热，而是阳气虚衰，阴寒内盛，虚阳已无所依附，开始脱离命门，逐渐向上向外浮越，出现里真寒、外假热的证候。这种轻微发热，是虚阳浮越于外的征象，生死已命悬于一线之间，是垂危虚脱之败象。正因为还有身热，表明阳气尚未尽脱，仍有可救之机。在此危殆将至时刻，张仲景急忙以辛热纯阳的干姜和生附子小剂直入，力图挽救其将脱之阳气，而无暇他顾矣。

辨治要点

主症：昼日烦躁不得眠，夜而安静，脉沉微，身无大热。

成因：阳气暴虚，阴寒内盛。

治法：急救回阳。

方药：干姜附子汤（干姜、附子）。

原　文

发汗后，身疼痛，脉沉迟者，桂枝加芍药生姜各一两人参三两新加汤主之。

桂枝加芍药生姜各一两人参三两新加汤方

桂枝三两，去皮　芍药四两　甘草二两，炙　人参三两　大枣十二枚，擘　生姜四两

上六味，以水一斗二升，煮取三升，去滓，温服一升。本云，桂枝汤，今加芍药、生姜、人参。

释 义

汗后营气损伤的证治。

太阳表证，经发汗之后，多数病人可以缓解而向愈。今病人身体仍疼痛，则有两种可能：一为病重药轻，表证未解；二为汗不如法，损伤正气。前者除身疼痛外，应以头痛、发热、恶寒、脉浮紧等为主症。现却以身疼痛作为主要临床表现，显是发汗太过，损伤营气，致使筋脉失养，一身疼痛。气营不足，脉道失于充盈，故脉沉迟。治疗仍以桂枝汤解表，又加重芍药、生姜的用量，以和营通阳，再加人参补气，以滋生营血，是表里兼顾之法。

辨治要点

主症：身疼痛，汗后身痛不减，甚或加重，脉沉迟，可伴有恶风寒、发热、汗出等。

成因：营卫不和，气营不足。

治法：调和营卫，益气和营。

方药：桂枝加芍药生姜各一两人参三两新加汤（桂枝、芍药、甘草、生姜、大枣、人参）。

原 文

发汗后，不可更行①桂枝汤，汗出而喘，无大热者，可与麻黄杏仁甘草石膏汤。

麻黄杏仁甘草石膏汤方

麻黄四两，去节　杏仁五十枚，去皮尖　甘草二两，炙　石青半斤，碎，绵裹

上四味，以水七升，煮麻黄减二升，去上沫，内诸药，煮取二升，去滓，温服一升，本云，黄耳杯②。

注 释

① 更行：再用。行，施也，用也。

② 黄耳杯：黄色鼎耳之饮食器皿。"杯"，《千金翼方》卷十作"杯"，"杯"古同"杯"。耳杯，为古代饮器，亦称羽觞，椭圆形，多为铜制，故名，实容一升。

释 义

邪热壅肺作喘的证治。

太阳病，发汗之后，疾病并未好转，并出现汗出而喘，是表证已罢，邪已化热，内传入里。热壅于肺，气逆不得宣降，故见喘息。里热蒸腾，逼迫津液外泄，故见汗出。汗出较多，即使里热很盛，体表的温度也不一定很热。"无大热"并非热证缓解，而是皮肤之热随汗外泄后，体表的温度略有下降，皮肤已经不再像未出汗时那样灼热烫手，但里热壅肺却非常严重。在这种情况下，就不可再使用桂枝汤，而应改用麻黄杏仁甘草石膏汤，以宣肺泄热。

麻黄杏仁甘草石膏汤中，麻黄以宣肺止咳平喘见长，无论寒喘、热喘均可应用，关键在于配伍得宜。本方麻黄与石膏同用，并且石膏用量倍于麻黄，可抑制麻黄温热之性，趋利避害，清宣肺热，止咳平喘。杏仁宣降肺气，协同麻黄止咳平喘。甘草调和诸药。

辨治要点

主症：汗出而喘，身热或高或低，尚有口渴、苔黄、脉数等。

成因：邪热壅肺。

治法：清热宣肺，降气平喘。

方药：麻黄杏仁甘草石膏汤（麻黄、杏仁、甘草、石膏）。

原 文

发汗过多，其人叉手自冒心①，心下悸②欲得按者，桂枝甘草汤主之。

桂枝甘草汤方

桂枝四两，去皮　甘草二两，炙

上二味，以水三升，煮取一升，去滓，顿服。

注 释

① 叉手自冒心：病人双手交叉覆盖于自己的心胸部位。"叉手"，即两

手交叉；"冒"，即覆盖之意。

②心下悸：指心胸部位悸动不安。

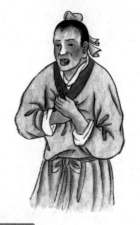 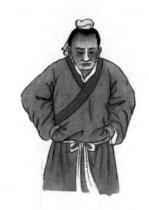

释　义

心阳不足所致心悸的证治。

汗为心之液，由阳气蒸化津液而成，发汗过多，则阳气外泄。心脏失去阳气的温煦，则虚无所主，故心中悸动不安。里虚欲求外护，故其人叉手自冒心，以安心悸，是外有所护，则内有所恃。据临床观察，此类病人亦可见胸满、气短、心前区憋闷不适等证。

本证的病机为心阳虚，治用桂枝甘草汤。方中桂枝辛甘，温通经脉，入心助阳，故能温补心阳；甘草甘温，补心以益血脉。二药相合，辛甘化阳，阳生阴长，化而奉心，心阳得复，心悸自愈。

辨治要点

主症：心悸，欲得按。

成因：心阳不足，心失所养。

治法：温通心阳。

方药：桂枝甘草汤（桂枝、甘草）。

原　文

发汗后，其人脐下悸①者，欲作奔豚②，茯苓桂枝甘草大枣汤主之。

茯苓桂枝甘草大枣汤方

茯苓半斤　桂枝四两，去皮　甘草二两，炙　大枣十五枚，擘上四味，以甘澜水③一斗，先煮茯苓，减二升，内诸药，煮取三升，去滓，温服一升，日三服。作甘澜水法：取水二升，置大盆内，以杓扬之，水上有珠子五六千颗相逐，取用之。

注 释

①脐下悸：脐下有跳动感。

②奔豚（tún）：形容气上冲如小猪之奔突。豚，小猪，也泛指猪。

③甘澜水：用杓扬过数遍之水，又名劳水。

释 义

阳虚欲作奔豚的证治。

过汗伤阳，心阳虚不能制摄于上，下焦寒水之气有上冲之势，其主症为脐下悸动，治宜温养心阳，化气行水，治用茯苓桂枝甘草大枣汤。

重用茯苓半斤，先煮，取其量大直达下焦以行水。用桂枝甘草汤辛甘发散为阳，以充实上焦阳气。再用大枣配桂枝甘草，以充实上中焦营气。上中焦营卫充实，心脾阳气恢复，则能下达以温肾水。肾水得阳气之温，则阴邪平而悸动止。以甘澜水煎，取其不助水邪。本方还有培土制水之功，土强自可制水，阳健则能御邪，欲作奔豚之病当可自消。

辨治要点

主症：脐下悸，欲作奔豚，小便不利。

成因：心阳不足，下焦寒饮欲逆。

治法：温通心阳，化气利水。

方药：茯苓桂枝甘草大枣汤（茯苓、桂枝、甘草、大枣）。

原 文

发汗后，腹胀满者，厚朴生姜半夏甘草人参汤主之。

厚朴生姜半夏人参汤方

厚朴半斤，炙，去皮 生姜半斤，切 半夏半升，洗 甘草二两 人参一两

上五味，以水一斗，煮取三升，去滓，温服一升，日三服。

释 义

脾虚气滞腹胀的证治。

脾气素虚，一经发汗，则致阳气外泄，脾虚更显，运行失职，湿邪内阻，气滞于中，故腹满。治宜健脾除湿，宽中消满，用厚朴生姜半夏甘草人参汤。

方中厚朴苦温善消腹胀，生姜辛开理气，半夏开结燥湿，人参甘草健脾培土以助运化。全方补而不腻，消而无伤，为消补兼施之剂。原方用药比例，朴、姜、夏之量大于参、草，为消大于补，又含治标宜急、治本宜缓之义。

腹胀满一症有虚实寒热之异，可因失治或误治而产生。其实者，多见于阳明腑实证，为燥实内结证，其腹满特征为腹满持续不减，按之不濡，多伴有大便燥结、腹痛、苔厚脉实等特征，宜用承气辈泄热通腑。其虚者，多见于太阴寒湿证，其腹满特征为腹满时减，喜温喜按，按之濡软，多伴有下利、口淡不渴、苔白舌淡等症象，宜用四逆辈温中散寒。本条所论病证以腹胀满一症最为主要，他症不甚突出，其腹满特征为腹满时减，减而不显，少时复作，喜温而不喜按，在病机上以脾虚失运为本，湿阻气滞为标，虚实夹杂。治宜攻补兼施，用厚朴生姜半夏甘草人参汤。

辨治要点

主症：腹胀满，午后为甚，食入增剧，食消则减，舌淡苔白腻。

成因：脾气虚弱，运化失健，气机阻滞。

治法：温运健脾，消滞除满。

方药：厚朴生姜半夏甘草人参汤（厚朴、生姜、半夏、甘草、人参）。

原文

伤寒，若吐若下后，心下逆满①，气上冲胸②，起则头眩③，脉沉紧。发汗则动经，身为振振摇者，茯苓桂枝白术甘草汤主之。

茯苓桂枝白术甘草汤方

茯苓四两　桂枝三两，去皮　白术　甘草各二两，炙

上四味，以水六升，煮取三升，去滓，分温三服。

注　释

①心下逆满：指胃脘部因气上逆而感觉胀满。

②气上冲胸：即上逆之气有向胸膈顶冲的感觉。

③起则头眩：指起坐站立变换体位就头晕目眩，或本有头晕目眩在起坐站立时加重。

◆ 释 义

心脾阳气不足，水气上逆的证治。

病在太阳当汗，反用吐下，损伤脾胃之阳。中阳受损，水津不化，饮停中焦，气机逆乱，症见心下胀满，时觉有气向胸胁冲撞。头为诸阳之会，精明之府，水饮阻滞于中，浊阴上逆，起坐站立更助冲逆之势，清阳更难达至头部，故尤觉头晕目眩。脉沉紧说明病在里而不在表，是寒饮停于内的征兆。由此可见，水饮既是一种病理性产物，又是一种致病因素。由于脾阳不振、水饮停蓄是本证的关键，故治当温阳健脾，化饮利水，方用苓桂术甘汤。本方仍是桂枝甘草汤加味，用桂枝甘草辛甘化阳，充实胸中阳气。水气逆乱，用茯苓健脾利水，白术健脾化湿，与桂枝同用，即是"病痰饮者，当以温药和之"。

由于本病是中阳虚弱，故不能使用发汗的方法治疗，否则汗多伤阳，经脉失于温煦，肢体就会出现震颤动摇，甚则不能自主。此与上文"太阳病，下之后，其气上冲者，可与桂枝汤"的病机不同：彼属表证未解，下焦寒水之气上泛，而此则为中阳虚衰，水饮内停。二者不可混同。

本条是倒装文法，"茯苓桂枝白术甘草汤主之"应接在"脉沉紧"句下，其义方通。

饮邪为病，多基于阳气亏虚。阳虚寒凝，则水饮不化。故治疗饮病，首先温阳祛寒。饮邪为病，与脾失健运有关，湿邪不化，水无以制，聚而成饮，所以治疗饮病，还应健脾助运。水饮内停，常存在气化不利，而寒邪凝滞又加重气化不利，因而治疗寒饮内停必须温阳化气。水饮得化后还应有所出路，治疗上当淡渗利水，以畅其道。苓桂术甘汤具备了上述温、运、化、利的功效，所以苓桂术甘汤是治疗寒饮内停的代表方。

◆ 辨治要点

主症：心下逆满，气上冲胸，心悸头眩，脉沉紧。

成因：脾虚水停，水气上冲。

治法：温阳健脾，利水降冲。

方药：茯苓桂枝白术甘草汤（茯苓、桂枝、白术、甘草）。

◆ 原 文

发汗，病不解，反恶寒者，虚故也，芍药甘草附子汤主之。

芍药甘草附子汤方

芍药 甘草各三两，炙 附子一枚，炮，去皮，破八片

上三味，以水五升，煮取一升五合，去滓，分温三服。疑非仲景方。

> **释 义**

论汗后阴阳两虚的证治。

联系上条内容，可知病人同属于正虚之体，文中虽未言起于何病，但从治以汗法来看，可能原是太阳表证。既为表证，当有恶寒之证，然汗后表解，恶寒应罢。今汗后恶寒反而加重，且不见发热，可知恶寒并非表不解，而是表证虽解，但正虚更甚，"反恶寒者，虚故也"一语，就是对正虚病机变化的概括。本条述证简单，以方测证，可知这里的"虚"是指汗后伤阴伤阳，导致阴阳两虚。阳虚不能温煦肌表，故恶寒反剧；阴虚不足以濡润筋脉，可能会有肢疼挛急之变。表证已去而转为里虚，阳气衰弱则鼓动脉搏无力，阴液不足则脉道失于充盈。阴阳两虚，故脉不应浮而当见沉迟细弱之象。治以芍药甘草附子汤，扶阳益阴，而达到阴阳两顾之目的。

本方芍药味酸微苦以滋营阴，甘草甘温和中缓急，二药相伍，是酸甘合化，以益阴养营。附子辛热扶阳实卫，与甘草同用，更有辛甘化阳之功。三药合之，共奏阴阳双补之效。

> **辨治要点**

主症：恶寒，脉微细，脚挛急。

成因：阴阳两虚，肌肤失温，筋脉失养。

治法：复阳益阴，阴阳兼顾。

方药：芍药甘草附子汤（芍药、甘草、附子）。

> **原 文**

发汗，若下之，病仍不解，烦躁者，茯苓四逆汤主之。

茯苓四逆汤方

茯苓四两 人参一两 附子一枚，生用，去皮，破八片 甘草二两，炙 干姜一两半

上五味，以水五升，煮取三升，去滓，温服七合，日二服。

释 义

阴阳两虚烦躁证治。

若病家本有正虚，复感外邪，当表里兼顾，谨慎用药。如仅以太阳病论治，则汗不得法而伤阴伤阳。又误用下法，造成阴阳两伤更甚。汗下后"病仍不解"，是指病情有新的变化，非指太阳表证不解。太阳与少阴为表里，误治太阳，极易损伤少阴。少阴为水火之脏，阴阳之根。少阴之阴阳两伤，水火失济，故见烦躁不宁。证以少阴阳虚为主，所以还应伴见恶寒、下利、厥逆、舌质淡、苔白滑、脉微细等。治当扶阳兼以救阴，用茯苓四逆汤。

本方由茯苓、人参、干姜、附子、炙甘草组成。干姜、附子回阳救逆；茯苓、人参益气生津，安精神，定魂魄，止惊悸；姜附与人参配伍，回阳之中有益阴之效，益阴之中有助阳之功；甘草益气和中，且能调和诸药。

本证与干姜附子汤证同为太阳病变证，又均见烦躁一症，所用的治疗方剂皆由四逆汤加味或减味而成，临证时须认真区别。干姜附子汤证，为阳虚阴盛，证见昼日烦躁不得眠、夜而安静、身无大热、不呕、不渴、无表证，脉沉微，治当急救回阳，仅用干姜、附子，单捷小剂而顿服，功专救阳。茯苓四逆汤证的病机为阴阳两虚，以阳虚为主，证候是四肢厥逆烦躁、恶寒下利、脉微欲绝、舌质淡、苔白滑等，为阳虚阴损，烦躁不分昼夜，治当回阳益阴，故用四逆汤加茯苓、人参，复方大剂而分服，双救阴阳。

辨治要点

主症：烦躁，肢厥，脉微细。

成因：少阴阳虚，阴液不继。

治法：回阳益阴。

方药：茯苓四逆汤（茯苓、人参、干姜、附子、炙甘草）。

原 文

发汗后，恶寒者，虚故也。不恶寒，但热者，实也，当和胃气，与调胃承气汤。

调胃承气汤方

芒硝半升　甘草二两，炙　大黄四两，去皮，清酒洗上三味，以水三升，煮取一升，去滓，内芒硝，更煮两沸，顿服。

释义

汗后虚实不同的证治比较。

发汗本为太阳表证的正治法，但若汗不如法，可以伤阴，亦可伤阳，其变证每因体质的差异而有不同。本条列举阳虚与阳盛之人来说明疾病的不同转归。如阳虚之体，发汗过多，易损阳气，则病从寒化而转为虚寒证，其证见恶寒，治疗当以扶阳为主；若阳盛之体，发汗过多则易伤津化燥，热并胃腑，燥热成实，当见不恶寒，反恶热，谵语，不大便等证，可与调胃承气汤泻热和胃。临证辨别疾病的转归，辨别病性的阴阳，必须以客观脉证为依据。

不恶寒，但热者，用调胃承气汤治疗，仅是举例而言。栀子豉汤、白虎汤以及大小承气汤等都是治疗"不恶寒，但热"的方剂，临床应用，还必须辨证施治。

调胃承气汤的方药分析见后阳明病篇。

原文

太阳病，发汗后，大汗出，胃中干，烦躁不得眠，欲得饮水者，少少与饮之，令胃气和则愈。若脉浮，小便不利，微热消渴①者，五苓散主之。

五苓散方

猪苓十八铢，去皮　泽泻一两六铢　白术十八铢　茯苓十八铢　桂枝半两，去皮

上五味，捣为散，以白饮②和服方寸匕③，日三服，多饮暖水，汗出愈。如法将息。

注释

①消渴：形容口渴之甚，饮不解渴，此处是症状，不是病名。

②白饮：即米汤。

③方寸匕：古代量取药末的器皿。其形如刀匕，容量为一方寸正方，量药时以满而不溢出（滚下）为度。

释义

汗后津伤胃燥与蓄水的证治方法。

太阳病，若汗不如法，或发汗太过，可出现两种不同的机转。

第一种情况：太阳病发汗后，外邪虽解，但因汗出太多，损伤津液，致使胃中津液亏乏。阴虚则阳盛，谢亏则气燥，阳盛气爆，阴阳不和，则心神不宁而烦不得眠。过汗后，胃中阴液一时性不足，而欲饮水自救。因为病势不重，故可采取饮食调理的办法。当病人想喝水时，让其少量多次饮用，使胃中津液得以补充，胃燥得润，则可不治而愈。

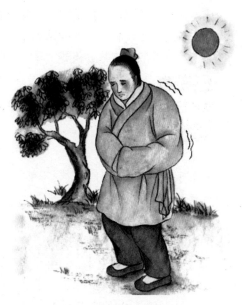

但因病人胃气尚弱，饮不可过多，多饮则易造成停水之患。

第二种情况：发汗后，非但表邪未解，且太阳之邪循经入腑，影响膀胱的气化功能，使邪与水结于下焦，也可形成太阳蓄水证。由于表邪未解，故可见脉浮、身微热、恶寒等证；由于水蓄下焦，膀胱气化不利，津液不能如常疏布，水停于下而津乏于上，故可见小便不利、口渴而欲饮水。治宜化气行水，兼以解表，用五苓散。

方中猪苓、茯苓甘淡，主利水道，能化决渎之气，是利水除湿之要药；泽泻甘寒，利水渗湿泄热，最善泄水道，专能通行小便，透达三焦蓄热停水，利水之力颇强；白术甘温，补脾燥湿，助脾气以转输，使水津四布；桂枝辛温通阳，化气行水，又可外散表邪。五药相合，为化气行水之剂。此外，服药后"白饮和服"，乃有桂枝汤啜粥之义；"多饮暖水"以行药力，助汗以行津，使水津四布，上滋心肺，外达皮毛，溱溱汗出，表里之邪得解，故曰"汗出愈"。

⚫辨治要点

主症：小便小利，小腹硬满或胀满，渴欲饮水，饮后不舒，或兼发热，苔白滑，脉浮或浮数。

成因：水蓄膀胱，气化不利，兼有表证未除。

治法：通阳化气利水，外散风寒。

方药：五苓散（猪苓、茯苓、泽泻、白术、桂枝）。

原　文

发汗已，脉浮数，烦渴者，五苓散主之。

释　义

补述蓄水证脉证。

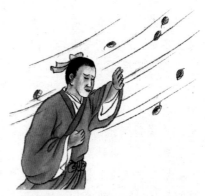

此条承上条叙述发汗后，表不解，水饮内蓄之证。脉见浮数，为表邪未尽之象。烦渴乃口渴之甚，因汗后表邪随经入里，膀胱气化失职，下焦蓄水，津液不能上承所致。证属蓄水，应有小便不利等症，治宜解表利水，用五苓散。

上条言脉浮，本条言脉浮数，都揭示表证未解；上条谓消渴，本条谓烦渴，都揭示水蓄下焦，津液不能上承，两者病机基本相同，故都用五苓散利水解表，前后可以互参互证。

原　文

伤寒，汗出而渴者，五苓散主之；不渴者，茯苓甘草汤主之。

茯苓甘草汤方

茯苓二两　桂枝二两，去皮　甘草一两，炙　生姜三两，切

上四味，以水四升，煮取二升，去滓，分温三服。

释　义

水饮内停的辨证治疗。

伤寒汗出之后，口渴的，应当用五苓散治疗；不渴的，用茯苓甘草汤治疗。

同是伤寒汗出之后，以口渴与否为审证要点，一用五苓散治疗，一用茯苓甘草汤治疗。五苓散证是膀胱气化不利，水饮内停，水津不布，除口渴外，还有小便不利等症。茯苓甘草汤证叙述简略，结合后文"小便利者，以饮水多，必心下悸。小便少者，必苦里急也"以及"伤寒厥而

心下悸，宜先治水，当服茯苓甘草汤"，可以确认，茯苓甘草汤证除口渴外，应见心下悸而小便利。是伤寒发汗，汗不得法，损伤胃阳，水饮停聚于胃所致。

茯苓甘草汤由茯苓、桂枝、生姜、甘草四味药组成。方中重用生姜温胃散寒，茯苓渗湿利水、桂枝温阳化气利水，甘草益气和中，合为温胃散饮、化气利水之剂。

辨治要点

主症：心下悸动不宁，口不渴，严重时泛吐清水痰涎，脉弦，舌苔白滑。

成因：胃阳不足，水停中焦。

治法：温胃阳，散水饮。

方药：茯苓甘草汤（茯苓、桂枝、生姜、甘草）。

原　文

中风发热，六七日不解而烦，有表里证，渴欲饮水，水入则吐者，名曰水逆①，五苓散主之。

注　释

①水逆：因里有蓄水，以致饮水不能受纳，饮入即吐。

释　义

太阳水逆证治。

太阳中风，发热恶寒，已持续六七日，不但表证未解，反而增加心烦。邪气随经入里，扰乱气机，三焦水道不通，膀胱蓄水，经腑俱病，故有表里证。表证指太阳表证发热恶寒，里证指太阳膀胱蓄水。既有太阳表证，又有膀胱腑证。因水蓄于下，气化不利，津液不能如常输布，口中乏津，故渴欲饮水。胃失和降，所饮之水拒不受纳，则逆而上行，故水入则吐，口渴不解，吐后再饮，再饮再吐，名曰水逆。此属蓄水重证，治疗上仍需化气行水，兼以解表，故仍用五苓散。

本条和前面条文都是讨论蓄水证，虽表现不同，但内容相符，病机一致，故都用五苓散化气利水。

本证的辨证要点是"烦，有表里证，渴欲饮水，水入则吐"。

原　文

未持脉①时，病人手叉自冒心，师因教试令咳，而不咳者，此必两耳聋无闻也。所以然者，以重发汗，虚故如此。发汗后，饮水多必喘，以水灌②之亦喘。

注　释

① 持脉：即诊脉。

② 灌：洗也，即以水洗浴。

释　义

本条阐述重发汗而悸及肾阳虚的证候。

临诊见到病人手叉自冒心，是因为里虚心慌，跳动不安，病人当有心悸。实者拒按，虚者喜按。此心悸由正虚所致，因里不足而求助于外，故病人双手交叉，扪护于胸前，如此可使悸动稍有减轻，这是虚证心悸的主要特征之一。发汗过多，既可损伤心液，又能损伤心阳。心、肾同为少阴，互相影响，故心虚亦可能向下累及肾，引起肾阳不足。肾开窍于耳，故肾阳虚可见耳聋失聪。耳聋可通过观察病人对声音的反应以测试，如医师令病人咳嗽，病人罔闻，证明听力丧失。究其病因，心悸、耳聋皆由重发汗损伤心肾阳气所致，提示虚人不可过汗。

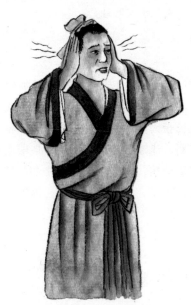

汗为阳气蒸化津液而成，发汗过多会导致伤阴损阳。津液受伤必然感到口渴，欲饮水自救者，应当少少与饮之，令胃气和则愈。若恣意多饮，则致水饮停聚为患，因汗后阳虚，无力行水。水饮上逆于肺，因而致喘。汗后肌腠空虚，必须善为调摄，若贸然洗浴，水寒之气易使毛窍闭塞，导致肺气不宣，因而致喘。

以上列举了汗后致喘的两种原因，说明形寒饮冷可以伤肺。并提示人们，在治病特别是治疗大病的过程中，注意病后调摄是相当重要的。

原 文

发汗后，水药不得入口为逆。若更发汗，必吐下不止。发汗吐下后，虚烦①不得眠。若剧者，必反复颠倒，心中懊憹②，栀子豉汤主之。若少气者，栀子甘草豉汤主之。若呕者，栀子生姜豉汤主之。

栀子豉汤方

栀子十四个，擘　香豉四合，绵裹

上二味，以水四升，先煮栀子，得二升半，内豉，煮取一升半，去滓，分二服，温进一服。得吐者，止后服。

栀子甘草豉汤方

栀子十四个，擘　甘草二两，炙　香豉四合，绵裹

上三味，以水四升，先煮栀子、甘草。取二升半，内豉，煮取一升半，去滓，分二服，温进一服。得吐者，止后服。

栀子生姜豉汤方

栀子十四个，擘　生姜五两　香豉四合，绵裹

上三味，以水四升，先煮栀子、生姜，取二升半，内豉，煮取一升半，去滓，分二服，温进一服。得吐者，止后服。

注 释

① 虚烦：因无形之热所致之烦。虚：非有形之实邪结滞，是相对概念。

② 懊憹：指心中烦郁闷乱，莫可名状。

释 义

汗后吐下不止以及热扰胸膈的证治。

发汗后，水药入口，即见呕吐，是发汗不当，使胃气受损所致。胃气虚弱，不能化饮，水药入口，停聚于胃，引动气逆，故而呕吐。胃气不降见呕，饮渍于肠则利。若再发其汗，则必胃阳更虚，水饮内停进一步加重，从而带来"吐下不止"的后果。

汗吐下后，表邪内陷，若与有形之物如宿食、痰水等相互搏结而烦者，是为实烦；但此虽因热邪内陷，却并未与有形之物相结，只是无形之热扰动胸膈，火郁而不伸作烦，故称为"虚烦"。其轻者，心烦"不得眠"；重者，"必反复颠倒，心中懊憹"。懊憹是心中特别难受，烦郁闷乱，莫可名状，足见其痛苦已非一般了。火郁当清之、发之，故用栀子豉汤清宣郁热，以除虚烦。

栀子豉汤由栀子、豆豉二药组成。栀子苦寒，可导火热下行，清泄邪热。豆豉轻清宣透，具解表宣散之功，与栀子配伍，则清中有宣，宣中有降，可除火郁虚烦之证。使用本方，需先煮栀子，后纳豆豉，才能发挥其清宣郁热的治疗作用。火热郁于胸膈，若药后热郁得伸，则有呕吐的可能，并且邪随吐解，但栀子豉汤并非"吐剂"。

若兼见病人自觉气息不足，是吐下后伤及正气，就应加入甘草以益气，即栀子甘草豉汤治之。若见呕吐，是胃气不和而上逆，当加入生姜以和胃降逆止呕，即栀子生姜豉汤治之。

辨治要点

主症：心烦不得眠，心中懊憹，反复颠倒，或胸中窒，或心中结痛，苔薄黄或黄白相兼。

成因：热郁胸膈。

治法：清宣郁热。

方药：栀子豉汤（栀子、香豉）。

原文

发汗，若下之，而烦热胸中窒[1]者，栀子豉汤主之。

注释

[1] 胸中窒：胸中憋闷不适。

释义

郁热所致胸中窒闷的证治。

发汗、攻下后可出现烦热、胸中窒闷的症状。"烦热"是指心烦而身热，或是指因热而烦，其烦较甚之意，显示火郁的程度较上条为重。"胸中窒"是指胸中有堵塞憋闷之感，是热邪留扰胸膈、胸肺之气运行不畅所致。本证是在上条所述心烦不得眠的基础上产生的，其证较上条为重。但仅见窒塞，并无疼痛，说明火热之郁仅在气分而未及血分。本条虽较上条之程度为重，但其病机仍为无形热邪留扰胸膈，故仍治以栀子豉汤清宣郁热，是治病求本之法。因热郁得宣，则气机自然畅达，其证就会消失。

原文

伤寒，五六日，大下之后，身热不去，心中结痛者，未欲解也，栀子豉汤主之。

释　义

热郁影响血分而见心中结痛的证治。

伤寒五六日，大下之后，身热不去，是表邪入里化热，郁于胸膈，必见心烦懊恼等症。热邪郁于胸膈，既可能影响气机，引起胸中窒塞的症状；也可能由气及血，导致血行不畅，引起心中结痛等症状。"身热不去"说明邪气稽留于表。此证由气及血，较之上条"烦热胸中窒"，其病更深一层。但是从病机上看，胸膈郁热仍为基本病机，故仍用栀子豉汤清宣郁热。郁热宣散则气机畅达，气机畅达则血脉流利，其痛自除。方中豆豉性味辛散，有解表之功，可解散在表的稽留之邪；栀子尚可通利血脉，正可以除心中结痛之症。

原　文

伤寒，下后，心烦腹满，卧起不安者，栀子厚朴汤主之。

栀子厚朴汤方

栀子十四个，擘　厚朴四两，炙，去皮　枳实四枚，水浸，炙令黄

上三味，以水三升半，煮取一升半，去滓，分二服，温进一服。得吐者，止后服。

释　义

热郁胸膈心烦腹满的证治。

伤寒下后，余热未尽，邪热留扰胸膈，故心烦。热壅气滞于腹，故腹满。胸腹气机壅滞，则卧起不安。病机为热扰胸膈，腑气壅滞，治以栀子厚朴汤，清热除烦，宽中除满。本证心烦、腹满非有形实邪阻滞，虽为胀满，但多按之濡软不痛，此与有形实邪阻滞所致的腹满硬痛而拒按不同，应作鉴别。

方中栀子苦寒，清解郁热；厚朴苦温，宽中行气；枳实苦寒，破结消痞。本方即栀子豉汤去豆豉加厚朴、枳实而成。因病变已波及脘腹，非栀子豉证局限于胸膈，故不用豆豉之宣透，而加入厚朴、枳实，以行气除满。

辨治要点

主症：心烦，腹满，卧起不安。

成因：邪热留扰胸膈，气机阻滞于腹。

治法：清热除烦，宽中消满。

方药：栀子厚朴汤（栀子、厚朴、枳实）。

伤寒，医以丸药大下之，身热不去，微烦者，栀子干姜汤主之。

栀子干姜汤方

栀子十四个，擘 干姜二两

上二味，以水三升半，煮取一升半，去滓，分二服，温进一服。得吐者，止后服。

热郁胸膈兼中寒下利的证治。

伤寒误用丸药大下，损伤脾胃，致中焦虚寒。同时下后外邪乘机内陷，留扰胸膈，形成上焦有热与中焦有寒之证。上焦热郁则身热不去，微烦。言"微烦"者，指比上述之心烦不得眠，或心中懊侬，反复颠倒之证略轻而已。至于中焦有寒之证虽未明言，但可从大下之后，脾胃受损，方用干姜以温中散寒来认识，似可推测本证或有食少便溏、腹满腹痛等症。

本证病机，上热中寒。治当清上热、温中寒，用栀子干姜汤。方中栀子清上焦邪热以除心烦，干姜温中散寒以止下利，寒温并用，相反且相成。

脾胃虚弱、感受外邪，热扰胸膈者，亦可用本方治疗，不必拘泥是否误下。

本证与黄连汤证同具上下寒热错杂之病机，相比之下，彼以腹痛、欲呕吐为主，本证以烦热下利为主。

主症：身热不去，微有心烦，或有腹满时痛，食少下利等。

成因：胸膈有热，中焦有寒。

治法：清上热，温中寒。

方药：栀子干姜汤（栀子、干姜）。

凡用栀子汤，病人旧微溏①者，不可与服之。

①旧微溏：平素大便略微溏薄。

释　义

栀子汤的使用禁忌。

凡是使用前述含有栀子的方药，都不能用于治疗平素脾虚便溏的人。"旧微溏"是宿疾，脾虚易生湿，"湿胜则濡泄"。素日脾气虚、脾阳虚或脾肾阳虚之人，大便经常溏泄，即使有火邪郁于胸膈的虚烦证，也应慎用栀子诸汤。因为栀子苦寒质润，走而不守，不同于苦寒燥湿的黄连、黄芩，不但不能燥湿，反易滑泄大肠，易于伤脾肾阳气而使便溏更甚。

若非用栀子不可时，应当减少用量，或仿上条栀子干姜汤寒热并用之法，酌加温补脾肾的药物。热郁胸膈、中虚下利之用栀子干姜汤，属权宜之法。

原　文

太阳病发汗，汗出不解，其人仍发热，心下悸，头眩，身瞤动，振振欲擗地[1]者，真武汤主之。

真武汤方

茯苓　芍药　生姜各三两，切　白术二两　附子一枚，炮，去皮，破八片

上五味，以水八升，煮取三升，去滓，温服七合，日三服。

注　释

[1] 振振欲擗地：身体振颤，站立不稳，欲仆于地。

释　义

太阳病过汗伤阳而致肾虚水泛的证治。

太阳病发汗后，其人仍发热，显示太阳表证未罢，但变证已经出现，如"心下悸，头眩，身瞤动，振振欲擗地"等。产生这些变证的病机是过汗伤阳而致肾虚水泛。阳虚水泛，水气凌心则心悸，清阳不能上升则眩，眩与悸同时出现便应该考虑阳虚水泛的可能。水气泛滥，阳气不得展布，清阳不能实四肢；

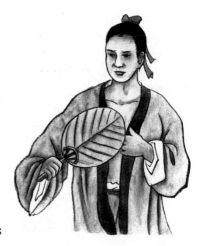

水气泛滥，侵犯四肢经脉，因而出现身润动，严重者"振振欲擗地"。本证即使没有全身水肿，但已属于阳虚水泛证，宜用真武汤治疗。

本证可以理解为阳虚水泛证的早期，既有阳虚水泛，又有太阳发热未罢，属于表里同病。病因是汗不如法，发汗太过，或是误发虚人之汗，使阳气受伤。虽然有表证发热未罢，但不用解表法治疗，而用真武汤温阳利水，因为本证脾肾阳虚，水气泛滥，里证较急较重，必须先治。表证发热为次要见证，此时解表，徒伤正气，不利于阳虚病人。

对于"发热"一症，历来注家见解不一，有的认为是表未解，有的认为是"虚阳外浮"，当以前者为是。表邪未解，用真武汤属先里后表之法。若为"虚阳外浮"，真武汤难以胜任。

真武汤是温阳利水的代表方。方中炮附子温肾阳，化水气；茯苓、白术健脾运，利水气；生姜温胃阳，散水气；芍药，《神农本草经》谓其有"止痛，利小便"之功。

真武汤，又名玄武汤。玄武意指传说中的玄武大帝，是坐镇北方的水神，能制水而镇摄水邪。因本方具有扶阳镇水之功，故以其命名。

辨治要点

主症： 心下悸，头眩，身瞤动，振振欲擗地，或全身水肿，小便不利，苔白，脉沉。

成因： 少阴阳虚，水气泛滥。

治法： 温阳利水。

方药： 真武汤（附子、茯苓、白术、芍药、生姜）。

原文

咽喉干燥者，不可发汗。

释义

咽喉干燥禁汗。

咽喉是三阴经脉循行之处，有赖阴津的滋养。咽喉干燥，提示阴津虚少，不能上承。平素阴虚咽喉干燥者，若患风寒表证，不可单用汗法治疗。因阴津亏损，则汗源不足，强发其汗，不但表证不解，而且阴津更伤。如必欲发汗解表，则以滋阴解表为妥，后世《通俗伤寒论》的加减葳蕤汤之类方药可选。若表证汗后咽喉干燥者，多属于化热入里之先兆，就更不可再用辛温发汗的方要来治疗，宜参考少阳、阳明病篇，进一步辨证论治。

原　文

淋家①，不可发汗，汗出必便血②。

注　释

①淋家：久患小便淋漓与尿道疼痛的人。

②便血：此处指小便出血。

释　义

淋家禁汗。

素患淋证之人，大多肾阴亏虚而膀胱蕴热。阴虚有热之人感受外邪，不宜径用汗法。汗法，尤其是辛温发汗，既助热又伤阴，所以如果强发其汗，必然肾阴更虚，膀胱之热愈炽。邪热灼伤血络，就会发生尿血之变证。

原　文

疮家①，虽身疼痛，不可发汗，汗出则痉。

注　释

①疮家：久患疮疡的人。

释　义

疮疡者禁汗。

久患疮疡的人，长期流脓渗血，致气虚血少，不宜使用辛温发汗之法。虽复感受外邪而身体疼痛，也不可径用辛温发汗。若强发汗，则气血更加亏虚，筋脉失却濡养，就会发生强直拘紧，甚则抽搐等病症。

原　文

衄家①，不可发汗，汗出必额上陷脉②急紧，直视不能眴③（一作瞬），不得眠。

注　释

①衄家：经常有鼻腔或牙龈出血的人。

②额上陷脉：额部两旁凹陷处的动脉，在两侧太阳穴处。

③眴（shùn）：眼球转动。

释 义

衄家禁汗。

经常有鼻腔或牙龈出血的人，由于频繁出血，阴血必定亏虚，虽有外感之证，亦不可用辛温发汗方。血、汗同源，若强发其汗，则更伤阴血。血虚，筋失所养则拘紧，见额上两旁的动脉搏动紧急，即"额上陷脉急紧"；阴血亏虚，目睛失却血液的濡养，则呆滞而直视，转动不灵活。血虚心神失养，或内热上扰心神，则不得眠。

"伤寒，脉浮紧，不发汗，因致衄者，麻黄汤主之"条之衄血是因风寒束表，阳郁太甚，络脉受损所致，血量较少，且其衄后风寒表实之证仍在，所以用麻黄汤辛温发汗，开闭解郁。本条之衄血，时间长而量多，阴血虚少，并且衄之成因亦非新感风寒郁闭，所以不能用辛温发汗方药治疗。

原 文

亡血家[①]，不可发汗，发汗则寒栗而振。

注 释

①亡血家：经常反复出血的病人。"亡"，此处作"丢失"解，非"灭亡"之义。

释 义

亡血家禁汗。

失血有吐血、咯血、衄血、便血、尿血以及崩漏等多种形式。气为血之帅，血为气之守，气、血相互依存。经常失血的病人，不仅阴血损伤，阳气亦不充沛，即使患有外感表证，也不可用发汗方法。如果误用汗法，不但阴血更伤，而且阳气也必更伤。阴血伤则无以营养筋脉，阳气伤则无以卫外固表，因而发生寒栗振战的变证。

原 文

汗家[①]，重发汗，必恍惚心乱[②]，小便已阴疼[③]，与禹余粮丸[④]。

注 释

①汗家：平素出汗过多的人。
②恍惚心乱：神迷意惑，慌乱不宁。
③小便已阴疼：小便之后，尿道疼痛。

④ 禹余粮丸：本方阙。

释 义

汗家禁汗。

汗家，是平素经常自汗出的人。久汗则阳虚不固，阴血亦伤，因而阴阳俱虚，所以虽有外感表证，也应慎用发汗治法。若多次使用或过分使用发汗治法，必致心阴心阳更伤。心神失养，则会发生神思恍惚，心中慌乱无主；津液亏乏，尿道失滋，小便已阴疼。

本条与以上数条不同，不仅有误汗变证，而且载有救误的方剂。可惜只提出了禹余粮丸的方名，却没有具体药物，因而又留下了缺憾。从禹余粮的性味功能，可推测其主治的大概。禹余粮甘淡性寒，有敛阴止汗、重镇固涩的作用。汗止神安，则恍惚心乱可愈；表固液复，则尿后阴疼自止。由此可见，方剂虽缺，规矩已备，临床上随证化裁，自能收到预期的功效。

原 文

病人有寒，复发汗，胃中冷，必吐蛔①。

注 释

① 蛔：蛔虫。

释 义

内有虚寒者禁汗。

"病人有寒"是指原来就有脾胃虚寒。本为脏气虚寒，复感外邪，法当温中为主，兼解表邪，切不可强发其汗。若复发汗，必损伤脾胃之阳，阳虚阴盛，必然导致"胃中冷"更甚，若胃寒气逆，则见呕吐。古代卫生条件不好，常有肠道寄生虫病发生，蛔虫易见，因脏寒而扰动，可能导致吐蛔。

原 文

本发汗，而复下之，此为逆也。若先发汗，治不为逆。本先下之，而反汗之，为逆。若先下之，治不为逆。

释 义

表里同病时先后治疗的顺逆。

表证当用汗法，使邪从汗解。若表里同病，则应根据表、里证的轻重缓急，决定先治表后治里，或先治里后治表，或表里同治。"本发汗"指病有表里证存在，本当发汗，若发汗后表不解，可以再汗。"复下之"，指表不解而改用下法，这是治疗上的错误。"本先下之"，是指表里同病，里病已急，当先用下法。若"反汗之"，亦是错误的治疗方法，张仲景在此反复告诫医者，一定要掌握好汗下先后的顺序，否则，将变证丛生。

在一般情况下，外感病多是由表入里，里证多由表邪内传所致，这是六经病发生发展的一般规律趋势。这种表里同病，应该先解表，后治里，属于常法。然而也有变法，本条后半段就是里证危急时，表证虽未解，应以治里为先。而且由于表证已轻，往往里和之后，表邪即能自解。在《伤寒论》中，表里同病，汗下有序的原则具体运用的实例很多。如"太阳与阳明合病，喘而胸满者，不可下，宜麻黄汤"，就属于"先发汗，治不为逆"一类。而"太阳病六七日，表证仍在，脉微而沉，反不结胸，其人发狂者，以热在下焦，少腹当硬满，小便自利者，下血乃愈"，用抵当汤，则属于"先下之，治不为逆"一类。究竟什么情况下先表后里，什么情况下先里后表，治里之法是温中、补虚，还是清热、攻下，均须视具体病情而定。

原　文

伤寒，医下之，续得下利清谷①不止，身疼痛者，急当救里。后身疼痛，清便自调者，急当救表。救里宜四逆汤，救表宜桂枝汤。

注　释

① 下利清谷：泻下不消化的食物。

释　义

先里后表治则举例如下。

表里同病，里虚为甚时，宜先里后表。太阳伤寒，误用下法，导致表邪内陷。如果病人素体肾阳不足，外邪内陷，则易形成少阴阳虚、阴寒内盛之变证。其临床表现主要为下利不止，夹杂不消化食物。在此状态下，即使表邪未尽，仍有身体疼痛等表证，也不可按常规方法的先解表后救里，而应当速用四逆汤急救回阳，否则便有阳亡阴脱之变。若服四逆汤后脾肾之阳恢复，腹泻停止，而身体疼痛等表证仍在者，可转方用解肌祛风、调和营卫的桂枝汤治其表证。

救里宜急，是因为误治，里气大虚，如不立即止利，阳气阴液将进一步耗竭。此时虽有表证，亦不可强行解表，汗则亡阳。在里阳恢复之后，为何还要"急救其表"呢？这是因为少阴阳气初复，如不及时解表，恐邪气再次内陷。因为正气已经虚弱，即使解表也不可使用麻黄汤峻汗，只宜桂枝汤调和营卫、解肌祛风。

表里同病，里证属虚者，应按本条所论，先治其里，后治其表。若表里同病，里证属虚而较轻者，也可采用表里同治之法，如桂枝人参汤、桂枝新加汤、麻黄细辛附子汤、麻黄甘草附子汤等，皆属此类。

原文

病发热头痛，脉反沉，若不差，身体疼痛，当救其里，宜四逆汤。

四逆汤方

甘草二两，炙　干姜一两半　附子一枚，生用，去皮，破八片

上三味，以水三升，煮取一升二合，去滓，分温再服。强人可大附子一枚，干姜三两。

释义

表里同病先温其里的举例。

太阳病虽发热头痛，但脉不浮反沉，反映里阳已虚，当以救里为急。此处"脉反沉"是鉴别要点。

"病发热头痛"属表证，若是典型的太阳病，其脉当浮；而本证脉反沉，不当沉而沉，故曰"反"。若头痛、发热、脉沉持续存在，且"身体疼痛"症状更加突出，则是表证未解而里虚寒殊甚，治当急温其里，方宜四逆汤。文曰"若不差，身体疼痛"乃是强调身体疼痛更加严重。本句在《金匮玉函经》和《千金翼方》中作"若不差，身体更疼痛"，多了一个"更"字，说明"身体疼痛"这个症状始终存在，并逐渐加重，是阴寒内盛，说明少阴虚寒较甚，所以舍表救里，以四逆汤温经回阳。

辨治要点

主症：发热头痛，脉反沉，身体疼痛。

成因：表里同病。

治法：先温其里。

方药：四逆汤（附子、干姜、甘草）。

原 文

太阳病，先下而不愈，因复发汗，以此表里俱虚。其人因致冒①，冒家汗出自愈。所以然者，汗出表和故也。里未和，然后复下之。

注 释

①冒：形容头目如物冒覆，蒙蔽不清。

释 义

汗下失序致冒的辨治。

太阳病，本当发汗解表，反而先用泻下，是属误治，不但病证不愈，还会耗伤正气。此时再次发汗，是发虚人之汗，徒伤正气。先下后汗，以致"表里俱虚"，正虚邪恋，清阳之气不能上升，故而头目昏冒不清。假若体虚不甚，正气还有自行恢复以祛邪外出之机。"阳加于阴谓之汗"，汗出是阳气已复，能够蒸化津液而出于表，外邪亦随汗而解，所以"冒家汗出自愈"。如果还有里实存在，可以再酌情使用下法治疗。

原 文

太阳病未解，脉阴阳俱停①，必先振栗汗出而解。但阳脉微者，先汗出而解。但阴脉微者，下之而解。若欲下之，宜调胃承气汤。

注 释

①脉阴阳俱停：寸、关、尺三部脉搏都隐伏不现。

释 义

辨脉判断战汗自愈的机转。

太阳病表证未解，应见浮脉，今却寸、关、尺三部脉搏都隐伏不现。此处"脉阴阳俱停"与"阳脉微"并非是生机即将终止的绝脉，而是阳气欲驱邪外出，先积蓄力量，先屈后伸的反映。"振栗"，即病人身体振摇而寒冷的症状，是邪压正气，正邪相争，正欲胜而邪将退之征兆。太阳病，脉阴阳俱停，已虚之正气与邪相争，首先振栗，待正气伸展而见发热，继之汗出，邪随汗解。

"但阳脉微者"，阳主表，即寸部脉微微搏动，提示病邪在表，正气抗邪外出，故"先汗出而解"。"但阴脉微者"，阴主里，即尺部脉微微搏动，提示病邪在里，正气驱邪于下，须用下法而解，宜调胃承气汤和其胃气。

原　文

太阳病，发热汗出者，此为荣弱卫强，故使汗出，欲救邪风[1]者，宜桂枝汤。

注　释

① 欲救邪风：如果想要解除风邪。救，驱散之意。邪风，即风邪。

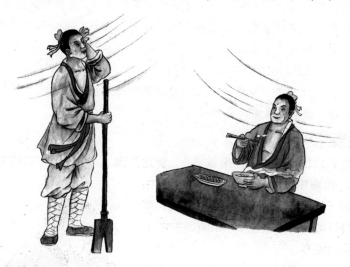

释　义

补述太阳中风证病机。

发热出汗是太阳中风证固有之症，基本病机是"阳浮而阴弱"，亦即"卫强"。所谓"卫强"，并不是卫气的正常功能强盛，而是由于风寒袭表，卫气浮盛于外，与邪相争所导致的发热时的病理性亢奋状态，亦即"阳浮者，热自发"之意。所谓营弱，亦不是营阴；真正的虚弱，是指卫外不固，营阴不能内守而外泄所致的汗出，亦即"阴弱者，汗自出"之意。由于汗出营伤，与"卫强"相比呈现出相对不足的状态，故称"营弱"。营弱卫强，即后人所说的营卫不和或营卫失调，其中以卫气的病理改变为主，而营气失和乃卫失外固所致。"欲救邪风者"提示太阳中风证的病因是风寒外袭，风邪偏盛，联系"宜桂枝汤"，可知桂枝汤具有解肌祛风的功效。综合分析，本条以"发热汗出"为太阳中风的主症，以"营弱卫强"为其基本病机，以"欲救邪风"揭示其病因与治则，以桂枝汤为其治疗方剂，是由症状而分析病机，由病机而推断病因，由病因病机而决定治法方药，体现了理法方药兼备的辨证论治原则。

对"卫强营弱"的诠释：①营行脉中，卫行脉外，营主内守，卫主固外，营、卫相互依存。邪气侵犯肌表，卫分受邪，营阴失去卫阳的固护而外泄，所以造成"营弱"的原因是卫阳失却固护功能。②邪气侵犯卫分，卫阳奋起抗邪，正邪相争则发热；卫分受邪不与营和，营阴外泄，则汗出，发热、汗出是"卫强营弱"的表现形式。③营阴虚弱，卫阳即无所依附而散越，导致卫阳亢奋。所以，"卫强"是一种病理性亢进，非生理性的卫阳强盛，而"营弱"，才是真正意义上的营阴亏虚。"卫强营弱"是因风邪所致，因此，治疗首先应驱散风邪，桂枝汤调和营卫，解肌祛风，为首选方剂，所以说"欲救邪风者，宜桂枝汤"。

原文

伤寒五六日，中风，往来寒热①，胸胁苦满②，嘿嘿③不欲饮食，心烦喜呕，或胸中烦而不呕，或渴，或腹中痛，或胁下痞硬，或心下悸，小便不利，或不渴，身有微热，或咳者，小柴胡汤主之。

小柴胡汤方

柴胡半斤　黄芩三两　人参三两　半夏半升，洗　甘草炙　生姜各三两，切　大枣十二枚，擘

上七味，以水一斗二升，煮取六升，去滓，再煎取三升，温服一升，日三服。

若胸中烦而不呕者，去半夏、人参，加栝楼实一枚；若渴，去半夏加人参，合前成四两半，栝楼根四两；若腹中痛者，去黄芩加芍药一两；若胁下痞硬，去大枣加牡蛎四两；若心下悸，小便不利者，去黄芩加茯苓四两；若不渴，外有微热者，去人参加桂枝三两，温覆微汗愈；若咳者，去人参、大枣、生姜，加五味子半升，干姜二两。

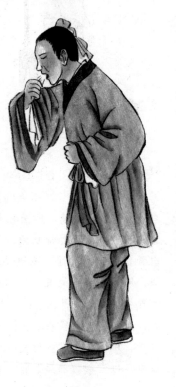

● 注　释 ●

① 往来寒热：恶寒时不发热，发热时不恶寒，恶寒与发热交替而作。

② 胸胁苦满：病人因胸胁部满闷而感到痛苦，即苦于胸胁满闷。

③ 嘿嘿：表情淡漠，静默不言。"嘿"，通"默"。

● 释　义 ●

太阳病转化成少阳病的证治法则。

伤寒五六日，或中风五六日，都有可能化热入里。如果由恶寒发热转化为往来寒热，则是病邪脱离太阳而进入少阳。"往来寒热"是少阳病的特征性热型，与太阳表证的"恶寒发热同时并见"显著不同，也有别于阳明病的"但发热、不恶寒"，而是恶寒时没有热，发热时没有寒，寒已而热，热已而寒，一来一往，交替发作。少阳居表里之间，邪入少阳，正邪分争，进退于阴阳表里之间。邪胜于正，由阳入阴之时，则表现为恶寒；正胜于邪，使邪气由阴出阳时，则表现为发热。出现往来寒热说明病邪已进入少阳。

少阳经属胆络肝，循行于胸胁部位。少阳受邪，经气郁滞，所以胸胁部苦于满闷。由经及腑，肝胆疏泄不利，不但使情志失常，病人内心烦郁而表情淡漠，静默寡言，而且会影响脾胃的运化功能，导致食欲缺乏，即"不欲饮食"，甚至胃气上逆而呕吐。

邪居半表半里，既非太阳之可汗，又非阳明之可下，只能以柴胡汤和解之。

小柴胡汤中以柴胡为主药，既清又疏，除少阳经中之热，又使少阳气机条达。黄芩清泄少阳胆腑之热。柴胡与黄芩同用，经、腑皆治，疏解少阳郁滞邪热。生姜、半夏调理脾胃降逆止呕。人参、甘草、大枣甘温益气和中，助正祛邪。全方寒、温并用，补、泄兼施，辛开苦降，是和解剂的代表方。方用去滓再煎之法，可使诸药性味匀和，作用协调，更显其和解之性。

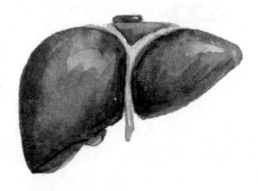

自"胸中烦而不呕"以下皆为或然证。若胸中烦而不呕，是热聚胸膈，胃气尚未受其影响。去半夏、人参，是恐其补益而助邪，加栝楼实以除热荡实，化痰散结。若渴者，是木火内郁，有胃燥津伤之象。去辛燥之半夏，加人参（合前成四两半）、天花粉（栝楼根）以清热生津。若腹中痛，是肝胆之气横逆犯脾，土被木乘，脾络不和。去苦寒之黄芩，加芍药（与方中甘草相合）以泄木和脾热而缓急止痛。若胁下痞硬，是少阳邪气郁滞太甚，邪结于胁下。去壅补之大枣，加牡蛎以软坚散结。若心下悸，小便不利，是胆失疏泄，进而影响到三焦的功能，决渎失职，水饮停聚。去寒性碍气之黄芩，加茯苓以淡渗利水而宁心。若不渴，身有微热，是太阳表邪未罢，无里热津伤之象。去人参之壅补，以免留邪，加桂枝以微汗以和表。若咳，是肺寒气逆。去人参、大枣之壅补，生姜易干姜以温肺化饮止咳，加五味子以敛肺降逆止咳。

辨治要点

主症：往来寒热、胸胁苦满、心烦喜呕、默默不欲饮食、口苦、咽干、目眩、脉弦。

成因：太阳病化热入里，邪犯少阳，胆火内郁，枢机不利。

治法：和解少阳，调达枢机。

方药：小柴胡汤（柴胡、黄芩、半夏、生姜、人参、甘草、大枣）。

原　文

血弱气尽[①]，腠理开，邪气因入，与正气相搏，结于胁下。正邪分争，往来寒热，休作有时，嘿嘿不欲饮食。脏腑相连，其痛必下，邪高痛下，故使呕也，小柴胡汤主之。服柴胡汤已，渴者属阳明，以法治之。

注　释

① 血弱气尽：气血不足之意。

释　义

小柴胡证的发病机制。

血弱气尽，腠理开，是言病人气血虚弱，营卫失和，卫气不固，腠理疏松，外邪得以乘虚而入，与正气相搏结于胁下。胁下乃少阳经循行部位，少阳受邪，经气阻结，枢机不利，所以胸胁苦满。

少阳属半表半里之位，邪入少阳，邪正处于相持局面，邪正交争，正胜则热，邪胜则寒，互有胜负，相争不已，故见往来寒热，休作有时；又因胆热内郁，疏泄不利，故见"嘿嘿不欲饮食"。

肝胆相连，脾胃相关，少阳受邪，脾胃多受影响。邪滞经脉则胁下痛；胆热内郁，疏泄失职，气滞于脾则腹痛；胆热犯胃，胃气上逆则呕逆。从部位而言，胆与两胁部位较高，邪从少阳而来，故云"邪高"；腹痛部位偏下，故称"痛下"。

病在少阳，用小柴胡汤和解祛邪而病愈；若服后反见渴甚者，乃平素胃阳素旺之人，邪气深入，化燥伤津，邪入阳明，病已传变，当审证察因，对症治疗，大法只在清下之中。

原　文

得病六七日，脉迟浮弱，恶风寒，手足温。医二三下之，不能食，而胁下满痛，面目及身黄，颈项强，小便难者，与小柴胡汤，后必下重[①]。本渴，饮水而呕者，柴胡不中与也，食谷者哕。

注　释

① 下重：大便时肛门部重坠。

释　义

小柴胡汤禁例。

得病六七日，脉浮弱，恶风寒，自是桂枝证；然桂枝证脉不迟，今兼脉迟，且手足温，据后文"伤寒，脉浮而缓，手足自温者，是为系在太阴"推断，当系太阳中风兼太阴虚寒，治应温中解表，方宜桂枝人参汤。医生屡用攻下，诛伐太过，以致中气大伤，土虚湿阻，进一步影响胆汁的疏泄。脾胃虚弱，受纳、运化失司，故不能食。湿邪内阻，肝胆气机不畅，故胁下满痛。木郁不达，胆汁不循常道，溢于脉外，则面目及身黄。第七章"辨太阳病证并治"有条目阐述的"太阴当发身黄，若小便自利者，不能发黄"，因小便自利，则湿有去路，不致内阻，故不能发黄。今发身黄，自然是因小便难，即小便不利，湿热不得下泄使然。"诸颈项强，皆属于湿"，故颈项强者，亦是湿邪之故。其中胁下满痛、不能食及面目身黄等胆经病证，颇与小柴胡汤证相似；但因其非胆热脾寒，而是单纯的脾虚寒湿之证，自非小柴胡汤所宜。若强与小柴胡汤，因方中有苦寒伤气的柴胡、黄芩，服之则戕伤脾胃，使中焦阳气虚弱更甚。大便时肛门部重坠是阳气下陷的表现。

"本渴，饮水而呕者"，是饮邪内停，气不化津，津不上承的"水逆证"，宜用五苓散治疗。误用小柴胡汤，会进一步损伤中阳，以致胃气虚冷，食后引动胃气上逆而哕。

◆ 原　文 ◆

伤寒四五日，身热恶风，颈项强，胁下满，手足温而渴者，小柴胡汤主之。

◆ 释　义 ◆

三阳俱病，治从少阳。

伤寒四五天，正是病邪向里传变之期。虽有"身热恶风，颈项强"之表证，但比重不大；"胁下满"为邪犯少阳，枢机不利；"手足温而渴"为阳明热盛达于四末，耗伤津液所致。三阳证见，邪气由表入里，表邪已微，里热未盛，邪郁少阳，汗、吐、下三法皆非所宜，治从少阳，法宜和解，主用小柴胡汤。使枢机运转，上下宣通，内外畅达，则三阳之邪均可得解。但在运用小柴胡汤时，应根据表里轻重，详细分析，参照少阳病或然证之治法，适当加减，灵活运用。

◆ 原　文 ◆

伤寒，阳脉涩，阴脉弦，法当腹中急痛，先与小建中汤；不差者，小柴胡汤主之。

小建中汤方

桂枝三两，去皮　甘草二两，炙　大枣十二枚，擘　芍药六两　生姜三两，切　胶饴一升

上六味，以水七升，煮取三升，去滓，内饴，更上微火消解，温服一升，日三服。呕家不可用小建中汤，以甜故也。

◆ 释　义 ◆

土虚木乘腹痛的证治。

伤寒，阳脉涩，是脉浮取而涩，为气血不足。阴脉弦，是脉沉取而弦，弦是少阳主脉。脾为后天之本，气血生化之源，脾虚不能生化气血，所以

脉涩。脾主大腹，脾虚又见少阳主脉，势必引起少阳之邪内侵，即"土虚木乘"，故而发生"腹中急痛"。"腹中急痛"是腹痛时自觉有紧缩拘急之感，触摸之则腹肌痉挛紧张而成条索之状。

病变的机制包括脾虚、气血不足和少阳枢机不利几方面，而以脾虚为主，并且是脾虚造成气血不足，是脾虚招致木邪横逆。而"木邪乘土"后势必加重脾虚的程度，也因其脾运失职，气血更加亏虚。所以用小建中汤建中补虚，缓急止痛。中气得建，化源充足，气血自然可复。若服药后腹中急痛不止，说明少阳之邪太盛，此时须用小柴胡汤清疏肝胆，和解少阳。

小建中汤与小柴胡汤两方都是土、木两调的方剂。前者偏重于温补，是培土以盛木；后者偏重于清疏，是伐木以救土。若病变以少阳为主，兼见腹痛，可用小柴胡汤去黄芩加芍药治疗（小柴胡汤加减法）。

小建中汤是桂枝汤倍芍药加饴糖而成。方中重用饴糖，甘温补中；桂枝、生姜温中散寒；芍药和阴补血，缓急止痛；大枣、甘草补中益气。共成平补阴阳，建复中焦，生化气血，缓急止痛之剂。

联系后面的相关条文，将其辨治要点归纳于下。

辨治要点

主症：心中悸而烦，腹中急痛，喜温按，或伴轻微恶寒发热。

成因：中焦虚寒，气血不足，复被邪扰。

治法：温中补虚，调和气血。

方药：小建中汤（饴糖、桂枝、芍药、生姜、大枣、甘草）。

原 文

伤寒中风，有柴胡证，但见一证便是，不必悉具。凡柴胡汤病证而下之，若柴胡证不罢者，复与柴胡汤，必蒸蒸而振，却复发热汗出而解。

释 义

小柴胡汤的应用思路。

从"伤寒五六日，中风，往来寒热，胸胁苦满，嘿嘿不欲饮食，心烦喜呕，或胸中烦而不呕，或渴，或腹中痛，或胁下痞硬，或心下悸，小便不利，或不渴，身有微热，或咳者，小柴胡汤主之"中观察，小柴胡汤适应证的临床表现颇多，不可能在一个病人身上全部见到，也无须诸证俱备才可用小柴胡汤，"但见一证便是，不必悉具"就是这个意思。"一证"应当以主为据，如"往来寒热，胸胁苦满，心烦，呕吐，不欲饮食，神情淡漠"等。其次，"一证"应当与"不必悉具"两相对照理解，不要机械地认为只有一个症状，也可以是两个、三个，只要其部分症状已经能够反映出少阳病病变的特点，就可以使用小柴胡汤。

少阳病属半表半里证，本不应攻下，误用攻下会有不同的变化。"柴胡证仍在"是其中之一，说明病邪未因误下而内陷。"有是证用是方"，所以"复与柴胡汤"。然而，毕竟下后正气受损，抗邪乏力，服汤后正气得药力相助，奋起抗邪，正邪交争，所以，蒸蒸而热，阳气振发，继而汗出邪解。

第一节是强调使用小柴胡汤时，要注意抓主证；第二节是强调灵活辨证，有是证用是方。

● 原　文

伤寒二三日，心中悸而烦者，小建中汤主之。

● 释　义

外感里虚证治。

伤寒二三日，病程尚短，又未经误治，故知是里气先虚，心脾不足，气血双亏，复被邪扰而致心悸而烦。"心中悸而烦"是本证的特点；然悸与烦又有虚实之分，本证既非水气凌心之悸，又非热扰胸膈之烦，更不是少阳胆火炽盛之烦悸证，此乃里虚邪扰气血不足，心无所主则悸，神志不宁则烦。此证里虚为先，故当先治其里，而建其中气，安内以攘外，用小建中汤外和营卫，内益气血，有表、里兼顾之功。

本方由桂枝汤倍芍药加饴糖而成。方取桂枝汤，外能调和营卫，内能调和脾胃，滋生气血阴阳。在此基础上重用饴糖，甘温补中，调和脾胃，缓急止痛。又倍用芍药，酸甘化阴以滋阴养血。合甘草、大枣补脾益胃，助其建中之力。桂枝、生姜外散表邪以兼顾伤寒外感。辛甘酸合成，取辛甘化阳、酸甘化阴。诸药组合，平调阴阳，协和营卫，能使脾胃健运，气血充盛。

本条与前条都用小建中汤，一治腹中急痛，一治心中悸而烦，虽见证不同，但均是建中补虚、资生气血之法。

● 原　文

太阳病，过经① 十余日，反二三下之，后四五日，柴胡证仍在者，先与小柴胡。呕不止，心下急②，郁郁微烦者，为未解也，与大柴胡汤，下之则愈。

大柴胡汤方

柴胡半斤 黄芩三两 芍药三两 半夏半升，洗 生姜五两，切 枳实四枚，炙 大枣十二枚，擘

上七味，以水一斗二升，煮取六升，去滓再煎，温服一升，日三服。一方加大黄二两，若不加，恐不为大柴胡汤。

注　释

① 过经：病传他经。此处指太阳表证已病传少阳。

② 心下急：胃脘部拘急窘迫。

释　义

大柴胡汤证治。

太阳病十余日，病邪未能外解，转而传入少阳，谓之"过经"。病入少阳，当以和解为主，汗、吐、下之法均属禁忌。今反二三下之，是为误治，误治可能产生变化。至于如何变化，还要看具体情况而定。

下后四五日，柴胡证仍在，表明邪气并未因下而内陷，病邪仍在少阳，故先与小柴胡汤以和解少阳。服小柴胡汤后，如枢机运转，病即可愈。

若服小柴胡汤后病未好转，反而加重，由喜呕变为"呕不止"，此乃邪热不解，内并阳明，热壅于胃，胃气上逆所致；由胸胁苦满变为"心下急"，是邪入阳明，胃热结聚，气机阻滞所致；由心烦变为"郁郁微烦"，是气机郁遏，里热渐甚。从"呕不止""心下急""郁郁微烦"说明邪由少阳误治，化燥成实，兼入阳明。少阳证不解，则不可下，而阳明里实已成，又不得不下，遂用大柴胡汤，和解与通下并行，双解少阳、阳明之邪。

本方为小柴胡汤与小承气汤合方加减而成，即小柴胡汤去人参、甘草，加大黄、枳实、芍药。方中柴胡、黄芩疏利少阳，清泄郁热；芍药缓急止痛；半夏、生姜降逆止呕；枳实、大黄利气消痞，通下热结；大枣和中。诸药配合，共奏和解少阳、通下里实之功，实为少阳、阳明双解之剂。

大柴胡汤有一方两用之妙：原方组成无大黄，阳明里热不甚者用之得宜；一方加大黄，阳明里热已盛者用之适当。临证大黄运用与否及其剂量多少，可根据病证性质与里热程度酌情调配。

◗ 辨治要点 ◖

主症：寒热往来，胸胁苦满，郁郁微烦，呕不止，心下急或痞硬，大便干结或下利伴见小便色黄，苔黄少津，脉弦数。

成因：少阳郁热兼有阳明里实。

治法：和解少阳，通下里实。

方药：大柴胡汤（柴胡、黄芩、芍药、半夏、生姜、枳实、大枣、大黄）。

◗ 原　文 ◖

伤寒，十三日不解，胸胁满而呕，日晡所发潮热，已而微利。此本柴胡证，下之以不得利，今反利者，知医以丸药下之，此非其治也。潮热者，实也，先宜服小柴胡汤以解外，后以柴胡加芒硝汤主之。

柴胡加芒硝汤方

柴胡二两十六铢　黄芩一两　人参一两　甘草一两，炙　生姜一两，切　半夏二十铢，本云五枚，洗　大枣四枚，擘　芒硝二两

上八味，以水四升，煮取二升，去滓，内芒硝，更煮微沸，分温再服，不解更作。

巨亿等谨按：《金匮玉函》方中无芒硝。别一方云，以水七升，下芒硝二合，大黄四两，桑螵蛸五枚，煮取一升半，服五合，微下即愈。本云，柴胡再服，以解其外，余二升，加芒硝、大黄、桑螵蛸也。

◗ 释　义 ◖

大柴胡汤证误用丸药攻下后的证治。

伤寒13日不解，有向里传变趋势。传变与否，据证而定。今见胸胁满而呕，知邪传少阳，胆火内郁，枢机不利，胆逆犯胃；日晡所发潮热，知邪入阳明，腑实已成。合为少阳兼阳明里实之证。多为大便燥结难下，可取和解兼通下之法。投以大柴胡汤，可诸证悉除。今反见下利，是与病情发展趋势不符，须探究其原委。

本证为少阳兼阳明里实证，应以大柴胡汤和解少阳，攻下里实，则病可愈，不应出现下利，今反下利者，是治不如法，乃医者不明其理，误用丸药攻下所致。丸药性缓力轻，但作用持久，不仅未能荡涤胃肠燥实，泻下之性却留中而致微利，故虽下利而潮热不除。

此证虽经误治，但病证未除，潮热未罢，仍为少阳兼阳明里实之证。但毕竟误下微利，正气已伤，故先用小柴胡汤以和解少阳，畅达枢机，透达表里之邪；若因燥实较甚，服汤不愈者，再以柴胡加芒硝汤以和解少阳，泻热润燥。

柴胡加芒硝汤证为邪犯少阳，枢机不利，误治伤正，化燥成实，是少阳兼阳明里实之证，治宜和解少阳，泻热去实。

本方药味组成如小柴胡汤，但加芒硝。然就其剂量而言，仅为小柴胡汤原量之1/3，加芒硝2两。其组方意义为，小柴胡汤和解少阳，运转枢机，芒硝泻热去实，软坚通便。诸药合用，共奏和解泻热之功。因药量较轻，可称为和解泄热之轻剂，用于误治正伤之少阳兼阳明的证候。

● 辨治要点 ●

主症：胸胁满而呕，日晡所发潮热，伴有下后微利。

成因：邪犯少阳，兼阳明里实，且正气已伤。

治法：和解少阳，泻热去实。

方药：柴胡加芒硝汤（柴胡、黄芩、人参、甘草、生姜、半夏、大枣、芒硝）。

● 原　文 ●

伤寒，十三日，过经谵语者，以有热也，当以汤下之。若小便利者，大便当硬，而反下利，脉调和者，知医以丸药下之，非其治也。若自下利者，脉当微厥[①]，今反和者，此为内实也，调胃承气汤主之。

● 注　释 ●

① 脉当微厥：脉象非常微弱。厥：甚、极。

● 释　义 ●

阳明里实误用丸药攻下后的变证与治疗。

伤寒13日，病仍不解，病邪则向阳明传变。发生谵语，是寒邪郁而化热，肠中有燥屎的象征。便燥是谵语之根，所以应当用汤药荡涤胃肠中的热结。病人小便自利且量多，是阳明燥热逼迫津液偏渗膀胱，而不能还入肠中，故曰"小便利者，大便当硬"。现在反而大便下利，这是不符合一般规律的，此时当参合脉象辨别虚实。如脉见"调和"，即阳明里实之脉未变，说明此"下利"并非虚证，而是前医误用热性丸药攻下所致。如果是虚寒性下利，脉象应该是微弱无力。所以"今反和者，此为内实也"。但既经误下，胃气已经损伤，自不能再用峻剂。使用具有缓下作用的调胃承气汤既下邪热，又和胃气，是对之方。

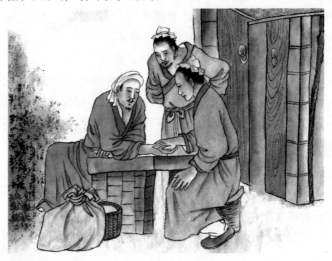

·原　文·

太阳病不解，热结膀胱，其人如狂[1]，血自下，下者愈。其外不解者，尚未可攻，当先解其外；外解已，但少腹急结者，乃可攻之，宜桃核承气汤。

桃核承气汤方

桃仁五十个，*去皮尖*　大黄四两　桂枝二两，*去皮*　甘草二两，*炙*　芒硝二两

上五味，以水七升，煮取二升半，去滓，内芒硝，更上火微沸，下火，先食温服[2]五合，日三服，当微利。

·注　释·

① 如狂：将狂而未狂。

② 先食温服：即饭前温服。

·释　义·

太阳蓄血轻证证治。

太阳病不解，热结膀胱，是太阳在经之邪热不能从外而解，势必化热入里，邪热与血搏结于下焦膀胱部位，瘀热上犯心神，导致神志昏乱，躁扰不宁，类似发狂。血热初结，所以有"血自下"的可能。血结轻浅，血被热邪所追，其所蓄之血能够自下，邪热可随瘀血下行而解除。若血不自下，则血为热搏，淤积与下，而致少腹"急结"。正因为血热初结，所以治疗时，如表邪未解，就必须先解表邪。只有其表邪解除之后，才可以用桃核承气汤攻逐瘀热。

桃核承气汤中桃仁微苦涌泄，为活血化瘀的主药，但力尚不足。桂枝辛温，用在本方不在解表，而在温通经络，助桃核通利血脉。大黄、芒硝功能泻热导下，与桃仁、桂枝配伍自可泻热逐瘀，推陈致新。甘草调和诸药。共成活血化瘀，通里泄热之剂。

辨治要点

主症：少腹急结，小便自利，其人如狂，或发热，午后或夜间为甚，舌红苔黄或有瘀斑，脉沉涩。

成因：血热互结于下焦。

治法：泻下瘀热。

方药：桃核承气汤（桃仁、桂枝、大黄、芒硝、甘草）。

原　文

伤寒八九日，下之，胸满烦惊，小便不利，谵语，一身尽重，不可转侧者，柴胡加龙骨牡蛎汤主之。

柴胡加龙骨牡蛎汤方

柴胡四两　龙骨　黄芩　生姜切　铅丹　人参　桂枝去皮　茯苓各一两半　半夏二合半，洗　大黄二两　牡蛎一两半，熬　大枣六枚，擘

上十二味，以水八升，煮取四升，内大黄切如棋子，更煮一两沸，去滓，温服一升。本云柴胡汤，今加龙骨等。

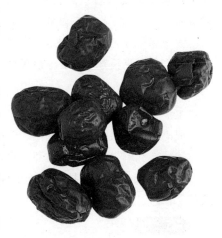

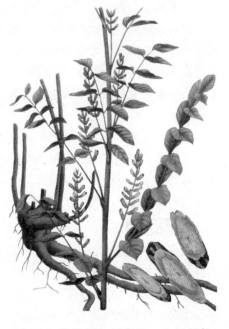

释　义

少阳兼表里三焦俱病的证治。

伤寒八九日，误用下法，伤其正气，邪气乘虚而入，变证由生。邪入少阳，枢机不利，胆热内郁则胸满而烦；胆火上炎，胃热上蒸，心神被扰则惊惕谵语；三焦不利，决渎失职，膀胱气化不行则小便不利；阳气内郁，不得宣达，气机壅滞则一身尽重而难于转侧。本证是表证误下，邪气内陷，三焦不利，表里同病，虚实互见。故治宜和解少阳，通阳泄热，重镇安神，方用柴胡加龙骨牡蛎汤。

柴胡加龙骨牡蛎汤是由小柴胡汤去甘草，加龙骨、牡蛎、桂枝、茯苓、铅丹、大黄而成。因邪入少阳，故以小柴胡汤和解少阳，宣畅枢机，扶正祛邪。加桂枝通达郁阳；加大黄泄热和胃；加龙骨、牡蛎、铅丹重镇安神；加茯苓淡渗利水，宁心安神；去甘草，免其甘缓留邪。诸药相合，寒温同用，攻补兼施，安内解外，使表里错杂之邪得以速解。

方中铅丹虽能镇惊安神，然而本品有毒，用之宜慎，目前本品内服较为少见，可用生铁落、磁石等品代之为宜。

辨治要点

主症：胸胁苦满，烦惊谵语，小便不利，一身尽重，不可转侧，心悸。

成因：表证误下，邪气内陷，弥漫三焦，表里俱病，虚实互见。

治法：和解少阳，通阳泄热，重镇安神。

方药：柴胡加龙骨牡蛎汤（小柴胡汤去甘草，加龙骨、牡蛎、桂枝、茯苓、铅丹、大黄）。

原　文

伤寒，腹满谵语，寸口脉浮而紧，此肝乘脾也，名曰纵[①]，刺期门。

注　释

① 纵：是五行相克的形式，乘其所胜曰"纵"，如木克土。

释　义

肝乘脾的证治。

腹满谵语，近似阳明腑实证，但脉搏并不沉迟实大，也没有见到燥结潮热等，所以非阳明腑实证。寸口脉象浮而紧，近似太阳伤寒表实证，但又没有头痛发热恶寒的表现，所以也不是太阳表证。《辨脉法》中谓"脉浮而紧者，名曰弦也"。弦为肝脉，脉搏浮紧，是肝木气旺的表现。"纵"是肝胆之气放纵无制，顺势而往，克犯脾土，即"木克土"之甚者，木土俱病，腹满谵语，可以用刺期门的方法来疏泄肝胆邪盛之气。

原　文

伤寒发热，啬啬恶寒，大渴欲饮水，其腹必满。自汗出，小便利，其病欲解，此肝乘肺也，名曰横①，刺期门。

注　释

① 横：是五行反克的形式，反乘其不胜曰横，如木乘金。

释　义

肝乘肺的证治。

肺主皮毛，通调水道，下输膀胱。肺病则毛窍为之闭塞，发热、啬啬恶寒。肺失肃降，不能通调水道，下输膀胱，水气为之不利，津液不得输布，所以渴而小便不利。水液内停，脾运受阻，故腹必满。金本克木，今肺气不利反受木侮，即"肝乘肺"也。"横"，指肝气横逆亢盛。治疗也用刺期门的方法以泄肝木之热。

本条有倒装文法，"自汗出，小便利，其病欲解"应置于"刺期门"之后。说明经过刺期门后，使肺摆脱肝木之侮，其宣肃功能得到恢复，毛窍通畅则汗出，水道通调则小便利，病将痊愈。

原　文

太阳病二日，反躁。凡熨①其背，而大汗出，大热入胃，胃中水竭，躁烦，必发谵语。十余日，振栗，自下利者，此为欲解也。故其汗从腰以下不得汗，欲小便不得，反呕，欲失溲，足下恶风。大便硬，小便当数，而反不数及不多。大便已，头卓然而痛^②，其人足心必热，谷气^③下流故也。

注　释

①熨：火疗方法之一。古人将砖石等物烧热后，包裹起来，置于体表的某一局部，以取暖发汗。后有发展，用含药物的器具热熨取汗。

②卓然而痛：突然疼痛。

③谷气：水谷之气。此处指脾胃阳气。

释　义

太阳病误用火法的变证及自愈机转。

太阳病2日，邪尚在表，不当烦躁而见烦躁，故称"反躁"，显示表邪未解而里热已盛，治宜发表散寒，兼清里热，忌用辛温发汗，更忌用火法强迫发汗。

若误用熨法取汗，导致大汗出，则火热内攻，胃热津伤，里热更盛，是以烦躁益甚而发谵语。

病延十余日，火邪渐衰，津液渐复，正气欲祛邪外出，则有振栗、自下利，这是正胜邪却，病将向愈的佳兆。此之振栗下利，其理与战汗类似。

若误火后出现上半身汗出，小便欲出不能而反失控，足部恶风，呕逆便结，此为上盛下虚之变证。阳热盛于上，故见腰以上汗出，气逆欲呕；阳气虚于下，则见腰以下不得汗、欲小便不得、时欲失溲、大便硬、足下恶风等症。

大便硬，常因水液偏渗膀胱所致，故小便当数。今大便硬，而小便次数和量反少，是阳热郁于上，津液不能下达所致。

一旦大便通行，阳气骤然下达，反使头上的阳气一时乍虚，故头部突然疼痛。当大便通行，阳气下达之时，原来的足下恶风就会转为足心发热。"谷气下流故也"为自注句，说明"足心必热"的原因。

原　文

太阳病中风，以火劫发汗，邪风被火热，血气流溢，失其常度。两阳^①相熏灼，其身发黄。阳盛^②则欲衄，阴虚小便难。阴阳俱虚竭，身体则枯燥。但头汗出，剂颈而还^③，腹满微喘，口干咽烂，或不大便，久则谵语，甚则至哕，手足躁扰，捻衣摸床^④。小便利者，其人可治。

注 释

① 两阳：风为阳邪，火亦属阳，中风用火法，故称两阳。

② 阳盛：此处指阳热之邪炽盛。

③ 剂颈而还：从颈部以上。剂，通"齐"。

④ 捻衣摸床：手指不自觉地摸弄衣物和床铺。

释 义

太阳中风误用火法治疗后的变证及预后。

太阳中风，当以桂枝汤解肌发汗。而今误用火法取汗，不仅风邪不能外解，反致火邪为害。风火相助，热势更盛，必伤其血气，而使变证丛生。气受热则动荡，血受热则流溢，气血沸腾，势必失其运行之常度。风为阳邪，火亦属阳，风火相煽，即"两阳相熏灼"。若火毒内攻，溶其血液，则身体发黄。火热上蒸，灼伤血络则欲衄，火热下劫，阴液匮乏则小便难。火劫发汗，既能伤津，又能耗气，气血阴阳俱虚竭，肌肤失于濡养，则身体枯燥不荣。阳热蒸迫，津液外泄，本当周身汗出，今火劫津伤，不能全身作汗，故"但头汗出，剂颈而还"。火热上灼则口干咽烂。燥热内结，腑气不通，浊热上攻，则腹满微喘，大便干结不下。久而不愈，热盛扰心，则生谵语；甚者胃津大伤，胃气败绝而为哕逆。手足躁扰，捻衣摸床，神识昏糊，是热极津枯，阴不敛阳，阴阳欲离的危象。当视其津液之存亡以推断其预后。若小便利者，说明阴津尚未尽亡，生机尚在，故曰"其人可治"。若小便全无，则是化源告绝，阴液消亡，预后不良。在热性病诊治过程中，以小便的有无多少来判断预后，有重要意义。

原 文

伤寒脉浮，医以火迫劫之①，亡阳②，必惊狂，卧起不安者，桂枝去芍药加蜀漆牡蛎龙骨救逆汤主之。

桂枝去芍药加蜀漆牡蛎龙骨救逆汤方

桂枝三两，去皮　甘草二两，炙　生姜三两，切　大枣十二枚，擘　牡蛎五两，熬　蜀漆三两，洗去腥　龙骨四两

上七味，以水一斗二升，先煮蜀漆，减二升，内诸药，煮取三升，去滓，温服一升。本云桂枝汤，今去芍药加蜀漆、牡蛎、龙骨。

注　释

① 以火迫劫之：用火法强迫发汗。

② 亡阳：此处指心阳外亡，心神浮越。

释　义

误用火法所致惊狂的证治。

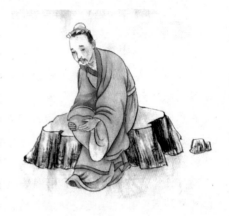

伤寒脉浮，是病邪在表，当以麻黄汤发汗或用桂枝汤解肌。若用火法劫汗，则致大汗淋漓。心为火脏，汗为心液，汗多伤阳。心主神志，阳虚则不能养神，心神空虚无主则易浮越。加之心胸阳虚，痰浊内生，痰火扰心，于是发生惊狂、卧起不安。所以用桂枝去芍药加蜀漆牡蛎龙骨救逆汤。"救逆"者，有急救抢险的意义。

桂枝去芍药加蜀漆牡蛎龙骨救逆汤，即桂枝汤去芍药加蜀漆、龙骨、牡蛎。方中桂枝甘草辛甘，温通心阳，加龙骨、牡蛎以潜镇浮越之神气。蜀漆有很好的涤痰开窍作用，然其腥臭有毒，易致呕吐，故而再用生姜、大枣解毒去腥，减少蜀漆对胃的刺激，以防止呕吐等副作用的发生。

辨治要点

主症：惊狂，卧起不安，心悸。

成因：心阳虚，心神不敛，复被痰扰。

治法：温通心阳，潜镇安神，兼以涤痰。

方药：桂枝去芍药加蜀漆牡蛎龙骨救逆汤（桂枝汤去芍药，加蜀漆、龙骨、牡蛎）。

原　文

形作伤寒，其脉不弦紧而弱，弱者必渴，被火者必谵语。弱者发热脉浮，解之，当汗出愈。

释　义

温病不用火法。

"形作伤寒"是指其证候类似于太阳伤寒，有发热、恶寒、头身疼痛等症，然脉不弦紧而弱。这里"弱脉"是与伤寒紧脉对举而言，并非微弱之弱。"弱者必渴"和"弱者发热"两句当联系起来理解，即指其人不但脉弱，同时还有发热、口渴、脉浮等见症，当属温邪犯表之证，治宜辛凉宣散之法，故谓"解之，当汗出愈"。若反误治以火发，则犹抱薪救火，助热伤津，以致发生神昏谵语等变证。

原文

太阳病，以火熏之，不得汗，其人必躁，到经^①不解，必清血^②，名为火邪。

注释

① 到经：指病至七日，太阳一经行尽。

② 清血：即便血。

释义

误用火熏而发生的病证。

太阳病，当发汗解表。若误以火熏，不仅不得汗解，反而导致阳郁更甚，火热内攻，心神被扰，其人必躁扰不宁。

《素问·热论》有"七日巨阳病衰，头痛少愈"的记载，本论第四章"辨太阳病脉证并治"条文也说"太阳病，头痛，至七日以上自愈者，以行其经尽故也"，所以，七日则是太阳到经之日，行其经尽之期。当此之时，正气来复，驱邪外出，则其病当愈。

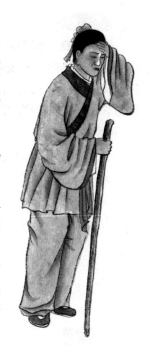

若"到经不解"，说明阳郁太甚，热不得从汗解，转入于里，下陷阴分，迫血妄行，发生便血。火熏不但不能解除病证，反而成了导致变证的原因，故称为"火邪"。

原文

脉浮，热甚，而反灸之，此为实。实以虚治，因火而动，必咽燥吐血。

● 释 义 ●

误灸引起的变证。

脉浮，热甚，是太阳受邪，表阳闭郁，邪气因盛，故曰"此为实"。邪实在表，法当发汗以解表。今反用艾灸以助阳，其后果是逼火热内攻，火邪上逆，动血伤津，发生咽燥、吐血等变证。

艾灸之法能温阳散寒，多用于治疗里虚寒证，或寒湿病证。今脉浮而发热，不宜用灸法。热甚反灸，是用治虚之法治实证，即"实以虚治"。火热亢盛，灼伤津液，则咽喉干燥；热伤血络，迫血妄行，则见吐血。

上条与本条均是误火，而所发生的病变却不尽相同。一则阳络受伤，血上溢而为吐血；一则阴络受伤，血下出而为便血。火法所产生的病变，主要是依人的体质而异。如病人下焦阴不足，则火热易伤阴络，迫血下行而便血；如病人阳盛体质，则火热易于上炎，伤及阳络而吐血。

● 原 文 ●

微数之脉，慎不可灸。因火为邪，则为烦逆，追虚逐实[1]，血散脉中[2]，火气虽微，内攻有力，焦骨伤筋[3]，血难复也。脉浮，宜以汗解，用火灸之，邪无从出[4]，因火而盛，病从腰以下必重而痹，名火逆[5]也。欲自解者，必当先烦，烦乃有汗而解。何以知之？脉浮，故知汗出解。

● 注 释 ●

① 追虚逐实：损伤不足的正气，增加有余的病邪。此处是血虚火旺，更用火法，血更虚而火更旺。正虚者益虚，邪实者更实，是谓"追虚逐实"。

② 血散脉中：血液流溢，失其常度，即血热妄行。

③ 焦骨伤筋：火热内攻，阴液损伤严重，筋骨失去濡养。此处是形容火热伤阴之甚。

④ 邪无从出：外邪不得从汗而出。

⑤ 火逆：误用火法治疗，形成坏病。

● 释 义 ●

虚热证误灸的变证。

脉数而微弱，是阴虚内热之征，治宜养阴清热；千万不能使用火灸法治疗。若误用火灸，则阴血愈虚，火热更甚，火毒攻冲，必致心胸烦闷气逆。

阴液本虚，反用灸法，则更伤其阴；火热属实，反用灸法，则助长火热，其结果是阴血更虚而火势更旺。正虚者益虚，邪实者更实，即追虚逐实，使血液散乱于脉中而受到严重损伤。在热病阴伤的状态下，灸火虽微，内攻却非常有力，它可导致阴血难复，肌肤筋骨失却濡养，形成肌肤枯燥，甚至"焦骨伤筋"的严重后果。"焦骨伤筋"是强调火热内攻，阴液损伤严重，筋骨失却濡养，形容火热伤阴至甚，不易恢复。

脉浮主表，表证宜以汗解。若误用火灸，外邪不得随汗而解，反随艾灸之火气而入里化热，邪热壅滞而致气血运行不畅，故腰以下部位沉重麻木，名曰"火逆"。

如果其脉仍浮，则说明病人正气尚盛，仍有外解之机，正邪相争，是以烦躁，烦后汗出，而邪随汗解。

火疗是古代的一种物理疗法，以其散寒止痛之功效而盛行一时。用之得当，确有较好疗效。倘若误施于其禁忌病证，则必然导致各种变证。如今临床上火疗极少，来自火逆的变证也难复见，但并不因此就失去了学习火逆诸条的意义和价值。如温燥过剂，常与火疗异曲同工；外邪传里，六淫化火，未尝不是火热之患。审证求因，贵在通常达变。火逆条文均无治法及方药，若以辨证施之，则治法可求。火逆而热盛者，必当清泄；阴伤者，法宜滋阴；血热妄行者，务须凉血止血；火毒发黄者，以泻火解毒，凉血退黄为法。

◀ 原 文 ▶

烧针令其汗，针处被寒，核起而赤者，必发奔豚[①]。气从少腹上冲心者，灸其核上各一壮[②]，与桂枝加桂汤，更加桂二两也。

桂枝加桂汤方

桂枝五两，去皮 芍药三两 生姜三两，切 甘草二两，炙 大枣十二枚，擘

上五味，以水七升，煮取三升，去滓，温服一升。本云桂枝汤，今加桂满五两，所以加桂者，以能泄奔豚气也。

◀ 注 释 ▶

① 奔豚：以猪的奔跑状态来形容病人自觉有气从少腹上冲心胸、咽喉之证，该证时发时止，发作时痛苦异常。《金匮要略》记载："奔豚病，从

少腹起，上冲咽喉，发作欲死。"豚：猪。

②一壮：放艾炷于穴位上，烧完一炷为一壮。

释义

烧针取汗引发奔豚的证治。

烧针责令出汗，汗出则腠理开泄，针处被寒，邪留不去，故针处核起而赤。又因使用的是火劫发汗，损伤心阳于上，使水寒之邪乘机上冲，引发奔豚。

治法可分两步：先在赤核处艾灸，以温散寒凝之邪；再内服桂枝加桂汤，温通心阳，平冲降逆。

本方由桂枝汤加重桂枝剂量而成。桂枝甘草辛甘合化，温通心阳而降冲逆。更用芍药配甘草，酸甘化阴以和卫阳。生姜、大枣能佐桂、甘以生营卫之气。诸药共奏调和阴阳，平冲降逆之效。

桂枝加桂汤是加桂枝还是加肉桂，历代医家其说不一，但从"更加桂二两"和"今加桂满五两"等分析可知，还是加桂枝为是。然而从临床应用看，可根据病情灵活掌握。如有表证，驱散外邪，则加桂枝；如有阳虚，温散下寒，则用肉桂。

关于诱发奔豚的病因，大多数医家认为是感寒入里，劫汗伤阳，阳虚阴乘。《金匮要略》中认为是"从惊发得之"，即发奔豚与精神因素有关。

辨治要点

主症：阵发性气从少腹上冲心胸、伴心悸等。

成因：心阳虚，下焦阴寒之气乘虚上逆。

治法：温通心阳，平冲降逆。

方药：桂枝加桂汤（桂枝汤加重桂枝剂量）。

原文

火逆，下之，因烧针烦躁者，桂枝甘草龙骨牡蛎汤主之。

桂枝甘草龙骨牡蛎汤方

桂枝一两，去皮　甘草二两，炙　牡蛎二两，熬　龙骨二两

上四味，以水五升，煮取二升半，去滓，温服八合，日三服。

释义

心阳虚烦躁的证治。

"火逆"是误用火法导致病情恶化。再行下法，损伤中气和阴液。继而又用烧针，心阳受损，神气不宁，发生烦躁不安等症，用桂枝甘草龙骨牡蛎汤温复心阳、潜镇安神。

本证因火疗与攻下而致误，不唯心阳虚损，且加心神浮越，以"烦躁"为主症，故主以补益心阳，潜镇安神，所以在桂枝甘草汤中又加入龙骨、牡蛎。

烦躁一般多见于热证，而本条提出了心阳虚见烦躁的病证，有较重要的临床意义。

桂枝甘草汤中桂枝用4两，且1次顿服，而本方桂枝仅用1两，分3次服；桂枝甘草汤中桂枝倍于甘草，但本方甘草倍于桂枝。前证心阳受损，是由峻汗所致，其势较峻，但程度较轻，其用药宜急，故用大量桂枝顿服，以峻补心阳；本证心阳受损，是由火逆复加误下，一误再误所致，其势较缓，不仅有心阳受伤，且有心神浮越，程度较前证为重，若仍用大量桂枝，恐促其已浮越之阳外散，故用药宜缓，且甘草倍于桂枝，以安定中焦，并加牡蛎、龙骨潜镇安神。

辨治要点

主症：心悸，烦躁，舌淡，苔白。

成因：心阳虚弱，心神不敛。

治法：温通心阳，潜镇安神。

方药：桂枝甘草龙骨牡蛎汤（桂枝、甘草、龙骨、牡蛎）。

原 文

太阳伤寒者，加温针，必惊也。

释 义

伤寒表证误用温针的变证。

表实无汗的太阳伤寒证，用发汗解表才是正治的方法，麻黄汤是首选。如果不用麻黄辛温发汗，而用烧针的方法，不但寒邪不能从外解，且易助热化火。如火热内攻，扰乱神明，则发生惊恐不安的病证。

原 文

太阳病，当恶寒发热，今自汗出，反不恶寒发热，关上脉细者，以医吐之过也。一二日吐之者，腹中饥，口不能食。三四日吐之者，不喜糜粥，欲食冷食，朝食暮吐。以医吐之所致也，此为小逆①。

注 释

① 小逆：小的过失。此处指治疗有错误，但不严重。

释 义

太阳病误用吐法引起胃中虚寒的变证。

太阳病，当恶寒发热，今自汗出，不恶寒发热，知太阳病已解。脉细数，似为病传于里，但又不见少阳之往来寒热与阳明之身热恶热，是病尚未传里。

关上以候脾胃，从关上脉细数与自汗出同见，则知系因医生误用吐法所致。吐后太阳病虽解，而发越之势未尽消，故自汗出；吐后胃气受伤，故关上脉细数。

太阳病应用发汗解肌法治疗，今用吐法治疗，虽太阳病因吐得汗而解，但却造成胃气损伤的不良后果。这种治法是不合适的，故认为是医生误用吐法的过失。

发病一二日，邪气轻浅，误吐后胃阳虽受损伤，但并不十分严重，所以还知道饥饿，但终因胃气已伤，所以腹中虽饥而口不能食。

发病三四日，邪气已较为深入，误吐之后，胃阳之损伤亦较为严重，胃气虚冷，所以不喜糜粥。胃阳虚燥，所以反欲冷食。然此饮冷毕竟是假象，所以入胃之后，因胃寒不能运化，必逆而吐出，或朝食暮吐，或暮食朝吐，与胃热所致的食入即吐迥然有别。此时，若及时给予温中和胃之剂，恢复也还不难，所以称为"小逆"。

小逆的意义：a 太阳病应发汗解肌，用吐法治太阳病不妥。b 用吐法虽不妥，但吐后得汗，太阳病还是可以治好的，因吐有发越的作用，与太阳病向外之机相类。c 此朝食暮吐是胃阳损伤，胃气虚冷，后果不很严重，经调治后可以获愈。

原 文

太阳病，吐之，但太阳病当恶寒，今反不恶寒，不欲近衣，此为吐之内烦①也。

注 释

① 内烦：指内热引起的胸中烦闷。

释　义

太阳病误吐所致胃中燥热的病证。

太阳表证，本应用汗法，使邪从肌表而解，如误用吐法，虽吐中亦有发散之意，间或能使表邪解除而不恶寒，但误吐伤及胃中津液，胃燥生热，所以有"不欲近衣"的内烦里热现象。本条与上一条同为误吐所致，一为胃阳虚，一为胃燥热，其治疗方法自然亦各不同。至于为何治法不同，这取决于感受病邪的性质和病人的体质：阳弱体质易转化为胃阳虚，阴虚胃热体质易转化为胃肠燥热。

原　文

病人脉数，数为热，当消谷引食，而反吐者，此以发汗，令阳气微，膈气①虚，脉乃数也。数为客热②，不能消谷，以胃中虚冷，故吐也。

注　释

① 膈气：膈间正气。

② 客热：这里指虚阳。

释　义

汗后中虚胃寒的脉证。

脉数为热，脉迟为寒，这是一般规律。胃中有热，应当易饥易食。今脉数而反见呕吐，追究原因，为发汗不当，汗多伤阳。虚阳扰动也可见脉数，但必数而无力。此数非实热所致，而是虚阳扰动而成，所以不能消化谷食。胃中阳虚，寒凝气逆，故而呕吐。

这一条提示，脉证均有假象，临床辨证当去伪存真，切不可被假象迷惑。

原　文

太阳病，过经十余日，心下温温欲吐①，而胸中痛，大便反溏，腹微满，郁郁微烦。先此时自极吐下②者，与调胃承气汤。若不尔者，不可与。但欲呕，胸中痛，微溏者，此非柴胡证。以呕，故知极吐下也。

注　释

① 温温欲吐：自觉心中蕴郁不畅，泛泛欲吐。"温"，通"愠"，心中蕴郁不适之意。

② 极吐下：即大吐大下。

·释　义·

太阳病误用吐下后的不同证治。

太阳病，已过经10多天，不转属阳明，便转属少阳。出现心中泛泛欲吐，心烦胸中痛，腹胀满，大便溏等，形成机制非常复杂。"先此时自极吐下"是本条的辨证关键。误吐误下，有形之实邪虽已解除，而无形的热邪未能清泄。上述病证皆因热邪结滞导致，与调胃承气汤和胃泄热，只是权宜之计。如果不是极吐下所致，则非热邪结滞，就不能用调胃承气汤治疗。

"欲呕，胸中痛，微溏"与小柴胡汤证有相似之处，张仲景恐人误认，所以特别指出不是柴胡汤证。"以呕，故知极吐下也"，是补充说明本证的辨证要点。

热病中使用极吐极下的治疗方法，容易导致阴液严重损伤，因有些热病非一时所能痊愈，需要假以时日，不能急躁冒进。素体虚弱者，更不能极吐极下，否则，必戕伤中气，甚则伤阳败胃。过分吐下后，还有可能发生其他变化，结合前面有关坏病的描述，宜"观其脉证，知犯何逆，随证治之"，准确的辨证和正确的选方是十分重要的。

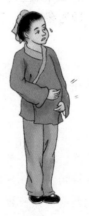
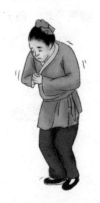

·原　文·

太阳病六七日，表证仍在，脉微而沉，反不结胸[①]，其人发狂者，以热在下焦，少腹当硬满，小便自利者，下血乃愈。所以然者，以太阳随经，瘀热在里[②]故也，抵当汤主之。

抵当汤方

水蛭熬　虻虫各三十个，去翅足，熬　桃仁二十五个，去皮尖　大黄三两，酒洗

上四味，以水五升，煮取三升，去滓，温服一升，不下更服。

·注　释·

① 结胸：外邪与痰、水结聚于胸膈所引起的病证。

②太阳随经，瘀热在里：太阳本经邪热，由表入里，蓄结于下焦血分。

释 义

蓄血重证的辨治。

太阳病六七日，为表邪入里之期，即使表证仍在，也要注意脉象。若脉不浮而转为沉者，是外邪已内陷入里。内陷之邪若结于胸膈，可以形成结胸证；若不结胸，邪陷不在中、上二焦，深入下焦血分，血热互结则形成太阳蓄血证，故曰"以热在下焦""以太阳随经，瘀热在里故也"。表证仍在，同时血蓄下焦，证属表里同病。表里同病者，治疗常法应该是先表后里。而本条不言先解表，直接使用攻逐之法，此乃表里同病治疗的变法，即里急者当先治里，说明此太阳蓄血证病势危急，病情严重，从病机上讲，则是血结较深，属蓄血重证。

太阳蓄血重证脉微而沉，是指脉象沉而略有滞涩，此处之"微"并非主虚证的微弱脉象，而是血蓄于里，瘀阻络道，血脉不利，所以脉沉而滞，甚则脉象沉结。病人表现出典型的狂躁症状，较桃核承气汤证"如狂"者严重，说明热在血分，瘀热直接上攻于心，心神被扰，神志错乱。少腹硬满，为邪热与瘀血结于下焦所致。"硬"是客观体征，医者触按时有坚硬抵触的感觉；"满"是自觉症状，病人自觉胀满不舒。小便自利，提示病在下焦血分，膀胱气化功能未受影响。

太阳蓄水证与太阳蓄血证，其病证均为太阳表邪循经入里，出现少腹硬满。前者病在气分，膀胱气化不利，水湿内停，小便不利；后者病在血分，血、热互结，扰乱神志，但小便自利。所以小便利与不利，有无精神症状，既是太阳蓄水证与太阳蓄血证的鉴别要点，也是太阳蓄血证的辨证要点。

本条中使用了倒装文法，"抵当汤主之"应接在"下血乃愈"之后。"所以然者，以太阳随经，瘀热在里故也"为自注句，说明太阳蓄血形成的病因病机。

本证瘀热互结，为蓄血的危急重证，即使表证未解，也应急救其里，治以破瘀结、泻血热，方用抵当汤。

抵当汤由水蛭、虻虫、大黄、桃仁四味药组成。大黄、桃仁为植物药，大黄可入血分，泻热逐瘀，推陈致新；桃仁活血化瘀以滑利。水蛭、虻虫为虫类药，其药性峻猛，直入血络，善破瘀积恶血。四药相合，为破血逐瘀之峻剂。

辨治要点

主症：少腹硬满，其人如狂，小便自利，脉沉涩或沉结，舌质紫或有瘀斑。

成因：瘀热互结。

治法：破瘀泻热。

方药：抵当汤（水蛭、虻虫、大黄、桃仁）。

原　文

太阳病，身黄，脉沉结，小腹硬，小便不利者，为无血也。小便自利，其人如狂者，血证谛①也，抵当汤主之。

注　释

①谛（dì）：证据确凿。

释　义

蓄血发黄的辨证及治疗。

太阳病是言其表证还在，但已经发生身黄，且脉沉结，小腹硬，其人如狂，显示里热已经非常严重，并已深入血分，热毒与阴血相搏结，影响血液的正常运行，并扰乱心神，导致病人出现神志错乱症状。治当攻逐瘀热，用抵当汤。

本条脉证与上条大致相同，少腹硬满，小便自利，如狂，脉沉结，都是瘀热结聚下焦的表现。由于瘀热结滞血脉，营气不能正常敷布，可见身目发黄。但此发黄必须与湿热发黄相鉴别。湿热发黄，当小便不利，其人不狂，治以茵陈蒿汤。今小便自利，说明此身黄与水湿无关，且见如狂，则蓄血证确信无疑，故曰"血证谛也"。

原　文

伤寒有热，少腹满，应小便不利，今反利者，为有血也。当下之，不可余药①，宜抵当丸。

抵当丸方

水蛭二十个，熬　虻虫二十个，去翅足，熬　桃仁二十五个，去皮尖

大黄三两

上四味，捣分四丸，以水一升，煮一丸，取七合服之。晬时^②当下血，血不下者更服。

注 释

① 不可余药：药液和药渣一同服下。

② 晬时：一昼夜的时间。

释 义

瘀热结于下焦的缓治法。

伤寒有热是表证仍在，表邪不解，每多循经入里，病见少腹满。若为蓄水所致，则应小便不利。今小便反利，可以推知是下焦蓄血。治当攻下瘀热，用抵当丸。

因本证仅见"少腹满"，未见少腹硬，也未见如狂或发狂，说明其病情不急，故治以丸剂，减量缓攻。

抵当丸所用药物与抵当汤相同，其中水蛭、虻虫已减 1/3，且 1 剂分 4 丸，每次仅服 1 丸，所以 1 次服用量较抵当汤为小。加之以汤改丸，故其破血作用相对缓和。服药采取"煮丸之法"，连药渣一并服下，故云"不可余药"。大陷胸丸和理中丸亦是采用这种煎服法，值得研究和重视。

因丸药性缓，其下瘀血之力比汤药和缓而作用持久，故服药后"晬时当下血"。若不下者可再服。

辨治要点

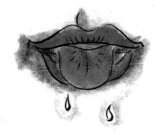

主症：少腹满，小便自利，或有发热，舌紫暗，脉沉涩或沉结。

成因：瘀热内结，病势较缓。

治法：泻热逐瘀，峻药缓图。

方药：抵当丸（水蛭、虻虫、大黄、桃仁）。

原 文

太阳病，小便利者，以饮水多，必心下悸。小便少者，必苦里急^①也。

注 释

① 里急：小腹拘急不舒。

• 释 义 •

辨别水停的部位。

太阳病病人因饮水过多，造成水气内停。若水停中焦，则小便通利而心下悸，参照"伤寒，汗出而渴者，五苓散主之；不渴者，茯苓甘草汤主之"条目，可与茯苓甘草汤。若水停下焦，则小便不利而"苦里急"，即小腹拘急，治当用五苓散。

• 原 文 •

问曰：病有结胸，有脏结①，其状何如？答曰：按之痛，寸脉浮，关脉沉，名曰结胸也。

• 注 释 •

①脏结：脏气虚衰、阴寒凝结的病证。

• 释 义 •

结胸证的脉证特点。

结胸与脏结是两类不同性质的证候，结胸证是由邪气与痰水结聚于胸膈引起，虽有寒热之分，但以热证为多。本条提出结胸"按之痛，寸脉浮，关脉沉"等为热实结胸的脉证特点。邪热与有形之痰水相结于胸脘，所以胸脘部按之则痛；"寸脉浮"，脉浮说明阳热在胸；关脉主中，关脉沉，说明痰水结于中。寸浮关沉，反映了热与痰水相结的病机。因邪结而正气不虚，脉必沉而有力。

脏结证是由脏气虚衰、阴寒凝结所导致，属虚、属阴、属寒。因两者的临床表现有相似之处，故需加以鉴别。脏结的脉证在下一条中叙述。

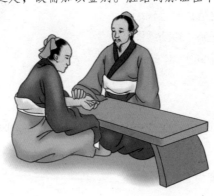

● 原 文 ●

何谓脏结? 答曰: 如结胸状, 饮食如故, 时时下利, 寸脉浮, 关脉小细沉紧, 名曰脏结。舌上白胎滑①者, 难治。

● 注 释 ●

① 舌上白胎滑: 舌上苔白而滑。

● 释 义 ●

脏结的主要脉证如下。

脏结证也具有心下硬满疼痛的表现, 犹如结胸的状态。因脏结是邪结在脏, 胃腑无实邪阻滞, 所以"饮食如故", 与结胸之不能食迥异。因脏结为阴, 邪结在脏, 阳虚有寒, 故其人能食而"时时下利"; 中州有寒, 故"关脉小细沉紧"。然邪由表入, 故寸脉亦浮。从脉证可知脏结证属脏气虚衰, 寒邪内结之证。脏结寒凝, 若见舌上"白胎而滑", 则知气寒津凝, 里阳已衰, 而入结之邪更为深重, 故对其凝结, 则非攻不可。然脏气先虚, 早已下利, 而又不任其攻, 故攻、补两难, 故云"难治"。但难治不等于不能治, 临床尚可采用温阳散寒之法治之。

● 原 文 ●

脏结无阳证①, 不往来寒热, 其人反静, 舌上胎滑者, 不可攻也。

● 注 释 ●

① 阳证: 发热、口渴等热象。

● 释 义 ●

脏结的证候特点和治疗禁忌如下。

脏结无发热、口渴、心烦等阳热证候, 也不见往来寒热的少阳证。"其人反静", 谓无阳明病的烦躁证, 排除了病在六腑的可能, 进一步证实脏结病在五脏, 证属阴寒的病理机制。舌苔白滑更是阳虚寒凝的确证, 所以脏结虽有似结胸证之心下硬满疼痛的表现, 但也不能治以攻法。

此证张仲景未出方治, 有的注家提出用理中汤加枳实, 以理中汤温补中阳, 以枳实破气散结, 可资参考。

● 原 文 ●

病发于阳, 而反下之, 热入因作结胸; 病发于阴, 而反下之, 因作痞①也。所以成结胸者，以下之太早故也。结胸者，项亦强，如柔痓②状，下之则和，宜大陷胸丸。

大陷胸丸方

大黄半斤　葶苈子半升，熬　芒硝半升　杏仁半升，去皮尖，熬黑

上四味，捣筛二味，内杏仁、芒硝，合研如脂，和散，取如弹丸一枚，别捣甘遂末一钱匕，白蜜二合，水二升煮取一升，温顿服之，一宿乃下，如不下，更服，取下为效，禁如药法。

注　释

① 痞：心下如物填塞，胀闷不舒。

② 柔痓：亦作柔痉。汗出而项背强直，角弓反张。

释　义

结胸与痞证的成因以及结胸病位偏上的证治。

胃阳素旺，体质较强之人，若兼有水饮留滞，患表病而误下后，邪热内陷，与水饮相搏，结于胸膈，易成结胸证。胃阳不足，体质较弱之人，患表病而误下后，胃气愈伤，邪气内陷，结于心下，易成痞证。结胸、痞证之形成，既有因误下而致者，也有未因误下、邪气内入而成者，临床但以脉证为凭。表证下之太早，引邪入里，热入因作结胸。痞证因为体质较差，胃阳不足，无可下之理，故无下早下迟之说。

凡结胸证，必心下硬满疼痛。此处言"结胸者，项亦强，如柔痓状"，据此可知，本条所言之结胸证，除有心下硬满疼痛之外，尚有颈项强直、俯仰不能自如、汗出等类似柔痓的临床表现。是因热与水结而病位偏高，邪结高位，项背经脉受阻，津液不布，经脉失其所养，尚可见短气喘促等肺气不利之证。由于邪热内陷，蒸腾水液外泄，故见汗出。治以大陷胸丸攻逐水热，水热既去，心下硬满疼痛等证自可解除；津液通达，水精四布，则项部亦转柔和，故曰"下之则和"。

大黄、芒硝、甘遂三药相伍，名为大陷胸汤。今变汤为丸，又加葶苈、杏仁、白蜜而为大陷胸丸。方中大黄、芒硝、甘遂合用，相辅相成，既可攻下邪热，又能荡涤积聚之痰水，此为本方之主要药物。因本证之邪结病位偏高，肺气不利，故加用葶苈以泻肺，杏仁以利肺，务使肺气通利，水之上源宣达畅通，有利于高位水饮诸邪的解除。

大黄、芒硝、甘遂药性峻利，但本方芒硝、大黄、葶苈子、杏仁四药，取如弹丸1枚，用量较小，甘遂与诸品同煮，加上白蜜的应用，可减缓峻烈的药性，攻下不致过猛，可免药过病所。

辨治要点

主症：胸膈心下硬满疼痛，身热，头汗出，颈项强，短气，脉沉紧。

成因：水热互结，病位偏上。

治法：泻热逐水，破结缓下。

方药：大陷胸丸（大黄、芒硝、甘遂、葶苈、杏仁、白蜜）。

原　文

结胸证，其脉浮大者，不可下，下之则死。

释　义

结胸证脉浮大者不可下。

结胸证脉当沉实有力，与心下硬满疼痛并见，方为脉证相符，攻下才可无虞。若结胸证脉见浮大无力，则是正虚邪盛之候，不顾正虚而妄下之，则犯虚虚之戒，以致正气衰亡，故曰"下之则死"。

临床也有结胸证脉浮为邪盛于表而未全入里者。若其人脉浮为表邪未解，大脉则是里实未成。这种浮大之脉，反映了表邪未尽，里邪未实，则不宜过早攻下。

原　文

结胸证悉具，烦躁者亦死。

释　义

结胸证的危候。

大结胸的证候皆备，如心下痛，按之石硬，甚则从心下至少腹硬满而痛，或不大便，或舌上燥而渴，日晡小有潮热等，这反映了水热胶结，邪气盛实，病情已重。又见烦躁不安，甚则躁扰不宁，是邪结已深，正不胜邪的表现。邪盛正衰，真气散乱，攻之则正气不支，不攻则邪实不去，进退两难，预后不良。

烦躁有虚实之别，结胸早期，正气不虚，邪热互结，阳热内盛，正邪相争激烈，可见烦躁，此时当用大陷胸汤，因势利导，泻热逐水则愈。"结胸证悉具"之时，病情十分严重，若出现烦躁，则属于正不胜邪，真气散乱，神不守舍的危候，预后尤其凶险，所以说"烦躁者亦死"。

上两条强调结胸之证不能下之过早，不应下而早下，会使邪陷正伤；本条意指结胸证治当及时，待病形悉具再议治疗，则为时已晚。前后条文联系体会，其义较为完备。从中可以吸取教训，临床诊治疾病时，既要谨慎行事，脉与证合参，在确保辨证无误的情况下，再予治疗。亦应果断行事，抓住治疗时机，防止延误病情而失治。

原文

太阳病，脉浮而动数，浮则为风，数则为热，动则为痛，数则为虚。头痛发热，微盗汗出，而反恶寒者，表未解也。医反下之，动数变迟，膈内拒痛。胃中空虚，客气①动膈，短气躁烦，心中懊憹，阳气②内陷，心下因硬，则为结胸，大陷胸汤主之。若不结胸，但头汗出，余处无汗，剂颈而还，小便不利，身必发黄。

大陷胸汤方

大黄六两，去皮　芒硝一升　甘遂一钱匕

上三味，以水六升，先煮大黄，取二升，去滓，内芒硝，煮一两沸，内甘遂末，温服一升，得快利，止后服。

注释

① 客气：此处指外来邪气。

② 阳气：此处就表邪而言，不是指正气。

释义

太阳病误下的不同转归及结胸的证治。

太阳病，脉浮而动数，浮主风邪，动数主热，浮脉与数脉并见，为风邪在表，里无实邪，必见身体疼痛，故云"动则为痛"。数虽主热，但并未与有形之实邪相结，故又称"数则为虚"，是言里无实邪，而非正气亏虚。"微盗汗出"则反映阳邪较盛，且有入里之势。因为寐则卫气行于里，致使表气不固，则盗汗出。其症又见头痛发热，而反恶寒，说明表邪未尽入里，故曰"表未解也"。既然表邪未解，则不当下之。

表邪不解，本不当下，下之则曰"反"，导致了变证。下后，邪气内陷，热与水结于胸膈，故脉由数而变为迟。水热阻结于胸中，气机不通，因而"膈内拒痛"。因误下而使胃中空虚，邪反乘虚而犯胸膈，故谓"胃中空虚，客气动膈"。胸为气海，邪阻则气机不利，故见短气；邪热内扰，心神不安，故其人烦躁，甚至懊憹不安。"心下硬"反映阳热内陷与痰水相结之势已成，故治当泄热逐水，与大陷胸汤。本证非结胸证悉具，是邪实而正未虚，有治疗机会。

热为阳邪，欲从汗出外越，但因湿遏而不得外越，故见身无汗，或"但头汗出，余处无汗，剂颈而还"。湿为阴邪，可从小便而下泄；但热湿蕴结，难以下行，故小便不利。湿热不得泄越，蕴蒸于内，身必发黄。治宜清热利湿，可用茵陈蒿汤。

大陷胸汤由大黄、芒硝、甘遂三药组成，甘遂为泻水逐饮之竣药，尤善于泻胸腹之积水；大黄、芒硝泻热荡实，软坚破结。三药力专效宏，为泻热逐水之峻剂。因全方泻下峻猛，且甘遂有毒，故应中病即止，不可过服。方后注云，"得快利，止后服"，即是此意。

由于甘遂的泻下有效成分难溶于水，故作汤剂水煎服时效力较差。本方虽用汤剂，但甘遂为末冲服，则发挥了甘遂的药效。甘遂用量，为一钱匕，成注本原无"匕"字，因汉时有铢制而无钱制，所以当以赵本、医统本之"一钱匕"为准。今用1克左右为宜。

联系后面的相关条文，将其辨治要点归纳如下。

◖辨治要点◗

主症：心下硬满，甚则从心下至少腹硬满而痛，不可触按，短气躁烦，头汗出，大便秘结，日晡小有潮热，口渴不多饮，苔黄腻或黄厚而燥，脉沉紧。

成因：邪热内陷与有形之水邪相结于胸腹。

治法：泻热散结，攻逐水饮。

方药：大陷胸汤（甘遂、大黄、芒硝）。

◖原　文◗

伤寒六七日，结胸热实①，脉沉而紧，心下痛，按之石硬者，大陷胸汤主之。

◖注　释◗

① 结胸热实：指结胸证的性质属热属实。

释 义

以下继续讨论大结胸的证治。

误下而成结胸，不是绝对的。一是误下后不一定都成结胸，已如上条所述；二是误下并非是结胸形成的唯一条件。本条"伤寒六七日"，虽未经误下，但治不及时，以致邪热内陷与水相结，同样成为结胸证。沉脉候里主水，紧脉为实主痛，皆是热实结胸当见之脉。病人自觉心下疼痛，触按其病位，则有"石硬"之感，即上腹部腹肌紧张坚硬。结胸主脉主证已具，是大陷胸汤的主治病证。

原 文

伤寒十余日，热结在里，复往来寒热者，与大柴胡汤。但结胸，无大热[①]者，此为水结在胸胁也，但头微汗出者，大陷胸汤主之。

注 释

①无大热：指外表无大热。

释 义

大陷胸汤证与大柴胡汤证的鉴别要点如下。

伤寒十余日不愈，病邪入里化热，热结在里，已现阳明腑实。又见往来寒热，邪仍稽留少阳，病属阳明热结而兼少阳不和，也即少阳、阳明俱病，理当二经同治，用大柴胡汤和解少阳，泻下阳明实热。

伤寒十余日不愈，病邪入里化热，阳邪内陷，热与水互结在胸膈，而成结胸之证。虽有发热现象，但无少阳往来寒热，也无阳明蒸蒸大热，而上"但头微汗出"，周身无汗，此乃热郁水中，不能向外透越所致。治疗宜用大陷胸汤泄热逐水破结。

泄热逐水破结是治疗热实大陷胸汤证的主要治则。因结胸为水、热互结之证，热入是结胸之因，水结是结胸之本。无热则不成结胸，无水也不成结胸。栀子豉汤系热留胸膈并无水结，十枣汤虽有心下痞硬满，胁下痛之证，但为悬饮，主要饮邪为病，并无热象。本条"水结在胸胁"却与热实有关，所以必须泄热逐水破结。

大柴胡汤证既是阳明热结在里，可能见有心下痞满而痛，少阳受邪，枢机不利，可能见有胸胁苦满等证。这些证候与结胸有相似之处，可从其热型、疼痛部位以及腹诊情况等几个方面进行鉴别比较。

原 文

太阳病，重发汗而复下之，不大便五六日，舌上燥而渴，日晡所小有潮热，从心下至少腹硬满而痛，不可近者，大陷胸汤主之。

释 义

水热结胸兼阳明腑实的证治。

太阳病重发汗，伤其津液；而复下之，邪热内陷入里。津伤胃燥，故五六日不大便，舌上燥而渴，又见"日晡所小有潮热"，是阳明里实。从心下至少腹硬满而痛不可近，病变范围广，胀满疼痛严重，按之石硬，甚则痛不可近，拒绝触按，显系误下邪陷，邪热入里，与胸腹间的痰水凝结，形成大结胸证。本证是热实结胸兼阳明腑实。结胸、腑实，孰轻孰重，孰急孰缓？当从证候分析：腹痛范围从心下至少腹，较之阳明腑实的绕脐痛为广；腹痛性质是硬满而痛不可近，较之阳明痞满而痛更为严重。其热型是"小有潮热"，尚不及阳明的壮盛之势。由此可见，本证结胸重而急，腑实轻而缓。

用大陷胸汤治疗，既可逐水破结，又可攻下燥热，一举两得，最为适宜。而承气汤仅能泻下阳明之燥热，却无逐水开结之能，若用于大结胸兼阳明腑实证，虽肠胃之燥热可下，但胸腹间水饮之邪难除，故非其治也。

以上数条，论述了大结胸证的辨证和治疗方法。脉沉紧有力，心下硬满疼痛，按之石硬，是其脉证特点。邪热与水饮相结于胸膈，病位或偏于上，或旁及于胁，或涉及腹部。病偏于上见项强者，必须与柔痉相区别；旁及于胁者，应该与少阳阳明证鉴别；波及全腹者，又当与阳明腑实相区别。

二、小结

太阳病以"脉浮，头项强痛而恶寒"为提纲，概括了太阳病的基本特点。它作为整个太阳病的诊断标准，反映了太阳受邪，卫外失职，正邪交争于表，太阳经气不利的基本病理机制。由于感邪性质和体质差异，进而将太阳病分为中风、伤寒、温病3种类型。但在《伤寒论》中详于寒而略于温，故在辨治上根据体质强弱、腠理疏密、感邪程度、病情轻重、病理变化之不同，着重讨论了太阳病本证的3种证候类型。一是以头痛、发热、汗出、恶风、脉浮缓等为基本表现，其病理特点是外邪侵袭，腠理疏松，营卫不和，卫强营弱，称为太阳中风。二是以恶寒、无汗、身体骨节疼痛、脉浮紧为基本表现，其病理特点是外邪束表，腠理致密，卫阳被遏，营阴郁滞，称为太阳伤寒。三是以发热而渴、不恶寒或微恶寒、脉浮数等为基本表现，其病理特点是外感温热病邪而发生的温热性疾病，称为太阳温病。如太阳表证日久，不得汗解，邪气渐轻，正气渐复，以发热恶寒，热多寒少，呈阵发性发作为基本表现，其病理特点是微邪束表，营卫不和，则为表郁轻证。

太阳病虽多轻浅，但若失治误治，则变化迅速，其中在病变的过程中表邪不解又出现其他证候，或在发病之初其人素有宿疾，复感外邪，形成兼夹者，称为太阳病兼证，如桂枝加葛根汤证、大青龙汤证等；表邪不解，可随经入腑，如邪与水结，则膀胱气化不利，发生蓄水证，以小便不利、渴欲饮水，少腹里急为主要临床表现；如邪热与瘀血相搏结于下焦，则为蓄血证，以小便自利，如狂或发狂，少腹急结或硬满为主要临床表现。太阳病篇有较多内容是讨论太阳病转化为坏病的，坏病也称为变证，已经不再符合太阳病表证的特征，将其放在太阳病篇，意在揭示太阳病有其复杂多变的特点，同时揭示太阳表证需及时治疗，以防发生传变。

有些疾病在其发生发展过程中，有时会出现一些类似太阳病的表现，如十枣汤证、风湿证等，称为太阳病类似证。将其列入太阳病篇，是为了与太阳病进行鉴别。

太阳病的治疗，应据《黄帝内经》"在皮者，汗而发之"的原则，以解表祛邪为主要治法，风寒者当辛温解表，风热者当辛凉解表。太阳中风治以解肌祛风、调和营卫，方用桂枝汤。太阳伤寒治以辛温发汗、宣肺平喘，方用麻黄汤。太阳温病治宜辛凉解表，但因其发病急，传变快，则需"观其脉证，知犯何逆，随证治之"。表郁轻证治以小发其汗，方用桂枝麻黄各半汤、桂枝二麻黄一汤、桂枝二越婢一汤等。太阳病兼证的治疗原则为在主治方中随证进行加减。太阳病变证的治疗，则应依据变化了的病情，重新辨证，然后依证定法选方。

太阳病的转归，与感邪轻重、体质强弱、治疗当否密切相关。一般情况下，太阳表证，汗之得法，多表解而愈。若太阳表邪不解，可传入他经，既可传阳明，也能传少阳，至于先传阳明，或先传少阳，并无固定局势。太阳也可直接传入三阴，其中以传入少阴者为多见，特别是少阴心、肾虚衰之人，外邪陷入少阴，形成太阳、少阴两感证，故有"实则太阳，虚则少阴"之说。

第五章 辨阳明病脉证并治

　　阳明包括手阳明、足阳明二经与胃、大肠二腑。足阳明胃腑，与脾同居中州，以膜相连，且经脉相互络属，故相为表里。胃与脾同居中州，胃主受纳，腐熟水谷，喜润恶燥，以降为顺；脾主运化，喜燥恶湿，以升为健。脾胃相关，阴阳相调，燥湿相济，升降相因，共同完成水谷的受纳、腐熟，以及营养物质的吸收、转输功能，即所谓"脾胃者，仓廪之官，五味出焉"。故脾胃为水谷之海，而为后天之本，气血化生之源。《素问·血气形志篇》谓"阳明常多气多血"，水谷代谢正常，水谷精微就能奉养周身，化生气血。

　　手阳明大肠腑与手太阴肺，有经脉相互络属，故相为表里。《素问·灵兰秘典论》云："大肠者，传导之官，变化出焉。"六腑之气以通为用，以降为顺，实而不能满，饮食入胃，则胃实而肠虚，食物下传于肠，则肠实而胃虚，虚实交替，腑气得以通顺，肠胃中糟粕方能及时排出体外而不滞留。

　　阳明病的成因主要有三。一是病邪因素：感受温热之邪，或风寒之邪化热化燥，以致胃肠干燥而成。二是体质因素：平素津液不足，胃肠偏热，加之夹有宿食，而形成肠腑燥实证。三是治疗因素：发汗、催吐、利小便太过，耗伤津液，或发汗不彻，邪不外解，均可诱发阳明病。太阳病失治或误治，伤津耗液，以致胃中干燥而转属阳明者，称为"太阳阳明"者即是；少阳病误用发汗、利小便，伤津化燥而成阳明病者，称为"少阳阳明"

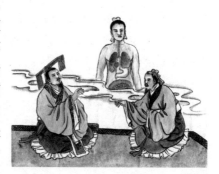

者即是；由于素体阳盛，或有宿食，或为燥热所感，病证直从阳明化燥而成阳明病，称为"正阳阳明"。此外，三阴病阴寒之邪郁久，或少阴热化证伤津化燥及寒化证阳复太过，亦可转属阳明而成阳明病。

一、原著精读

> **原 文**

问曰：病有太阳阳明，有正阳阳明，有少阳阳明，何谓也？答曰：太阳阳明者，脾约①是也；正阳阳明者，胃家实②是也；少阳阳明者，发汗、利小便已，胃中燥烦实，大便难是也。

> **注 释**

①脾约：因胃热肠燥，津液受伤，脾的输布功能受到胃热的制约，导致肠中干燥、大便秘结的病证。

②胃家实：胃与肠中有燥热等实邪。《伤寒论》中"胃家"包括了胃与大肠两方面。

> **释 义**

阳明病的成因与来路。

阳明病以燥热实为特征，其成因有多种。本条主要是从三阳病的发生规律及其相互传变而论，提出3种成因：①"太阳阳明"是指阳明病由太阳转属而来。太阳主表，表病误治失治，病邪入里化热，导致胃热肠燥，损伤津液，约束脾土的转输功能，形成大便秘结的阳明腑实病证。此类病人多因素有胃热肠燥，外邪易于化热化燥而入里，脾阴被燥热约束，不能为胃行其津液，形成腑实便秘，故又称本证为"脾约"。"脾约"为阳明病的证候之一。②"正阳阳明"是由阳明本身病变为主所形成的胃家实证，其形成有两种可能。其一，如成无己所说，"邪自阳明经传入府者，谓之正阳阳明"；其二，为宿食化热成燥，由燥成实。总之，凡是未经太阳或少阳的传经过程而形成的阳明病，均为正阳阳明。然而，"未经太阳或少阳的传经过程"并不排除外邪直犯阳明，因胃阳亢盛之人，易感燥热之邪，与积滞相搏，阻滞肠道，而成燥热里实、腑气不通之候，即"胃家实"是也。

"胃家实"与提纲同义，故可与提纲互参。因燥热发自阳明者，更具有明显的阳明病特征，故与提纲并论，互相发明，而非提纲之外另有"胃家实"也。③"少阳阳明"是由半表半里热证进一步发展，转化为阳明里热实证。少阳主相火，治宜和解清热，如误用发汗、利小便等法，重伤津液，则火热易于化燥，归并阳明。胃肠受燥热搏击，必不能传化，壅而成实，大便不通，即"胃中燥烦实，大便难"是也。"大便难"为阳明病的主要症状之一，可与"胃家实"对勘。

本条是相对其他内容而言的描述方法，不能绝对看待。也就是说，不论是太阳阳明还是正阳阳明，亦或少阳阳明，其所成之证候，均有"脾约""胃家实""大便难"之可能，读者不得以词害意，更不得以固定来路而限制其病证。参考后文相关条文之阳明病，缘于太阳病汗下之后，其证有"不更衣，内实，大便难"等，可资为证。如果将三者相互比较，当以正阳阳明的证候为最重，太阳阳明和少阳阳明则稍次之。不过，这也仍是相对而言，不能绝对看待。

原 文

阳明之为病，胃家实是也。

释 义

阳明病提纲。

宋版将此条列为阳明篇第二，而《金匮玉函经》《千金翼方》则以此条冠于阳明篇之首。后世注家多谓此条为阳明病提纲。阳明胃腑为水谷之海，多气多血，又位居中焦，主土，万物所归，无所复传。若阳明化燥，则积滞尽归中土，留而不传；或燥热炽盛，充斥全身，均系实证，故历来以此条为阳明病提纲。

胃家，包括足阳明胃和手阳明大肠。《灵枢·本输》谓："大肠、小肠，皆属于胃。"盖胃腑下连小肠、大肠，俱为传化之腑，更实更虚，生理功能彼此密切配合，故在功能上大肠小肠亦皆属于胃。实，为邪气实，《素问·通评虚实论》谓"邪气盛则实"，但此处也寓有正邪抗争有力之意。盖阳明主燥，邪入阳明，多从燥化。燥化则邪热炽盛，津液受伤。其为病有二：一是燥热亢极，充斥全身内外，症见大热、大渴、大汗、脉洪大等，此时胃肠虽无积滞，但邪热炽盛。《素问·热论》描述阳明病为"身热，目

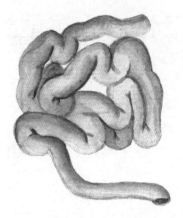

疼而鼻干，不得卧也"。二是燥热之邪与胃肠宿滞相搏，结为燥屎，以致肠道不通，见腹满硬痛、不大便，甚或谵语、潮热等，形成腑实热结。以上阳明燥热之邪充斥，以及肠道燥结不通，皆为邪气实，故阳明病以"胃家实"为提纲。

提纲者，提挈一经病证之纲领也。张仲景列六经之提纲，多以脉证论病机，而此处却以病机推脉证，这并非体例不严格，而是要使读者广开思路，避免偏见，以掌握辨证之要点。"胃家实"反映了阳明病的病变部位与病变性质，是对阳明病主要病机及病证的高度概括，这对揭示阳明病的病机实质确有帮助。因阳明燥化太过，易于形成燥热实证，为阳明病之特征，故标于提纲之中，以明确疾病本质，能一语破的。但这并不意味着阳明病只此一种病情，它还有湿热证、瘀血证、虚寒证。任何脏腑的功能都有太过与不及，其感受的病邪既有燥热，也有寒湿，故其为病，亦有胃中虚冷与阳明中寒等。因此，要全面认识阳明病的实热证与虚寒证，既不可因阳明病提纲的"胃家实"而否定虚寒证，也不可以胃虚寒证而怀疑燥热实证为阳明病的主要特征。对"胃家实"要灵活看待，这就是所谓"心有灵犀一点通"。

原　文

问曰：何缘得阳明病？答曰：太阳病，若发汗，若下，若利小便，此亡津液，胃中干燥，因转届阳明；不更衣①，内实②，大便难者，此名阳明也。

注　释

① 不更衣：不大便。更衣，即换衣服。古人上厕所后有更换衣服的习惯，所以"更衣"是对大便的雅称。

② 内实：指肠道有燥屎结滞不下。

释　义

太阳病误治伤津而转属阳明病。

阳明病的成因不一，前面已有说明。本条进一步讨论太阳病转属阳明的过程及其机制。

太阳病若汗不得法，或错误地用了泻下与利小便的方法治疗，不仅其病不解，反而伤亡津液。阳明主燥，喜润而恶燥。胃为水谷之海，亡津液者，首先伤亡肠胃的津液，以致肠胃干燥，大便不下，而转属为阳明病。"转"，是指病证中太阳向阳明的转变；"属"，是指病变已归属于阳明，意味着阳明腑实已成，燥屎结于肠胃，腑气不通，所以"不更衣"。因古人上厕所有更衣的习惯，故"不更衣"即不大便的雅称。"不更衣""大便难"是言证候，"内实"是对病变实质的概括。见到以上证候，即可确诊为阳明病无疑，故曰"不更衣，内实，大便难者，此名阳明也"。

太阳病发汗，原属正治之法，为什么会转属阳明呢？因为发汗总以遍身微似有汗者为佳，而实际使用过程中却常有太过与不及。若发汗不当，则祛邪之法反成引邪入里之弊。汗出津伤，更兼邪气入里，则易于化燥而转属阳明。或应汗反下，更易引邪入里，促使病邪化热化燥。或利小便而损伤津液，也促使病邪化燥化热而入里。燥热与糟粕相搏，致腑气结塞不通，而为阳明病。是误治虽有不同，而病情转归则一。推而论之，不拘误治与否，亦不拘何种误治，只要病情演变，化热入里，形成燥热实证，便是阳明病。

原 文

问曰：阳明病，外证云何？答曰：身热，汗自出，不恶寒，反恶热也。

释 义

阳明病外证总结如下。

上条论述了阳明病的成因及其内实的见证，本条接上条以补充阳明病的外证。外证与表证含义不同，表证是对邪在肌表的所见脉证的概括，具体指太阳病；而外证则是里证表现于外的证候。里热外达，外证必见身热。三阳受邪虽俱见发热，但热型各有不同。太阳病为邪伤营卫，阳郁于体表，故见"翕翕发热"；少阳病为邪在半表半里，正邪分争，故见"往来寒热"；而阳明病则为邪结于里，热由里向外腾达，故表现为"蒸蒸发热"，即像炊笼之热气腾腾。若以手扪病人皮肤之热比较，太阳病初扪尚觉灼手，但扪之时久则热度渐逊；而阳明病之热，则扪之愈久，热感愈甚。以此可作临床鉴别。阳明里热外蒸，逼迫津液外泄，必见汗出，故汗出亦为阳明外证之一。六经为病见汗出者，非仅阳明一经。太阳病中风证有自汗漐漐；少阳病有合目汗出，少阴病亦有因阳虚不能固表的自汗出等，但均不及阳明病汗出为甚。阳明病由于里热炽盛，不断地向外发越透达，迫使津液大量外泄，而表现为汗出连绵不断，所谓"阳明病，法多汗"，其理即在于此。阳明病的汗出虽有一定的散热作用，但其热并不因汗出而退，这又与太阳表证之热随汗解不同。"不恶寒，反恶热"是阳明病与太阳病以及少阳病的鉴别要点。病在太阳，发热与恶风寒同时并见；邪在少阳，正邪交争于半表半里，故寒热往来；而阳明则由于热结于里，里热外达，表里俱热，故不恶寒、反恶热，此乃阳明确实不移之候。盖不恶寒，则表证已罢，悉入阳明，并与三阴无关。恶热之前加一"反"字，是画龙点睛之笔，可将太阳之恶风寒与阳明之恶热的本质揭示无遗。

或谓三阴病症有时也可发热，然而三阴证之发热者，不外以下几种情形。其一，三阴证兼表，有发热恶寒之可能，然必与阴寒证并见；其二，少阴、厥阴热证，以邪从热化，故有发热，然必与该经证候齐发；其三，少阴、厥阴之阳气未复，于厥利脉微诸证中，见发热，四肢转温等，是病情向愈之佳兆；其四，阴盛格阳，或阴盛阳脱证，以其残阳外扰，而有假热外见。这些发热，与阳明燥热有性质上的不同，必须予以严格鉴别，切勿混淆。

阳明燥热反映于外的症候，表现多端，何以确定以上诸证为外证？如上所述，此证足以独立于其余五经之外，并完全具备阳明特征，为外邪深入阳明化热化燥之标志。换言之，凡具此证者，皆可称为阳明病。至若潮热、谵语之类，亦为阳明外见之象，于外证中不加标明者，是因病情显著，已入危重之期。若必持危重证毕见，方识阳明面目，岂不晚矣？

原文

问曰：病有得之一日，不发热而恶寒者，何也？答曰：虽得之一日，恶寒将自罢，即自汗出而恶热也。

释义

阳明病初起恶寒。

据上条所述，阳明病外证本应见身热、汗自出、不恶寒、反恶热。而今"病有得之一日"，即阳明病初起，却见不发热而恶寒。这说明疾病的变化是复杂的，其临床表现既有普遍规律，也有特殊性。据本论所载，阳明病而见恶寒证的有两种情况。一种情况是由于阳明内热蒸腾，大汗出使腠理开泄，卫表不固而见背微恶寒者；另一种情况即本条所述，在阳明病初起阶段，亦即经表之邪欲向阳明之里传变，而又未完全入里之时，由于经表仍有邪气，故亦可见短暂恶寒。但由于阳明里热开始形成，故这种恶寒的时间不长，很快就将自行解除，而出现身热、自汗出、不恶寒、反恶热等阳明病的典型症候。

"病有得之一日"是病程尚短，为阳明初感外邪之时。唯其初感，病证尚在演变过程之中，故有不典型症候，即不发热而恶寒。从形象而言，此时虽有轻微恶寒，但常兼舌红、烦躁之象，故不同于太阳病之啬啬恶寒，亦非三阴病之形寒怕冷。从过程而言，阳明病初起恶寒，一般为时短暂，往往不经治疗，迅速自行消失。从病机而论，病入阳明无非燥热。既属燥热，何以恶寒？盖外邪初入阳明，气机闭遏，未得伸展，故有短暂的轻微恶寒现象。阳明燥化较为迅速，故已入之邪旋即化燥；未入之邪可继续深入，无须多时，则阳明燥热明显，其本象发露于外，则恶寒自行解除，即自汗出而恶热也。据本条全部演变过程来看，病至自汗出而恶热阶段，诊断为阳明病，应无疑难。然则初时恶寒而有热象隐伏其中之时，亦能知其阳明病将至，提高预见性，才是明智之举。

• 原　文 •

问曰：恶寒何故自罢？答曰：阳明居中，主土①也，万物所归，无所复传，始虽恶寒，二日自止，此为阳明病也。

• 注　释 •

① 主土：根据五行学说，土是五行之一，土的方位在中央，脾、胃同属于土，所以有"阳明居中主土"的说法。由于脏腑生理功能及病理机制不同，所以又有脾属己土（阴）、胃属戊土（阳）的区别。

• 释　义 •

阳明病恶寒自罢的机制。

本文接上条论述阳明病恶寒自罢的机制。恶寒为什么会自行解除？张仲景以五行学说解释了其病变机制。阳明居于中焦，按五行属性，归类属土，这就是"阳明居中，主土"的意思。阳明胃是五脏六腑之大会，为水

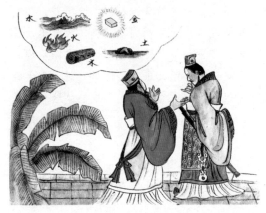

谷之海，营卫气血生化之源，其性能就如五行的土一样，既能长养万物，也是万物之归宿，故曰"万物所归"，这主要是从生理方面来讲的。若就病理而言，邪传阳明，形成燥热结实，燥屎留而不去，此即所谓"无所复传"。也就是说，胃家之实，别无去路。以此说明有形之邪在胃腑凝结的时间较长，有六七日、八九日，甚至直到津液亏耗、正气受伤、生命垂危之时，其主要矛盾仍为阳明胃腑之燥热实证。

正因为阳明病初得病时，阳郁不伸，故可见短暂的轻微恶寒，待里热外发，则恶寒自止而转见汗出恶热之证。这种"始虽恶寒，二日自止"的证情，正反映了阳明病的特点，据此即可确立诊断，故曰"此为阳明病也"。

本条所论病机，属于阳明燥化，故不论时间长短，恶寒皆得自罢，而见阳明特征。其时间长者，变化过程明显，易察易觉。其时间短者，变化过程匆匆而过，前后病情似乎一体，难以辨明，故特设问答以明之。病初恶寒，其迅速自罢者，为阳明燥气偏盛，太阴湿气不及，不能滋润胃燥，故燥热亢极，有如焦燎之势。有热邪发自中焦者，其化热化燥更速，则恶寒必将自罢。阳明中土为"万物所归，无所复传"，是揭示阳明病变化的主流，即阳明病演变的一般规律。如果清下太过，损伤阳气，也有传陷三阴之可能，并非一概不传。

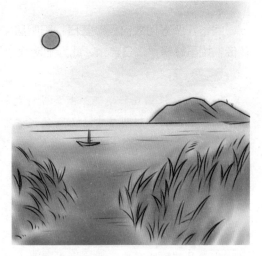

● 原 文 ●

本太阳，初得病时，发其汗，汗先出不彻①，因转属阳明也。伤寒发热无汗，呕不能食，而反汗出濈濈然者，是转属阳明也。

● 注 释 ●

① 不彻：不透彻。

● 释 义 ●

太阳病汗出不彻及伤寒邪热亢盛均可转属阳明。

本条可分两部分来读。第一部分说明当太阳病初起之时，汗而发之，本为正治之法，然而汗出不透彻，病邪入里化热，归于阳明，故曰"因转属阳明"。何谓汗出不彻？如汗出过少，或为时过短，或乍出乍收，或微汗而未至遍身絷絷等皆属之。如此不能达到腠理宣畅，正气鼓邪外出，邪去人安之目的。病邪稽留，随胃气偏盛，而转入阳明。第二部分说明太阳伤寒发热无汗，按治法亦可汗而发之。所谓体若燔炭，汗出而散。而原文未及发汗与否，是病转阳明，未经误治可知。大凡病邪传变，在阳旺者，多入三阳之腑；阴盛者，多入三阴之脏。今阳旺而入阳明之腑，何以明之？盖初病即呕不能食，则胃阳偏旺，气逆而不受纳之机，已隐伏其中。本来无汗，而至反汗出濈濈然，是必太阳之恶寒已罢，而见发热汗出、不恶寒、反恶热等，则病毒悉入阳明无疑。

● 原 文 ●

伤寒三日，阳明脉大。

● 释 义 ●

阳明病主脉。

"伤寒"应理解为广义伤寒。"三日"亦约略之数，言其经过一段时间，不可依日程而计传变之期，是否传至阳明，要以脉证为据。"脉大"，是言脉形宽阔洪大，其势如波涛汹涌。阳明为水谷之海，多气多血，阳气最盛，病入阳明，正邪斗争有力，正盛邪实，阳热亢盛，气血鼓动于外，故脉应之而大。"大"为阳明主脉，故诊得脉大，而知燥热之盛于中也。《素问·脉要精微论》曰"大则病进"，王冰注云"大为邪盛，故病进也"。此虽不专为阳明病立言，然阳明病邪盛正实而脉大，与此相符。阳明无形燥热充斥，内外鼓动，则脉之将至，犹洪水拍击，因见洪大滑数之象。但由于病程短，邪陷时间不长，仍在阳明气分，而未与糟粕凝结，故仅为弥散之热而尚未敛结成实，故只能见到洪大之脉，而不能见到实脉。洪大脉与实脉不同，李濒湖做了比较："洪脉来时拍拍然，去衰来盛似波澜，欲知实脉参差处，举按弦长幅幅坚。"说明洪脉是浮取有力，脉形宽大，而实脉则是举按皆有力，脉形弦长。

● 原 文 ●

伤寒，脉浮而缓，手足自温者，是为系在太阴。太阴者，身当发黄，若小便自利者，不能发黄。至七八日，大便硬者，为阳明病也。

● 释 义 ●

太阴病转属阳明的临床特征。

本条论述太阳与太阴、太阳与阳明的脉证鉴别方法，说明阴阳病证有出入转化之机，并重点讨论太阴病转属阳明的临床特征。

太阳表实证之伤寒，当见脉浮而紧。若见"脉浮而缓"，即脉由紧变缓，说明太阳之寒邪已经化热。表邪化热则脉变缓而有入里之机，入里又有阴阳之别，入阳明少阳者为阳也，入少阴太阴者为阴也。入何经都有其特殊的证候表现，是为辨证之根据。如果见有口苦、咽干、目眩、心烦喜呕、嘿嘿不欲饮食为传于少阳；如见有一身手足尽热、烦躁、汗出而渴，的为转入阳明；如见有脉微细、但欲寐则为传于少阴。今见手足自温而身不发热，又手足不厥冷的，则知是脾经有热的表现，故谓"系在太阴"。"系"者，联系之意。这里讲的是太阳之邪化热入里而联系于太阴。

太阴为阴土主湿。若脾经热邪影响运化水湿的功能，则热与湿合，湿热蕴郁熏蒸，"身当发黄"。言外之意，必见无汗、小便不利等证。如果小便自利，说明湿有出路，故"不能发黄"。若湿去热留，至七八日，太阴之热不解，外出阳明，从燥化而见大便硬者，则是太阴转出阳明，形成了胃家实证，故"为阳明病也"。

本条反映阴阳表里病证在其发展过程中，依据一定条件可以相互转化，表证可以入里，里证可以出表；阳病可以转阴，阴病亦可以转阳，这种相互转化的规律，在六经病中具有普遍意义。

◆ 原　文 ◆

伤寒转系阳明^①者，其人濈然微汗出也。

◆ 注　释 ◆

① 转系阳明：转入阳明。

◆ 释　义 ◆

伤寒转系阳明的症状。

本条以"伤寒"二字冠首，未必专指太阳伤寒，应理解为广义伤寒，即外感热病的总称。凡病转阳明，皆得濈然汗出，非独太阳。伤寒转系阳明，必然燥热蒸迫津液，出于肌腠，故汗出为阳明病的特征之一。"濈然汗出"，是形容持续微汗貌。本条文字简略，言阳明主症，仅及"濈然微汗出"一端，须知阳明之汗，必然发热不恶寒，反恶热，否则即令汗出，未必便是阳明。此外若属阳明无形燥热，多伴口渴，脉洪大等；若属燥热与有形之积滞相搏，多伴腹满硬痛、不大便、潮热谵语等，故需前后互参，综合全部脉证辨析，方能准确无误。

◆ 原　文 ◆

阳明中风，口苦，咽干，腹满微喘，发热恶寒，脉浮而紧，若下之，则腹满小便难也。

◆ 释　义 ◆

阳明病忌下之太早。

阳明中风乃为阳邪所伤，而与伤寒不同。阳邪伤人，易于化热。阳明在外之邪不解，故见发热恶寒、脉浮而紧。这里需要指出的是，阳明之脉浮紧与太阳之脉浮紧不同。太阳脉浮主表、紧为寒，即风寒伤于体表的脉象；而阳明脉浮表示在外之邪不解，紧主里实，故其人必大便秘结。治应先解其表，后攻其里，或者表与里两解。倘若以其有腹满微喘、大便秘结之里

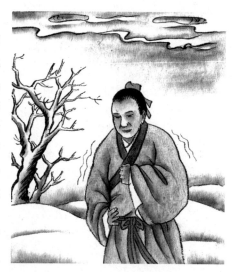

证，而忽视寒热脉浮之表证，急用泻下之法，则为下之太早。下之太早，则使在外之邪乘机内陷，聚集于里，而使病情加重。热更盛，里益实，故腹满不解；热盛津伤，则小便难。

有的注家认为本条是三阳合病，即发热、恶寒、脉浮紧为太阳病；口苦咽干为少阳病；腹满微喘为阳明病。虽对病证的解释有所不同，但对不能过早使用下法的认识还是一致的。

发汗与泻下是两种不同的治法。病在太阳之表宜汗；病在阳明之里宜下。前人谓伤寒下不厌迟，汗不厌早，是根据伤寒病的特点总结出来的经验之谈。说明及时解除表邪，使之不至于内传，故要早发汗；而当有表邪存在，或里犹未成实之际，则又不宜下之过早，以防引邪入里或损伤脾胃阳气。不当下而妄下之，必正虚邪陷，津液损伤，而使腹满加重，小便难也。

· 原 文 ·

阳明病，若能食，名中风；不能食，名中寒。

· 释 义 ·

辨别阳明中风与中寒的方法。

胃主受纳与腐熟水谷。因此，胃有寒热则必然反映到饮食方面来。阳明中风，风为阳热之邪，热则消谷，故"能食"；若中寒，寒为阴邪，易伤胃中阳气，胃阳受伤则不能腐熟水谷，故"不能食"。

阳明病的来路有二：一为传经之邪，一为本经受邪。一般认为，传经之邪多为化热之后而传于阳明；本经受邪则不然，可受于热，亦可中于寒。本条以饮食情况来辨寒热，主要是针对阳明自身受邪而言。然而，辨证的指导思想应该是"外因是变化的条件，内因是变化的根据，外因通过内因而起作用"。因此，无论是传经还是自受，归根到底是与人体胃气的盛衰有关。

胃为水谷之海，以其阳气充足而能纳食、腐熟。病入阳明，损伤胃气，影响纳谷，故可从能食还是不能食来探测胃阳之盛衰、胃腑之冷暖、胃气之强弱，此法既朴素又灵验。在阳明中风者，风为阳邪，主乎动，胃阳为之鼓动，故能进食。然毕竟由阳邪所致，故能食者，并非平人能食，就临床表现而言，约有数端：其一，病邪不重者，饮食大致如常；其二，病重者，纳食虽不能与平人相比，但较诸寒证，则尚能进食而已；其三，胃中邪火亢盛，鼓舞胃肠，故善饥，此为消渴，属杂病范畴，非外感所致。总之，风热之邪侵犯胃腑，饮食情况大抵如此，概以"能食"名之。在阳明中寒者，寒为阴邪，主静，又因寒踞胃腑，其阳必衰，阳衰不能消谷，故不能食者，名"中寒"。

原　文

阳明病，若中寒者，不能食，小便不利，手足濈然汗出，此欲作固瘕[①]，必大便初硬后溏。所以然者，以胃中冷[②]，水谷不别[③]故也。

注　释

①欲作固瘕：即将作固瘕而未成，是因胃中虚冷、水谷不消化而结积所形成的一种病患，其特征为大便初硬后溏。

②胃中冷：胃中虚寒。

③水谷不别：大便中有不消化的食物与水液杂下，因水湿不能从小便而去，导致与不消化谷物相混。

释　义

辨阳明中寒欲作固瘕及其发生机制。

阳明中寒，胃中必冷，腐熟无权，故不能食。然阳明胃与太阴脾以膜相连，同居于中焦，病变常相互影响。胃寒及脾，脾运失职，水谷不别，清浊不分，则见小便不利，大便溏泄而水谷夹杂。由于胃中冷，寒气凝结，则又可见大便初硬后溏而"欲作固瘕"。"固瘕"为证候名，固则定而不移，瘕寓假象，时聚时散。此乃欲作而未作之证。欲作者，言其脾胃有寒，谷食不化，寒主凝敛，有将作之势也。未作者，终因水谷混杂，清浊不分，大便初硬后溏，尚可排出故也。反映其阳虚不能化的特点，与阳明的燥热实证有本质区别。阳明主四肢，四肢为诸阳之本，胃阳虚不能敛摄津液，故手足渗出冷汗而濈濈然。"以胃中冷，水谷不别故也"，是对小便不利、大便初硬后溏等证的病机概括，指出以上诸证皆胃脾虚寒、腐熟运化无权所致。

此言胃中虚冷，手足濈然汗出，而阳明腑实亦有手足濈然汗出，何以别之？曰：彼之濈然汗出，根源在阳明燥实，其证虽或不能食，然腹满硬痛，不大便，小便数，甚或潮热谵语、舌苔黄燥、其脉沉实，自是热实之象。此之手足汗出，根源在胃中虚冷，以水谷不别、不能食为主证，且小便不利、大便初硬后溏、苔白脉弱，自是寒冷之征。

原 文

阳明病，初欲食，小便反不利，大便自调，其人骨节痛，翕翕如有热状，奄然①发狂，濈然汗出而解者，此水不胜谷气②，与汗共并，脉紧则愈。

注 释

① 奄然：即突然。

② 谷气：一般指水谷之精气，此处指人体之正气。

释 义

辨阳明病水湿郁表。

阳明病中寒，本不能食。今欲食者，说明寒去而胃阳得复。若阳复太过而从燥化，则小便数多而大便当硬，今小便反不利而大便自调，说明湿热内蕴而未成燥实。湿留关节，筋脉不利，故骨节疼痛；湿热郁蒸，则"翕翕如有热状"。由于胃阳得复，正气充盛，能以祛邪外出，湿热邪气得以外越，其人则可突然狂躁、濈然汗出而愈。"此水不胜谷气"，是作者对本病自愈机制的概括说明。阴不胜阳，有胃气为盾，故其病向愈。

本条承阳明中风之意，伸言水湿郁于肌肉骨节，犹是表浅之证。阳明初病欲食，是为阳明中风，知胃气尚强；大便自调，知腑中尚未结实。一

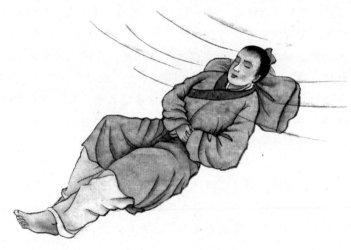

般而论，若小便自利，则湿有出路，阳明虽受风邪，而无水湿之患。今小便不利，则水湿停留，复因风邪所激，则水湿郁于表分，而流注肌肉关节，故有骨节或肌肉疼痛。水湿停留，外不能发泄，内不能通利，便郁蒸于表，化而为热，故翕翕如有热状，此为水湿郁于肌肉关节所致，脉必不浮，亦无恶寒等证。因病人胃气尚强，腑中亦无燥结，正气抗邪，正邪激烈交争，心神一时为之扰乱，故奄然发狂，为时暂短，狂躁后，必然汗出邪解，则诸证随之而愈。其汗出者，乃正胜邪却之象，亦水湿得以宣泄之机，故曰"水不胜谷气，与汗共并"。"脉紧则愈"是补述正邪交争时之脉象，为正气振奋、祛邪有力之反映。

关于"脉紧则愈"，历代医家认识不同，有的认为，紧言脉象有力，是邪去正复的标志，故脉紧则愈；也有的认为，寒邪为病，多见紧脉，今胃阳来复，阳能胜阴，故当为"脉紧去则愈"；还有的认为，脉者，血脉也，因阳气得复，血脉紧因而外邪不入，故病愈等。尽管诸家见解有所不同，但就其正胜邪却这一点来讲，则是一致的。

原　文

阳明病，欲解时，从申①至戌②上。

注　释

①申：15～17时。
②戌：19～21时。

释　义

阳明病欲解时。

"申至戌"是指申、酉、戌3个时辰，即现代计时法的15～21时。这段时间，正是太阳落山前后的6个小时。自然界的阳气由午后的隆盛状态逐渐衰减。阳明病本属阳热过亢之实证热证，此时在里之邪热也顺应自然界阳气之衰减而下挫，有利于泄热于外，故为

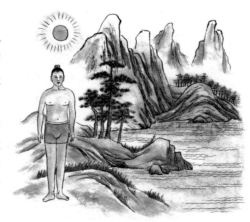

阳明病欲解时。

通常认为，阳明胃属燥金。金气旺盛之时，在于酉时前后。六经之气均有旺时，与自然界六气相应。"从申至戌上"这段时间，人体正气可借助于自然界旺气而有利于阳明病外泄。古人常从"天人相应"的角度认识人体的生理功能和病理变化，但论述得比较抽象。张隐庵曾经对此做过解释："日西而阳气衰，阳明之所主也。从申至戌上，乃阳明主气之时，表里之邪欲出，必随旺时而解。"此说有助于加深对本条文的认识和理解。

● 原 文 ●

阳明病，不能食，攻其热必哕①。所以然者，胃中虚冷故也。以其人本虚，攻其热必哕。

● 注 释 ●

① 哕：呃逆呕吐。

● 释 义 ●

胃中虚冷及误下后的不良后果。

阳明病不能食，本为胃中有寒所致。若误认为是胃家实热，用苦寒药攻之，则必使中气更虚，胃寒益甚。胃寒气逆则发生呃逆呕吐之变，即所谓"攻其热必哕"。"所以然者，胃中虚冷故也。以其人本虚，攻其热必哕"为自注句，说明产生哕证的原因。这里有两方面的因素：一是胃中虚冷，属于内因；二是外受寒邪或治以寒凉药物，内外合邪，使寒者更寒，胃气上逆，则成哕逆。

阳明病"不能食"：有的属于燥屎阻塞，腑气不通；有的属于胃中虚冷，不能纳谷。情形较为复杂。本条之"不能食"，属于胃中虚冷，从"攻其热必哕"可知，如果不能食是因为燥热结实，则攻其热必因胃气和而纳食。今攻其热反发哕逆，知胃气本为虚冷，攻之更伤其气，故"不能食"而"哕"。阳明腑实证也有"不能食"，但与本证大有区别，除不能食外，当有腹满硬痛、不大便、潮热、谵语、脉沉实、苔黄燥等，如原文"阳明病，谵语有潮热，反不能食者，胃中必有燥屎五六枚也"，应予以鉴别。

● 原 文 ●

阳明病，脉迟①，食难用饱，饱则微烦，头眩②，必小便难，此欲作

谷疸 ③。虽下之，腹满如故，所以然者，脉迟故也。

注 释

① 脉迟：脉搏跳动缓慢。

② 头眩：头昏眼花。

③ 谷疸：因水谷湿邪郁滞而导致的黄疸。谷疸根据其性质有湿热与寒湿的区分，此处指后者，即寒湿黄疸。

释 义

寒湿郁滞欲作谷疸。

阳明病脉迟，迟主寒，为阳明中寒之象。本证脉迟腹满，系中阳不足，寒湿内阻所致。如因腹满而误下，则中焦更受损伤，而腹满如故。由是言之，寒湿之脉迟，必迟而无力。一般来讲，阳明中寒本不能食，此虽能食，但不能饱食，即所谓"食难用饱"，说明胃气虚寒，腐熟无权。若强求饱食，则虚弱的胃气就会被谷气所抑制，胃气郁遏，水谷不能化生精微物质，而反变生湿邪。寒湿凝滞，影响气机升降，胃气壅遏，则发微烦；清阳不能上荣头目，则头眩；下焦之气不行，水道不通，则小便难。寒湿郁滞不化，久之则有可能发生黄疸，故谓"此欲作谷疸"。"欲作"，是将作而未作之意。据《金匮要略》所述，谷疸生于脾胃，由"风寒相搏……谷气不消，胃中苦浊，浊气下流"所致。发黄有多种原因，但因湿邪蕴郁而发者，常有两种：一是湿热熏蒸，发为阳黄；二是寒湿郁滞，发为阴黄。据上述脉证，此之谷疸当属阴黄。寒湿发黄，应治温中化湿，兼以渗利。若因其微烦、腹满等而误认为是阳黄，妄用苦寒泻下，则不仅不能祛除寒湿病邪，反而还会更伤脾胃阳气，使寒湿郁滞更甚，故曰"虽下之，腹满如故"。从"腹满如故"可知，前证中有腹满，下后腹满不仅不减，反而更加严重。为什么欲作谷疸的腹满不能用泻下？其原因就在于本证属于脾胃阳虚而兼有寒湿凝郁。"所以然者，脉迟故也"，是通过脉象探测病机，借以申明寒湿发黄不可下的道理。

原 文

阳明病，法多汗，反无汗，其身如虫行皮中状者，此以久虚故也。

释 义

以有汗与无汗辨阳明病之虚实。

阳明病，一般是指胃肠燥热实证。胃为水谷之海，是津液化生之源。阳明热盛，蒸腾津液外越，必见濈濈然汗出，或大汗出，故汗出被列为阳明病的重要外证之一。三阳为病，均有发热、汗出，但各有各的特点。太阳病见汗出者，为中风表虚证；无汗者，为伤寒表实证。阳明病"法多汗"，是讲阳明热实证的一般规律是多汗，而今无汗，故曰"反"。阳明病无汗，常见于以下两种情况：一是湿热蕴郁，不能泄越，而致发黄，可见无汗或仅头汗出而身无汗；二是本条所述，因阳明气虚，水谷无以化生津液，则无以作汗。因虚不仅无汗，同时还有"身如虫行皮中状"之感。"皮中"，即皮肉之间。阳明之气主肌肉，阳明气虚，津液不足，无以作汗，热邪不能透发外出，壅遏于肌表，故身痒"如虫行皮中状"。因为中虚并非短期形成，故曰"此以久虚故也"。

《伤寒论》中二阳并病，也有身痒证，与此条病机不同。彼证身痒，虽二阳并病，而阳明里热不重，因发汗不彻而邪郁肌表，太阳证候未罢，其身痒之机制，重在表郁不宣，故宜小发其汗。此证无太阳之表，而属阳明之里，但以久虚无汗，热不透达而身痒，故不可发汗，而宜清热益气生津。

阳明病无汗，尚有兼太阳之表未罢以及湿热熏蒸发黄者，需作鉴别，不得概以久虚论之。

• 原 文 •

阳明病，反无汗，而小便利，二三日呕而咳，手足厥者，必苦头痛；若不咳，不呕，手足不厥者，头不痛。

• 释 义 •

阳明虚寒夹寒饮上犯。

阳明病法多汗，本于燥热。而反无汗者，则非虚即湿。今小便利，说明三焦水道通利，可知本证非湿郁之患，而属阳明虚寒。阳明虚寒，腐熟无权，则易生水饮。寒饮上犯，使胃气上逆则作呕；使肺气不降则作咳；上蒙清阳则头痛；胃气虚寒，不能充养四末则手足厥冷。然而阳明胃气，毕竟还没有一蹶不振，若阳明气虚不甚，内无寒饮，则不呕、不咳，手足不厥，头也不痛。

三阳病均有头痛，太阳头痛以头项为主，且伴发热、恶寒、脉浮等；阳明头痛，以额颅为主，属寒饮者，其证如本条所述；少阳头痛，多在两侧，且伴口苦、咽干、目眩或往来寒热等症状。

原　文

阳明病，但头眩，不恶寒，故能食而咳，其人咽必痛。若不咳者，咽不痛。

释　义

阳明热邪上扰。

足阳明胃脉之支，从大迎前下人迎，循喉咙。手太阴肺经起于中焦，下络大肠，还循胃口，上隔属肺至喉部。可见肺与胃以经脉相连，关系非常密切。若阳明内有邪热，热邪上迫于肺，肺失清肃则咳，热邪循经上咽喉，则咽喉作痛。上条阳明有寒，则寒饮上犯清阳而苦头痛；本条阳明有热，易动风阳，上扰清空，故头目眩晕。阳明热盛于内而蒸腾于外，故不恶寒。阳明热盛，能消磨水谷，故能食。

本条实为阳明热证的补充，与上条比较：从病因病机来讲，一为虚寒夹饮上犯，一为实热夹风上扰。从症状表现来看，一为不能食，一为能食；一为手足厥冷，一为不恶寒；一为苦头痛，一为苦头眩。两相对比，可加深认识。

原　文

阳明病，无汗，小便不利，心中懊憹者，身必发黄。

释　义

湿热发黄的成因及先期症状。

阳明病无汗，或因于虚寒，或因于湿郁。本条所论乃阳明之热被湿邪所郁遏，湿热纠缠，难解难分，热不得越，湿不得泄，故身无汗；或即使有汗，也只是头汗出，齐颈而还，余处无汗。湿热蕴郁于里，三焦水道不通，故小便不利。湿热蕴郁内扰，故心中懊憹而烦郁特甚，若湿热不解，蕴郁熏蒸，影响胆液的正常排泄，则身必发黄。湿热发黄之因，在于湿热交阻而不能泄越，故这里的"无汗，小便不利"既是证候，又足以说明病因病机。"心中懊憹"是湿热蕴郁不能泄越的必见证，故亦常是湿热发黄的前驱证候。

阳明主燥化，燥热亢盛，逼迫津液外出，则多汗；汗多而小便利，其病多易燥化，而不发黄。然其病并非全从燥化，若太明湿盛，则脾失转输之职，以致小便不利，湿邪内停，湿热相合，胶结不解，气机阻滞，其身无汗。小便不利，则湿热无下行之路；无汗则湿热亦无外泄之机。因而湿热愈重，熏蒸肝胆，以致胆汁外溢，而为身黄、目黄、尿黄之证，即黄疸。此类发黄属于阳黄，常伴有胸脘痞闷、恶心呕吐、发热、无汗，或头汗出、腹满便秘、溲赤而短少、舌红、苔黄腻、脉濡数等。

心中懊侬是发黄的主证之一，但此症还可见于虚烦、结胸、阳明病等，总由热郁所致。本证应与栀子豉汤证鉴别。彼证为无形邪热上扰所致，虽心烦懊侬，却不发黄，亦无湿郁之征象。本证由湿热熏蒸而成，其心中懊侬必伴有目黄、身黄、尿黄等发黄症状，且有明显的湿热征象。由于湿热交结，热欲外发，但又被湿邪壅遏而不得泄越，故其人烦郁特甚而有无可奈何之感。

原文

阳明病，被火，额上微汗出，而小便不利者，必发黄。

释义

阳明病误火导致发黄。

阳明病发热常为蒸蒸而热，或伴有濈然汗出。但也有发热而不汗出者，此即湿热蕴结之证。若不明此理，而将阳明湿热认作表热，或以火劫发汗，则误之甚也。《伤寒论》中曾言："火气虽微，内攻有力。"因而导致阳明之热更盛。阳明之热的发展有两种机转：一为热从燥化，即热迫津液外泄，汗出津伤，胃中干燥，大便硬结，形成腑实证；二为热与湿合而变为湿热证。今阳明之热虽盛，但被湿邪所郁遏，不能外越而为汗，故周身无汗，仅是额头微汗出，而且小便不利。热不得越，湿不得泄。湿热相蒸，故身必发黄。

原文

阳明病，脉浮而紧者，必潮热[①]，发作有时；但浮者，必盗汗[②]出。

注释

① 潮热：发热定时而作，犹似潮水如期而至。
② 盗汗：寐中出汗，犹如盗贼出没于夜间一般。

释义

阳明病浮脉辨证。

浮紧之脉，多见于太阳病伤寒表实证。但阳明病有时亦可出现浮紧之脉，此则非风寒所致，而是里热邪实的征象。阳明热盛，充斥表里内外，其脉应之而浮；紧脉主邪气实。潮热亦为阳明腑实燥结之征，发作有时者，谓发热盛于申酉之时，仍是对潮热的具体描述。若其脉不紧，但浮，是阳明之热虽盛，而腑未结实。不见潮热，亦是热而未实之象。脉浮主表是言其常，主里热则是言其变。盗汗也是热盛于里而逼迫津液外泄使然。寐则阳入于阴，卫表不固，邪热逼迫津液外泄，故睡中汗出。就病机而论，盗汗可分多种，并非阴虚所独见，临床必须参合全部脉证判断。如属于阴虚盗汗，必有阴伤之象；如属于阳明盗汗，必有燥热之征。

原　文

阳明病，口燥，但欲漱水，不欲咽者，此必衄。

释　义

热入血分致衄。

阳明病因燥热亢盛，消耗津液，故口渴常为主证之一，尤以白虎汤证为甚，所云"大烦渴不解""渴欲饮水数升者"是也。此为热在气分，以气分燥热，汗出又多，则津液耗伤严重，故饮水自救。热入血分，阴液未有不伤者，但因血属阴类，血热蒸腾，营阴尚能敷布，故渴反不甚，但欲漱水不欲咽。因热入血分，血热妄行，灼伤阳络，故为衄血。

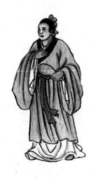
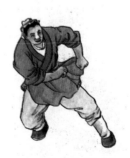

原　文

阳明病，本自汗出，医更重发汗，病已差[①]，尚微烦不了了者，此必大便硬故也。以亡津液，胃中干燥，故令大便硬。当问其小便日几行，若

本小便日三四行，今日再行，故知大便不久出。今为小便数少，以津液当
还入胃中，故知不久必大便也。

注 释

①差：通"瘥"。临床症状基本解除而尚未完全康复。

释 义

根据小便多少以推测大便情况。

阳明病本有发热、汗自出的外证，医者不明清热之旨，反误以发热、
汗出为太阳表病，"更重发汗"，损伤津液。发汗后可能暂时汗出减少，
发热亦随之减轻，医生以为"病已差"。其实不然。发热、汗出虽有减轻，但
因发汗更伤津液，以致胃中干燥，邪热入里，又出现心烦不了了之证。津
伤胃燥则大便必硬，"以亡津液，胃中干燥，故令大便硬"，是对误治伤津
化燥的自注之词。由于二便相关，故此时应当问其小便情况。如果原来小
便较多，日三四次，而"今日再行"，即减少为每天2次，则可断定"大便
不久出"。其道理是小便由三四次减为2次，说明津液已经还入胃中，而不
偏渗于膀胱，则肠胃有津液以濡润，"故知不久必大便也"。对于这种胃燥
津伤的大便硬，不宜贸然使用攻下法，可待其津液自复，还入胃肠。津液
自和，则大便自下。

本条以小便次数减少推测其津液当还入胃中，故知不久必大便出。本
条前半段"以亡津液，胃中干燥，故令大便硬"，说明津液偏渗膀胱，胃
肠干燥，大便转硬。本条后半段
继而申述小便减少，即由三四
次减为2次，是津液自复，还入
胃肠。

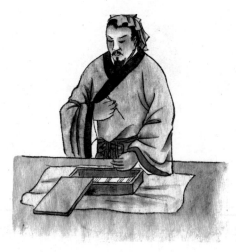

阳明病不大便诸证，有燥热
结实与津液内竭之不同。前者可
以苦寒泻下，而后者则宜候其津
液回复，大便自通。若津伤便秘，
多日不下，可润下、导下。而本
条因其阴阳尚能自我调节，使津
液还复于胃肠，故属于不治而愈。

原 文

伤寒呕多，虽有阳明证，不可攻之^①。

注 释

① 攻之：此处指泻下。

释 义

伤寒呕多禁下。

"伤寒"二字当系广义，若是狭义，则断无攻下之理。外感热病，呕逆的症状明显，是胃气上逆的反映，病变在于上，即使有阳明病的表现，也不宜贸然使用攻下法。因病位偏于上，有上越之机，如过早使用攻下法，则引邪入里，或损伤中阳，故禁用承气汤攻下。正如成无己所说："呕者，热在上焦，未全入府，故不可下。"此外，呕为少阳之主证，若阳明病兼有少阳枢机不利时，亦可见呕多。由于少阳病禁下，故虽有阳明证，亦不可攻。总之，无论从病位还是从病机上讲，凡见呕多者，均不可攻下。否则，必引邪内陷，以致后患无穷。

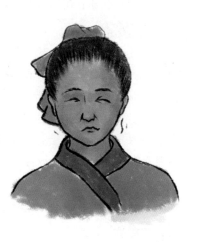

原 文

阳明病，心下硬满者，不可攻之。攻之利遂不止者死，利止者愈。

释 义

阳明病心下硬满禁下。

阳明病有可攻之证，必硬满在腹，且疼痛拒按，或绕脐痛而硬，是燥热成实，燥屎阻塞肠道，腑气不通之候。今虽为阳明病，但仅见心下硬满。心下者，胃脘也，其位偏高。且未言疼痛拒按，知非有形之邪所结，尚未构成肠腑燥实阻结，而是无形热气壅滞，故不可攻下。若误用攻下，平素禀赋薄弱者，必伤阳败胃，泻利不止，病及少阴，肾关不固，肾气衰败，预后不良，故云"利遂不止者死"。如果攻下之后，虽有下利，但能自止，表明脾气未败，尚有自复之机，故曰"利止者愈"。

本证的心下硬满应与结胸证相鉴别。结胸证为水热互结胸膈，是有形之实邪，故心下硬满，疼痛拒按，甚则从心下至少腹硬满而痛，法当泻热逐水。本证为无形邪热壅滞于心下，虽有硬满，但无疼痛，故禁用攻下。

原 文

阳明病，面合色赤①，不可攻之，必发热。色黄者，小便不利也。

注 释

① 面合色赤：满面通红。合：整个、全部。

释 义

阳明病面合色赤禁下。

阳明经脉布于颜面。火热之邪，郁于阳明经脉，不得宣泄，而熏蒸于上，则面合色赤。热蒸于上，而肠腑燥结未成，故"不可攻之"。贸然攻下，必虚其脾胃之气，脾虚不运则生湿，而在上在外的火热之邪又易乘虚内陷，入里与湿邪相合，湿热熏蒸，则发热身黄；影响三焦水道之疏通，湿邪不能下泄，则小便不利。

原 文

阳明病，不吐不下，心烦者，可与调胃承气汤。

调胃承气汤方

甘草二两，炙　芒硝半升　大黄四两，清酒洗

上三味，切，以水三升，煮二物至一升，去滓，内芒硝，更上微火一二沸，温顿服之，以调胃气。

释 义

阳明内实与热郁心烦的证治。

阳明病，未经吐下，则实热留中，燥结为患，故心烦。胃脉通于心，胃中燥实热邪，循经上扰，则神明不安而心烦。本条是接前阳明病不可下证之后，又论述其司下之证，显示阳明病既有禁下之证，又有当下之证。当下之证意味着阳明燥实已成。但当下之证也要分清病位深浅、病势缓急以及燥结程度的轻重。若病位深，病势急，燥结程度严重者，则可用大承气汤；若病位深，病势缓，燥结程度不甚者，可用小承气汤；若病位浅，

病势缓，燥结程度轻者，则用调胃承气汤。张仲景遵循由上到下、由浅入深、由轻到重的病变层次，首先论述调胃承气汤证的辨治。

　　历代医家对本条"不吐不下"的解释一直有争议。最早注解《伤寒论》的成无己认为，"吐后心烦，谓之内烦；下后心烦，谓之虚烦。今阳明病不吐不下心烦，则是胃有郁热也，与调胃承气汤，以下郁热"。后世多数注家依照成氏见解，把"不吐不下"作为治疗过程来看。但也有一些注家把"不吐不下"看作是病人的临床症状，即病人既不呕吐，又不泻利。结合临床推敲文意，后者的解释亦是颇有道理的。因心烦常在多种病证中见到，吐而心烦者，属少阳；不吐不下而心烦者，属阳明胃燥，因此"不吐不下"就有鉴别诊断的意义。若

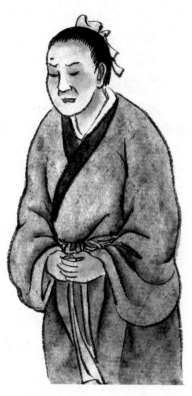

将这两种意见结合起来，则更较全面，即未经吐下而见不大便、心烦等证，说明非属栀子豉汤证的虚烦，而属于阳明胃家热实的实烦。又因不见腹痛拒按、日晡所发潮热、濈濈汗出等大肠燥实证，故不用大承气汤，而用调胃承气汤以泻热润燥，调和胃气。冀燥热得解，胃气调和，则心烦自止。

　　调胃承气汤方义在前面已有论述。因本方中有甘草与大黄、芒硝同用，泻下之力较缓，以缓下之法而使胃气调和，故名曰"调胃"。承者，顺也，有"承继、接续"之意。"气"，指肠胃之气。因为承气类泻下之药可使胃肠之气承之以下，故取名"承气"。调胃承气汤的服法有二：一是"少少温服"，多用于和胃；二是顿服，主要用于燥热内结，如本条。临床应视证情而选用适当的服药方法。

●辨治要点

　　主症：阳明病，不吐不下，心烦，蒸蒸发热，腹胀满，大便不通。

成因：燥热内盛，腑实初结，气滞不甚。

治法：泻热和胃，润燥软坚。

方药：调胃承气汤（大黄、芒硝、甘草）。

原 文

阳明病，脉迟，虽汗出不恶寒者，其身必重，短气，腹满而喘，有潮热者，此外欲解，可攻里也。手足濈然汗出者，此大便已硬也，大承气汤主之。若汗多，微发热恶寒者，外未解也，其热不潮，未可与承气汤；若腹大满不通者，可与小承气汤，微和胃气，勿令至大泄下。

大承气汤方

大黄四两，酒洗　厚朴半斤，炙，去皮　枳实五枚，炙　芒硝三合

上四味，以水一斗，先煮二物，取五升，去滓，内大黄，更煮取二升，去滓，内芒硝，更上微火一两沸，分温再服。得下，余勿服。

小承气汤方

大黄四两　厚朴二两，炙，去皮　枳实三枚，大者，炙

上三味，以水四升，煮取一升二合，去滓，分温二服。初服汤当更衣，不尔者尽饮之。若更衣者，勿服之。

释 义

辨阳明病可否攻下以及大、小承气汤证的区别。

本条可分为 3 个层次来认识。

从"阳明病"至"大承气汤主之"为第一层次。阳明热证，其脉多为洪大滑数；阳明腑实证，其脉多为沉实有力。今言阳明病脉迟，并非寒盛于中，实为阳明腑实之燥热与糟粕相搏，结为燥屎，阻塞肠道，腑气壅遏不通，气血流行因而受阻，脉道不通，故必迟而有力，为内实之象。其证虽汗出不恶寒，一则知太阳表证已罢，再则热归阳明已经明显。阳明里实热盛，充斥内外，阳气不得流通，气机为之壅滞，故见身重。肠实胃满，腑气不通，气机不利，邪热上迫，壅塞于肺，故短气腹满而喘。阳明之气，旺于申酉二时，若见有日晡潮热者，说明腑实确已形成，故曰"可攻里也"。在上述证候的基础上，又见手足濈然汗出，则是大便已硬、燥屎内结的象征。因为手足为胃所主，阳明病，实热聚于胃，不能散发于外，势必迫津液旁走四肢，而见手足汗出连绵不断。阳明病见不大便、腹满疼痛，

潮热、手足濈然汗出、脉迟有力，说明痞、满、燥、实诸证俱备，故以大承气场攻下。

从"若汗多"至"未可与承气汤"为第二层次。证候有如上述，但无潮热，而见微发热，知里热未盛。且有恶寒，必是表证未罢。表未罢，不可攻里，故不唯大承气汤当禁用，即凡属下法，亦在禁忌之列。

从"若腹大满不通者"至"勿令至大泄下"为第三层次。是承接第二层次，申言可下之例。如果表证已解，而腹部胀满特甚，大便不通，是阳明腑实，而痞满显著；然无潮热，知内热较轻，燥坚不甚，故舍大承气汤之峻攻，而取小承气汤微和胃气，勿令至大泄下。

综上所述，本条证候，可攻与否，既辨表证解与未解，又辨腑实成与未成。至如大小承气汤之运用，既辨潮热之有无，复辨燥坚之微甚。证候可以错综复杂，而原则不可更易，临诊之际，须于规矩中求方圆。

大承气汤用厚朴之苦温以行气消满，枳实之苦寒以下气消痞。二药均为气分药，可通达肠胃之气。又用芒硝之咸寒以软坚润燥，大黄之苦寒以泻下热结。硝、黄二药在枳实、厚朴的推动下，而有荡涤肠胃、推陈致新的作用。四药相辅相成，配伍得当，用治阳明腑实证重势急者，效果显著。因本方可泻热破结、化燥软坚、顺理腑气、攻下燥屎、力大而峻，故名"大承气汤"。

临床使用本方，应注意其煎药法：当先煮枳实、厚朴，以行气于前。后煎大黄，以泻热结。最后入芒硝，以软坚化燥。从而可达到荡涤肠胃、推陈致新之目的。

使用本方，除应见潮热、汗出，特别是手足濈然汗出这两个典型症状外，还应参以腹诊、舌诊和脉诊。若见腹如合瓦、胀满疼痛拒按、舌苔黄燥甚至有芒刺、脉沉迟而有力者，才可使用本方泻下热结。服大承气汤以后，如大便已下，还要再检查腹部尤其是脐周围的情况。若大便虽下，但量不多，脐周依旧硬满疼痛，乃为燥屎未尽，可再服药；若大便泻下较多，腹部已不痛不硬，为燥屎已尽，则当停药。

小承气汤用大黄泻下阳明热结，厚朴行气消满，枳实理气消痞。厚朴、枳实合用，有协同作用，能更好地发挥行气导滞的功效，以增强大黄的泻下作用。因本方大黄倍厚朴，是以气药为臣，与厚朴倍大黄的气药为君之大承气汤有别，故泻下之力较大承气汤稍弱，而名"小承气汤"。另外本方大黄、厚朴、枳实三药同煎，不分先后次第，则大黄泻下之力变缓。同是大黄一药，因煎煮方法不同，其泻下作用就有强弱缓急之别，临床使用时应当注意。

张仲景在上条中论述了调胃承气汤证，随之在本条又列出了小承气汤证、大承气汤证，以资相互鉴别。调胃承气汤治燥热在胃，证以燥热为主，故以甘草缓恋硝、黄于上，以使胃气调和，且有护正之义，而为缓下之法；小承气汤治大便成硬在肠，腑气不顺，证以腹部痞满为主，但未到燥屎内结、肠气闭阻的程度，故只用大黄、厚朴、枳实，而不用芒硝，与大承气汤相较，则为和下之法；大承气汤治燥屎凝结在肠，腑气闭阻，证则痞、满、燥、实俱备，故方中行气、破结、软坚、泻下并用，以荡涤肠中燥屎，为峻下之法。这就是3个承气汤的不同之处，也是临证区别使用的主要依据。

联系后面的相关条文，将大承气汤证与小承气汤证的辨治要点归纳于下。

辨治要点

1. 阳明腑实重证

主症：潮热，谵语，大便秘结，腹胀满绕脐痛，拒按，手足漐漐汗出，脉沉实有力。重者不识人，循衣摸床，惕而不安，微喘直视。

成因：燥屎内结，阳明热实。

治法：峻下热实，荡涤燥结。

方药：大承气汤（大黄、枳实、厚朴、芒硝）。

2. 阳明腑实轻证

主症：大便硬，潮热或发热微烦，腹大满，脉滑而疾。

成因：热实内结，腑气不通。

治法：通腑泄热，行滞除满。

方药：小承气汤（大黄、枳实、厚朴）。

原文

阳明病，潮热，大便微硬者，可与大承气汤；不硬者，不可与之。若不大便六七日，恐有燥屎，欲知之法，少与小承气汤，汤入腹中转矢气[①]者，此有燥屎也，乃可攻之。若不转矢气者，此但初头硬，后必溏，不可攻之，攻之必胀满不能食也。欲饮水者，与水则哕。其后发热者，必大便复硬而少也，以小承气汤和之。不转矢气者，慎不可攻也。

注释

① 转矢气：肠中屎气下趋，俗称放屁。

释义

辨燥屎是否形成以及大、小承气汤的使用范围。

本条宜按 4 个层次来分析。

从"阳明病"至"不可与之"为第一层次。阳明病发潮热，是腑实燥结已成，必然大便硬结不通，自宜大承气汤攻下。据上条所述，大承气汤证的典型证候是潮热、手足濈然汗出、大便干硬不下、腹满疼痛等。本条未作详述者，当属省略文。本条是在"潮热"的基础上，证见"大便微硬"，即腑实已结，燥屎已成，故可用大承气汤治疗。若虽有潮热，但屎不硬，则燥结尚未形成，自然不能使用大承气汤攻下。

从"若不大便"至"乃可攻之"为第二层次。如果病人已有六七日不大便，理应考虑其是否有燥屎阻结；但若病人的腑实燥结症状不突出，其人并未呈现明显潮热、手足濈然汗出、腹满疼痛等用大承气汤证的典型证候，则给诊断带来一定困难。当此疑惑之时，如何判断燥屎是否已经形成？张仲景提供了一个巧妙的测验方法：先给予小承气汤少量试服。若用后大便未下而已转矢气（指放屁）的，表明必有燥屎凝结、肠气闭阻，因少量的小承气汤药力薄弱，尚不足以发挥有效的治疗作用来荡涤其实热燥结，只能使燥屎略有松动，而矢气先转动下趋。由此可以推测到燥屎已经形成，可放心地使用大承气汤攻之。

从"若不转矢气者"至"与水则哕"为第三层次，是承接上文，进一步阐述燥屎未成之证，即使服用小承气汤以后，也不转矢气者，是因为肠中无燥屎形成，虽有药力推动，但无屎气下趋。追溯其原因：可能是里热不甚，燥结未成；也可能是大便初硬后溏的"固瘕"证，因其硬者在下阻塞，其后之溏便不得出。此类证候，有的属于热而不实，有的属于燥湿不调，有的属于肠胃虚寒。虽然都有可能持续多日不大便，但却不能轻易使用大承气汤攻下。误攻必损伤脾胃，中阳虚馁，不能腐熟运化水谷，则导致胀满不能食；甚或胃气败坏，而致饮水则哕等变证。

　　从"其后发热者"至"慎不可攻也"为第四层次，是对前文的补充说明，属于倒装文法。"其后发热者，必大便复硬而少也，以小承气汤和之"，应接于"可与大承气汤"之后，说明一次攻下，燥热尚未尽去，余邪复聚，仍可能再次发热。邪热与糟粕相搏，仍可结为燥屎，故大便复硬而少也。唯其大便硬而少，病情已没有原来那样严重，故无须再用大承气汤峻攻，只宜小承气汤微和胃气即可。至于"不转矢气者，慎不可攻也"一句，应接在"欲饮水者，与水则哕"之后，再次强调试服小承气汤而不转矢气者，是内无里实燥结，非大承气汤适应病证，不可峻攻。"慎"有谆谆告诫之意。

● 原　文 ●

　　夫实则谵语，虚则郑声①。郑声者，重语也。直视谵语，喘满者死，下利者亦死。

● 注　释 ●

　　①郑声：语言重复，声音低微，多见于虚衰病证的后期阶段。

● 释　义 ●

　　谵语、郑声以及谵语危候辨证。

　　在"夫实则谵语，虚则郑声"一句中："夫"是发语词；"虚"与"实"是就正邪而言，即所谓"邪气盛则实，精气夺则虚"；"谵语"和"郑声"都是意识不清状态下的胡言乱语。谵语表现为声高气粗，语无伦次，多见于热实病症的严重阶段，系邪热亢盛、扰于心神所致，其证属实，故曰

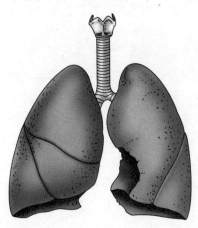

"实则谵语"。"郑声"表现为声音低微，语言重复，多见于虚衰病证的后期阶段。"郑"有郑重、严肃、反复叮咛的意思，其特点是语声低微，频繁重复，如《证治要诀》所说："郑重频繁，语虽谬而谆谆重复不自已。"因其频繁重复，故又谓之"重语"，多由精气亏虚、心神失养所致，故曰"虚则郑声"。谵语、郑声不仅见于外感病，有时亦可见于内伤杂病。外感病见谵语，多属阳明实热，见郑声

多为病及少阴。

　　"直视""谵语""喘满"都属于危重病症。谵语为热扰心神所致，病情已经危重；更兼阴液消耗过甚，精气不能上注于目，导致眼球不能随意转动，而发生直视。肺与大肠相表里，胃肠燥热上迫于肺，肺气不利，可见喘而胸满；阴液枯竭，阳无所附，正气将脱于上，也可见喘满，呼吸浅表，出多入少。热势鸱张而阴竭阳脱，故危笃至极，预后不良。若直视、谵语又复兼下利，则为中气衰败、阴竭阳亡之象，因利更伤阴。一方面燥热亢炎之势不休，另一方面阴液告竭，气脱于下，岂有不危笃之理？预后当属极差。故曰："直视谵语，喘满者死，下利者亦死。"

原　文

　　发汗多，若重发汗者，亡其阳^①，谵语。脉短^②者死，脉自和^③者不死。

注　释

　　① 亡其阳：此处指心阳外亡。
　　② 脉短：指脉形短，是上不至寸，下不至尺，只有关脉应指搏动。
　　③ 脉自和：脉象较平和，尚属正常，此处是相对脉短而言。

释　义

　　从脉象推断亡阳谵语的预后。

　　阳明病里热亢盛，本来就出汗较多，如果医生再误用发汗的方法治疗，进一步逼迫津液外泄，汗出过多，不仅亡阴，而且也亡阳，于是心气散乱，神明无主，语言妄乱。阴阳俱伤，邪热又不解，更扰乱心神，加重谵语。

　　脉短者，为上不及寸，下不及尺，是气血不足，鼓动无力，血脉不能充盈的反应。若阳气亡，阴血虚，津液竭，脉气不能接续，则根本动摇。谵语因于邪热盛极，脉短显示正气衰微。脉证不符，正虚而邪实，正不能胜邪，证候危殆至极，故预后不良，多为死证。若阴血尚能相继，则脉自和。自和者，非脉象调匀和缓有神之谓，而是寸、关、尺三部尚能应指，以其阴血虚而未竭，尚能维系微阳，相比之下，尚属顺证，虽有神昏谵语，仍可救治，故曰"不死"。后世医家推测温热病的预后谓"留得一分津液，便有一分生机"，说明津液的存亡在温热性疾病中是至关重要的。所以，阳明病见脉沉迟而有力者，虽然症状严重，却易治愈；若脉短、涩、弱者，多预后不良。

· 原　文 ·

伤寒若吐若下后不解，不大便五六日，上至十余日，日晡所发潮热，不恶寒，独语如见鬼状。若剧者，发则不识人，循衣摸床①，惕而不安。微喘直视，脉弦者生，涩者死。微者，但发热谵语者，大承气汤主之。若一服利，则止后服。

· 注　释 ·

①循衣摸床：病人神识不清，两手不自觉地反复摸弄衣被，多见于疾病的危重阶段。

· 释　义 ·

阳明腑实重证的辨治与预后。

伤寒当为广义，误施吐下，热邪不解，反伤胃肠津液，以致热结阳明，化燥成实。因阳明主土，万物所归，无所复传，故邪在阳明可持续较长时间。不大便五六日，甚至十余日，腑气壅塞既久，则腹胀而硬、疼痛拒按等，自在不言之中。日晡所发潮热，是为阳明腑实证的典型症状之一。以阳明旺于申酉之时，阳明热炽，逢其旺时而增剧，则发热有定时增高现象，如潮水之定时而至。不恶寒，指阳明外证而言，即身热、汗自出、不恶寒、反恶热，此阳明燥实内结之证，毕露于外。阴精受伤，火热上炎，扰乱心神，故若有所见，妄言妄语，声音高亢，或有惊呼，躁扰不宁，谓之"独语如见鬼状"。此与谵语同类，而语言乖妄更甚。病至如此，必以攻下为法，用大承气汤，泻其燥热，夺其实滞，以免津枯火炽。

若因循失治，当下不下，坐失治疗时机，病情进一步恶化，则燥热伤津增剧，心胃火燔严重，由妄言妄语竟至神志不清、昏不识人、循衣摸床、肢体躁动不安、精神不宁、微喘直视等脏阴竭乏、阴不敛阳、神不守舍、气不归根的危候，甚而昏迷不醒，全无知觉。循衣摸床者，是当昏迷未深之时，双手无意识之动作；惕者，惊恐也。病人每遇微小刺激，即有惊惕之状，此系阳明热盛伤及心气之候，总由热极津竭、邪实正虚所致。微喘者，呼吸急促而表浅也，是胃热上炎于肺，肺失清润肃降，治节不行之象。直视者，目睛而不能运转也，为津伤不能滋养筋脉所致。此时病情固属严重，然必参合脉象，而断其顺逆。若脉弦长有力，是病虽重，而其禀赋较厚，津液尚未全竭，正气尚存，还有生机，可作急下存阴之图，故曰脉"弦者生"。若脉见短涩，往来迟滞不畅，甚至三五不匀，至数不清，是正虚邪实，热极津涸，营血衰少，阴液将竭，胃气不存，生命难以为继，故曰脉"涩者死"。

针对上述病情，需要特别提醒医者，当阳明燥热已成之时，就应该提高警惕性和预见性，虽仅见"发热谵语"，亦当用大承气汤及时泻下，不能延误时机，以防病情加剧或恶化。"微者"是与"剧者"相对而言的，是说病势尚未极重，而并非指腑实轻证。此外，还寓有"见微知著"之义，"微"时不警觉，"剧"便随即而至，与其"剧"时急下，莫若"微"时就攻。

由于大承气汤是泻下峻剂，易生变乱，故又及时告诫医家："若一服利，则止后服。"一服便利，寓有"体虚易动"之虑，既然燥热已下，就不宜再进峻猛之剂。强调中病即止，以免过剂伤正，防止另生他变。

原　文

阳明病，其人多汗，以津液外出，胃中燥，大便必硬，硬则谵语，小承气汤主之；若一服谵语止者，更莫复服。

释　义

阳明病多汗伤津致便硬谵语的证治。

阳明病里热亢盛，蒸迫津液外泄，所以其人多汗。出汗太多，更伤胃中津液，而致胃肠干燥，肠胃津少而失润，大便必干硬难下；浊热之气，逆而上行，扰乱心神，导致谵语。此为阳明病的一般发展规律，即由热成燥，由燥成实。由于本证属燥热初结，只见大便硬、谵语等证，所以不用大承气汤，而以小承气汤泻下硬屎为治。服小承气汤后，若谵语得止，必是硬屎已下，浊热已去，腑气已通，燥结解除，则可停药观察，故曰"更莫复服"。此也是强调得效即止，以免过剂伤正，防止另生他变。

原　文

阳明病，谵语，发潮热，脉滑而疾①者，小承气汤主之。因与承气汤一升，腹中转气②者，更服一升；若不转气者，勿更与之。明日又不大便，脉反微涩③者，里虚也，为难治，不可更与承气汤也。

注　释

①脉滑而疾：脉象圆滑流利，如珠走盘，应指快速，一息七八至。

②转气：又称转矢气，即肠腑有气从肛门排出。

③微涩：微弱无力，往来寒涩，不流利。

释　义

"阳明病""谵语"，是胃中浊热上扰心神所致；潮热，为阳明胃家实的典型发热，见此二证，说明阳明腑实轻证的治法及禁忌。

阳明腑实已成，似可投大承气汤攻下；然必脉证合参，方可断之。如果脉见沉迟或沉实有力的，是燥屎内结已深，邪气壅盛，气血受阻，脉道不利的反映，当属大承气汤峻下之证。若见脉滑而疾数，说明阳热虽盛，但燥实结聚未甚，尚未完全敛结成实。此时虽见潮热谵语，亦不能用大承气汤峻下，而当以小承气汤和下为宜。小承气汤泻热通腑，行气消滞，但得腑气一通，则燥热可消，潮热谵语随之而去。

因脉"滑"为流利不定之象，而"疾"则至数过快，可能伏有里虚之机。所以，使用小承气汤也需谨慎小心，可先暂予小承气汤一升，作为试探，以观察药后反映。若腹中转矢气者，是因药物作用于肠腑之燥结，推动浊气下趋，所谓"屎未动而气先行"。由此可推测出肠腑之燥结已经形成，可以继续使用小承气汤原方，以通为度。若不转矢气者，是肠腑中并无燥屎阻结，浊热之气不甚，而多为大便初硬后溏，故不可再用小承气汤泻下。

若服用小承气汤后第二天又不大便，脉由滑疾转变为微涩，则里虚之象毕现。因微主气虚，涩为血少。脉证合参，实为正虚邪实。盖肠腑中有燥屎阻结，邪热壅实，必须尽快攻下。而病人正虚血少，阴津匮乏，无力承受攻下。若强行攻下，则津气下脱，阴阳离决，立时殒命。补则反助病邪，壅滞气机，肠腑不通，亦是促死。病重势急，攻补两难，甚为棘手，故曰"难治"。

原　文

阳明病，谵语有潮热，反不能食者，胃中①必有燥屎五六枚也；若能食者，但硬耳，宜大承气汤下之。

注 释

① 胃中：此处实指肠中。

释 义

以"能食"与"不能食"辨阳明腑实燥结之微甚。

阳明病谵语，是燥热内盛，腑气不通，其浊热之气不能下行，反逆之向上，扰乱心神所致。潮热为阳明燥热实邪内结的主要外在表现之一，故潮热谵语之出现，

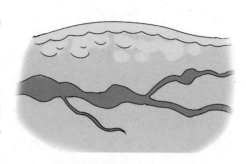

可显示肠腑燥屎已成。然病情变化多端，未可轻易做出结论，再参合"反不能食"，则知确有燥屎。盖胃热而无阻滞，或腑中结实不甚者，一般尚能进食；今反不能食，是胃热亢盛，而与有形之糟粕结为燥屎，肠道不通，胃气因而壅滞，故受纳无权，不能进食。此证不同一般，故云"反"也。因肠中有燥屎结滞，腑气不通，故当用大承气汤峻下，令腑气通、胃气降，则诸证可解。文中"宜大承气汤下之"应放在"胃中必有燥屎五六枚也"之后，此为倒装句法。"若能食者"，反映胃气还能下降，未至燥屎阻结不通的严重程度，仅是大便硬，所以只用小承气汤和下即可，无须用大承气汤峻下。

本论"阳明病，若能食，名中风；不能食，名中寒"，为阳明病的一般规律，乃以"能食"与"不能食"辨寒热。热能杀谷则能食；寒伤胃阳，水谷不能腐熟消磨，故不能食。若承接前条之意，本条的胃有热当能食，今却不能食者，是逆其常也，故曰"反"。本条的前提是阳明病见有谵语发潮热，为胃家实证已成。虽"不能食"与前条雷同，但寒热虚实性质迥别，不可混淆。

原 文

阳明病，下血谵语者，此为热入血室，但头汗出者，刺期门，随其实而泻之，濈然汗出而愈。

释 义

阳明病热入血室的证治。

阳明病谵语，多为阳明腑实之证。但本证见下血谵语，则属热入血室。

盖阳明腑实之谵语，必与腹满硬痛、不大便相伴，或见潮热。此证谵语而见下血，是阳明热盛，深入血分，损伤阴络之故，同时热邪乘虚与血相搏，结于血室。血热上扰心神，故发谵语。血中之热不能透发于外而熏蒸于上，故仅有头汗出，而周身无汗。

肝主藏血，与血室关系密切。期门为肝经募穴，故刺期门以泻其血热，使营卫调和、阴阳平衡，正胜邪祛则濈然汗出，热随汗泄而病愈。同时，热入血室证常伴有胸胁或少腹急结硬痛等，胸胁和少腹为肝经所过之地，故刺期门以疏利肝胆之气，可谓一举两得。

阳明腑实证也有濈然汗出，系里热迫津外渗，为病进；热入血室证的濈然汗出，为营卫调和、驱邪外出的反映，为病退。两者需做鉴别。

太阳篇有热入血室3条，均与妇人外感、经水时来时断有关。本条为阳明之热，深入血室，可彼此互参。

原　文

汗出谵语者，以有燥屎在胃中，此为风也。须下者，过经①乃可下之。下之过早，语言必乱，以表虚里实故也。下之愈，宜大承气汤。

注　释

①过经：病邪由一经传入另一经，而原来之病情已罢，只见另一经证候，如太阳病转阳明，而太阳证已罢，称为过经。此处指太阳经表证已解。

释　义

辨表虚里实证是否当下。

汗出谵语多见于阳明里热证候。但二阳并病，表证未罢，里热已盛，也可见汗出谵语。"以有燥屎在胃中"，是言肠腑燥屎已成；"此为风也"，是言太阳表邪未尽。表里同病，按常规治法，应先解表，后攻里。必俟太阳表证完全解除，纯见阳明里实，方可使用大承气汤攻下，故曰"过经乃可下之"。表证未解而下之，是为"下之过早"，这无异于开门揖盗，势必引外在之表邪乘虚入里，内陷阳明，使病情更加复杂严重。表邪内陷，胃热更炽，必致神识昏迷，谵语加重，以致"语言必乱"，这是"表虚里实"的缘故，也即是以表虚里实之证不当下而误下之过。由此可见，本条原为太阳表虚与阳明里实并见，观"过经乃可下之"，也可证明。汗出是太阳表证未解，故曰"此为风"，可能还会有恶风寒、脉浮、头痛等症状存在。谵语是阳明腑实的主要见证之一，既有燥屎阻于肠道而见谵语，则腹满硬痛、不大便等症应寓其中。此属省文之笔，故应灵活理解。

攻下必待表证完全解除，纯见阳明里实，方可使用大承气汤，故"下之愈，宜大承气汤"应接在"过经乃可下之"之后，此属于倒装文法。

原　文

伤寒四五日，脉沉而喘满，沉为在里，而反发其汗，津液越出，大便为难，表虚里实，久则谵语。

释　义

误汗所导致的表虚里实证。

伤寒四五日，脉沉而喘满，为邪气离表而入里，转化为阳明里实证。热气壅滞则腹满；燥热上逆则肺气不利而喘；脉沉主实热在里。治疗应以清里热为主。

病属里热实证，而医者反而误用发汗法治疗，更助里热，蒸迫津液外泄，使胃肠干燥更甚，邪热亢盛愈烈，故不唯喘满不除，而且会酿成阳明燥结之患，于是大便难。言"表虚里实"者，以明燥结之根由，盖不当汗而误汗，津从外泄，腠理疏松，是谓"表虚"；胃肠燥结，大便不通，是谓"里实"。时间愈长，津液愈耗，里热愈炽，浊热上扰心神，则又可发生谵语。

原　文

三阳合病①，腹满身重，难以转侧，口不仁②，面垢③，谵语，遗尿。发汗则谵语；下之则额上生汗，手足逆冷。若自汗出者，白虎汤主之。

知母六两　石膏一斤，碎　甘草二两，炙　粳米六合

上四味，以水一斗，煮米熟汤成，去滓。温服一升，日三服。

注　释

① 三阳合病：太阳、少阳、阳明三经的证候同时出现。

② 口不仁：言语不利，食不知味。

③ 面垢：面部油垢污浊。

释　义

三阳合病偏重阳明的证治及禁例。

本条论述三阳合病而重在阳明，治以清法为主，不可妄施。

三阳合病，谓邪热壅盛，同时侵及三阳经。太阳经行于背，阳明经行于腹，少阳经行于胁，三阳经被邪热所困，经气不利，背部、腹部和胁部均受影响，但以阳明经之邪热壅盛为重，故腹满身重，甚至难以转侧。也可解释初为三阳合病，目前已成阳明燥热壅滞，胃气不能下行，气滞于腹。胃热炽盛，消耗津液，口舌俱为焦燥，故食不知味，语言不利，谓之"口不仁"。足阳明之脉循于面部，手阳明之脉亦上行面部。今阳明邪热壅滞，熏蒸胃肠浊气上泛，因而面部如有油垢而不净。胃热循经上扰，神明不安，而见谵语。热盛神昏，膀胱失约，故小便失禁。"若自汗出者"，正说明阳明热盛而迫津外渗。可见此三阳合病，邪热充斥表里内外，而以阳明热盛为主，故当治取阳明，以白虎汤清热保津。

此证表与里皆热，以热为主要矛盾，故既不可再发汗以解表，也不能泻下以攻里。若误认身重为表，妄发其汗，则里热愈炽，而津液愈伤，故谵语转甚。若不识热壅气滞之腹满，而误作阳明腑实，妄用下法，是诛伐无过。严重者，阴液竭于下，阳气无所依附而上越，则额上生汗；阳不达四末，阴阳气不相顺接，则手足逆冷。各种变证均由误治所发，可见阳明无形燥热之证尤须禁汗、禁下。

"若自汗出者，白虎汤主之"一句应接在"谵语，遗尿"后边，如此才方证相符，此为倒装文法。否则，误下后额上生汗、手足逆冷属于虚证，使用白虎汤就不合病机了。

· 辨治要点 ·

主症：腹满身重，难以转侧，口不仁，面垢，谵语，遗尿，发热，汗出，口渴，脉浮滑。

成因：无形邪热炽盛，充斥表里。

治法：辛寒清热。

方药：白虎汤（石膏、知母、粳米、甘草）。

· 原　文 ·

二阳并病，太阳证罢，但发潮热，手足漐漐汗出，大便难而谵语者，下之则愈，宜大承气汤。

· 释　义 ·

二阳并病转属阳明腑实的证治。

"二阳"指太阳与阳明。"并病"是先病太阳而后病阳明。在伤寒病变过程中，太阳之邪不解，可渐次化热入里而形成阳明病。若太阳病证未罢，又出现阳明病，则称为"二阳并病"。若太阳病证已罢，即发热恶寒不复存在，而只见潮热、手足漐漐汗出、大便难而谵语者，说明邪热已尽并于胃，阳明腑实业已形成。阳明主四肢，在热盛而津液尚充者，多为全身汗出；在热结而津液较少者，因热势蒸腾，故手足漐漐汗出。大便难是肠腑燥屎阻结。谵语是胃热上犯于心神。知其纯属阳明"胃家实"，故须从阳明腑实燥结论治，用大承气汤苦寒攻下，泻燥热以存津液。

本条所述内容与上条比较：彼为阳明散漫之热，宜清而不宜下；此为胃腑成实，宜下而不宜清。只有辨证分明，谨守病机，各司其属，才能治疗得当而恰如其分。

原 文

阳明病，脉浮而紧，咽燥口苦，腹满而喘，发热汗出，不恶寒，反恶热，身重。若发汗则躁，心愦愦[1]，反谵语；若加温针，必怵惕[2]，烦躁不得眠；若下之，则胃中空虚，客气动膈，心中懊憹，舌上胎[3]者，栀子豉汤主之。

肥栀子十四枚，擘　香豉四合，绵裹

栀子鼓汤方

上二味，以水四升，煮栀子取二升半，去滓，内豉更煮取一升半，去滓。分二服，温进一服，得快吐者，止后服。

注 释

① 愦愦：烦乱。
② 怵惕：心惊而有恐惧貌。
③ 舌上胎："胎"，通"苔"。此处指舌上有黄白薄腻苔垢。

释 义

阳明热证误治的各种变证以及下后热留胸膈的证治。

"阳明病，脉浮而紧"，与太阳伤寒之脉相似，但从"发热汗出，不恶寒，反恶热"之证可知，此并非太阳表不解，而是阳明表里热盛的反映。脉浮紧多见于太阳伤寒。今阳明燥热亢极，与正气相搏，邪实正实，也见脉浮紧，当主邪热实。浮脉一般主表，而阳明之浮则是燥热充斥内外所致。故其脉轻取有余，按之亦有余也。此与太阳脉之浮紧不同，太阳脉浮紧，轻循固为有余，而按之略呈衰减。然亦必观其证候所合，方可断为太阳或阳明之浮紧脉。属太阳者，必发热恶寒，头项强痛；属阳明者，必见燥热之象。热蒸于上而津伤，故"咽燥口苦"；热壅于里而气机不利，则"腹满而喘"；发热，汗出，不恶寒，反恶热，是阳明外证，由燥热逼迫津液外泄所致；邪热充斥于内外，经气不利，则"身重"。本证属于阳明热证，则非汗、下之所宜，当用清热之法治之。

若误将脉浮紧、发热等辨为邪在表，而用辛温发汗法治疗，则犹如火上添薪，必燔灼津液，酿成坏病。热扰心神，神失濡养，则会导致躁扰、昏乱、谵语等。躁者，躁扰不安；愦愦者，心烦意乱，更兼语言谵妄，咸由辛温之剂助长邪热，心神被扰所致。若误用温针之法以发汗，是以火助热，内劫心神，故有心惊恐惧，烦躁不得眠等证。

若用攻下，是诛伐无过，徒伤胃肠，无形之邪热乘虚而入，扰乱胸膈，故曰"胃中空虚，客气动膈"。热邪既扰于胸膈，必心烦懊憹，舌上生苔，或黄或白，或黄白相兼。治宜清宣胸膈郁热，以除烦懊，栀子豉汤主之。

太阳篇亦有栀子豉汤证，多由表证误下而致热扰胸膈引起。本条乃阳明经热证误下，胃中空虚，热留胸膈所致，其来路虽与太阳篇的栀子豉汤证有内外之别，但基本证候大体一致，故治法相同。

• 辨治要点 •

主症：虚烦不得眠，心中懊憹，饥不能食，但头汗出，舌上苔（舌苔薄黄）。

成因：热扰胸膈。

治法：清宣郁热。

方药：栀子豉汤（肥栀子、香豉）。

• 原　文 •

若渴欲饮水，口干舌燥者，白虎加人参汤主之。

白虎加人参汤方

知母六两　石膏一斤，碎　甘草二两，炙　粳米六合　人参三两

上五味，以水一斗，煮米熟汤成，去滓，温服一升，日三服。

• 释　义 •

阳明热盛伤津的证治。

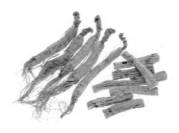

本条是承上条论述热邪由上焦胸膈入于中焦的证治。热邪入于中焦，伤及胃中津液，则出现口干舌燥，渴欲饮水的证候。当治以白虎加人参汤。用白虎汤以清热，加人参以生津止渴，使邪热清、津液复，而渴欲饮水、口干舌燥等证则自愈。

辨治要点

主症：渴欲饮水，口干舌燥。

成因：里热亢盛，津气两伤。

治法：辛寒清热，益气生津。

方药：白虎加人参汤（石膏、知母、粳米、甘草、人参）。

原　文

若脉浮发热，渴欲饮水，小便不利者，猪苓汤主之。

猪苓汤方

猪苓去皮　茯苓　泽泻　阿胶　滑石碎，各一两

上五味，以水四升，先煮四味，取二升，去滓，内阿胶烊消，温服七合，日三服。

释　义

阳明津伤、水热结于下焦的证治。

本条承前两条，进一步论述阳明病误下津伤、热与水结于下焦的证治。

阳明热证误下之后，徒伤正气和津液，而热邪不除，反随之深入下焦，与水液相结，出现阴液损伤与水热互结的证候。热为阳邪，气腾于外，则见脉浮发热。误下后津液损伤，复因热与水蓄，津不上承，则见渴欲饮水。水热互结，气化不行，三焦水道不畅，则见小便不利。

此证津伤与水停互见，似乎矛盾；但深入分析，则其理可明。水液若正常运行，能为人体所用，此为生理之津液。若不正常运行，不能为人体所用，则为病理之水饮。异常之水饮停蓄愈多，则正常之津液愈少。本证因热误下，三焦水道不畅，故津伤与水停可以并见。治用猪苓汤，以清热、益阴、利水。冀水精四布，五经并行，则诸证可除。

猪苓汤中用猪苓、茯苓、泽泻淡渗利水，茯苓兼以安神定志；滑石清热利水，导热下行；阿胶为血肉有情之品，味厚而甘，以滋补真阴。诸药合用，共奏清热、益阴、利水之功。

下焦蓄水的病变主要在肾和膀胱。其中因肾阳虚寒、不能温阳化水而致水饮泛滥，宜用真武汤温阳驱寒以镇水；因太阳膀胱气化不利而蓄水，当与五苓散助气化、利水邪以行津液；今因热盛阴伤，水热互结于下焦，则需要用猪苓汤清热益阴以利水。三者虽然都属下焦蓄水，却有阴阳、表里、寒热的不同，临证须做鉴别。

◖ 辨治要点 ◗

主症：发热，口渴，小便不利，脉浮，或见下利，咳而呕，心烦不得眠。

成因：阴伤有热，水气不利。

治法：清热滋阴利水。

方药：猪苓汤（猪苓、茯苓、泽泻、滑石、阿胶）。

◖ 原　文 ◗

阳明病，汗出多而渴者，不可与猪苓汤，以汗多胃中燥，猪苓汤复利其小便故也。

◖ 释　义 ◗

猪苓汤禁例。

阳明病里热亢盛，蒸迫津液外泄，汗出过多，不仅伤津耗液，而且促使"胃中燥"更甚。燥热扰胃，化源不足，无以滋荣，故"汗出多而渴"，小便短少。此证应与白虎加人参汤清热生津，配合少量频饮水浆以调养，待其热除津充，则口渴自然消失，小便自行通利。不可用"猪苓汤复利其小便"，以免重伤津液。因猪苓汤毕竟是利水之剂，方中虽有阿胶滋阴，但利水渗湿药居多，利小便作用更强，是以渗利水湿为主、益阴清热为辅。阳明燥热津伤证误用之，不仅不能养阴生津，反而更伤津液，愈增其燥，所以"不可与猪苓汤"，因"猪苓汤复利其小便故也"。

本证口渴缘于燥热汗多，其所饮之水，旋即为热邪所消，复为汗液所泄，仅属燥热津伤，并无水停，故燥热亢盛为本条主要病机。

猪苓汤证虽然也有口渴、小便不利，但一般无汗，或汗出甚少，是水液停蓄，与热互结，不能顺利排出所致，并非膀胱中没有小便。盖无汗，则水液无法从体表汗腺排出体外；小便不利，则水液又无下行之路，故水液停蓄于下焦。

以上二者，病机不同，临证须做鉴别。

原　文

脉浮而迟，表热里寒，下利清谷者，四逆汤主之。

四逆汤方

甘草二两，炙　干姜一两半　附子一枚，生用，去皮，破八片

上三味，以水三升，煮取一升二合，去滓，分温二服。强人可大附子一枚、干姜三两。

释　义

辨表热里寒之格阳证的证治。

表证可见脉浮，但多为浮紧、浮缓或浮数，必见恶寒发热、头项强痛等表证。阳明病可见脉浮，但多浮滑而数，必见汗多或便结，为里热充斥内外之象。此处"脉浮而迟"，浮主外热，迟主里寒，即"表热里寒"，更兼"下利清谷"，则揭示疾病的本质是里真寒而外假热。也就是说脉迟主在里之阴寒，是疾病之本质；脉浮主在外之假热，是疾病之表象。肾为水火之宅、阴阳气之根，故阳气藏于阴内。少阴虚馁，阴寒极盛，则在里之真阳无所依附，反而浮越于外，出现里真寒而外假热的证候，故脉浮应是外假热，甚或兼见汗出。此证貌似阳明病之热证，实际是阳虚阴寒的少阴病"格阳"证，其中"下利清谷"是辨证关键，颇能揭示疾病本质，说明肾阳已经十分衰惫，不能温养脾阳，属于"釜底无薪"之极度虚寒证候。由于此属里真寒、外假热，故治用四逆汤，急温少阴，以回阳救逆，通达内外阳气，并引导外浮之阳内潜归根。真阳得助，阴寒驱散，则假热自然消失。否则，阴液下竭，阳气浮散，则成阴阳离决之危候。

辨治要点

主症：脉浮而迟，表热里寒，下利清谷，口渴，小便色白，厥逆，呕吐。

成因：肾阳虚衰，阴寒内盛，里真寒而外假热。

治法：回阳救逆，通达内外阳气。

方药：四逆汤（附子、干姜、甘草）。

原文

若胃中虚冷，不能食者，饮水则哕。

释义

辨胃中虚冷证。

如果胃气虚寒，则受纳、腐熟无权，水谷不能消化，故不能进纳水谷。若强予饮水，则水寒内抑胃阳，使胃中虚寒更甚，胃气不能下降，反而逆行于上，故而发生呃逆呕哕之变。

原文

脉浮发热，口干鼻燥，能食者，则衄。

释义

论述阳明气分热盛致衄。

本条"脉浮发热"，是阳明热盛，鼓动气血运行，热势充斥内外之象。足阳明为胃之经脉，起于鼻旁，环口，循于面部，阳明经中有热，则口干鼻燥。热能消谷，故尚能食，同时也表明气分燥热虽盛，但未入腑成实，因腑中无实邪阻滞，所以能略进饮食。阳明经脉，多气多血。热势亢盛，迫血妄行，阳络损伤，则见衄血。

原文

阳明病下之，其外有热，手足温，不结胸，心中懊憹，饥不能食①，但头汗出者，栀子豉汤主之。

注释

①饥不能食：心烦懊憹太甚，胃脘嘈杂，似饥而又不能进食。

释义

阳明病下后余热未除、留扰胸膈的证治。

阳明病早期的无形邪热，治宜辛寒清热，而不宜过早使用攻下法。如果下之过早，则邪热不解，反而乘机内陷，邪热陷于胸膈。若内有痰水，则热与痰水相结，可形成结胸证；今内无痰水，故不结胸。热邪郁于胸膈，影响气机运行，则心中懊憹；热蒸于外，则见身热、手足温；郁热扰胃，则饥而不能食。内陷之邪热，不能向外散发而熏蒸于上，则仅有头汗出，而周身无汗。依据"火郁发之"的治疗原则，当用栀子豉汤，以清透胸膈之郁热。

本条为无形邪热扰于胸膈，治用栀子豉汤，再与前面的白虎加人参汤证、猪苓汤证联系起来看，则都属于阳明热证，而未形成腑实。从病情看，在上的栀子豉汤证为热扰胸膈，在中的白虎加人参汤证为热伤胃气，在下的猪苓汤证为水热潴留，此阳明清法三方，即是柯韵伯所谓阳明病热证的"起手三法"。栀子豉汤证与白虎加人参汤证的主要鉴别点在于：栀子豉汤证见心中懊𢙐、头汗出等，病变部位较高。白虎加人参汤证见烦渴引饮、周身汗出等，是热伤胃气，病变部位偏中。猪苓汤证见脉浮发热、渴欲饮水、小便不利等，为水热潴留于下焦，病变部位偏下。

二、小结

由于阳明多气多血、喜润恶燥、以降为顺，且阳气昌盛，所以一旦感邪发病，每易导致胃肠功能失常，邪从燥化，是以《素问·阳明脉解篇》说："阳明主肉，其脉血气盛，邪客之则热，热甚则恶火。"柯韵伯则谓"阳明为成温之薮"。邪入阳明，邪正相争剧烈，故多表现为邪盛正实，这是阳明为病的主要特征，故其病变性质多为里热实证。

阳明病的病机以燥热内盛为主，《伤寒论》中以"胃家实"三字作为提纲，即是对此所做出的高度概括，它既包含无形邪热，也包括有形热结。前者为胃热津伤，多见烦渴引饮；后者为肠燥热结，多见腹满便秘。如果外感湿热之邪，或内伤饮食，酿生湿热，熏蒸于内，则可形成发黄证；如热入营血，灼伤血络，则又可能出现衄血；如邪热与瘀血相搏结，还可形成蓄血的证候。阳明病也有虚寒证，多因病人素体阳虚，复感寒邪，或恣食生冷，或过用苦寒之品等，损伤中阳，以致寒从内生，形成虚寒证候。如其中所云"中寒""固瘕"以及吴茱萸汤证的"呕""哕"等，均属阳明、虚寒类型。

阳明病以热、实证为主，治则总以祛邪为要，故清、下二法为主要治法。阳明病热证治用清法。如邪热炽盛，充斥表里，则宜清热生津，如白虎汤、白虎加人参汤之属；若邪热郁于胸膈，则宜清宣郁热，如栀子豉汤

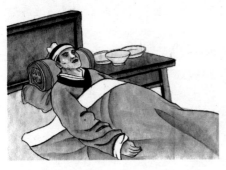

之类；若因邪热伤阴、水气不利者，则宜清热滋阴利水，如猪苓汤。阳明病实证以下法为正治。腑实盛者，如三承气汤类；邪热不甚而以津伤肠燥为主者，则宜用润下之剂，如麻子仁丸；若因津液内竭而燥屎内结者，则须于自欲大便之时用蜜煎或大猪胆汁等导而通之。

对于阳明病寒证，则宜用温中和胃、降逆止呕之法，如吴茱萸汤即是。阳明病变证，若湿热熏蒸发黄，则宜用清热利湿之法，如茵陈蒿汤、栀子柏皮汤、麻黄连轺赤小豆汤之属；若寒湿发黄，则"于寒湿中求之"，自当以用温化寒湿之法为是。若热入血分而致衄血者，张仲景虽未出方，但清热凉血之法自不待言，诚如叶天士所谓"入血犹恐耗血动血，只须凉血散血"；若热与血结而成蓄血证者，则宜以抵当汤破血逐瘀。总之，阳明病的主要治法是以清下热实为主，但应注意中病即止，做到"保胃气，存津液"。由于燥热成实是阳明病的本质，燥热之邪最易伤阴耗液，故不可妄用发汗与利小便之法。

其中"阳明居中，主土也，万物所归，无所复传"，揭示阳明热、实之邪不再传入他经，以清、下二法论治。阳明与太阴同属中土，中土热实证多为阳明病，中土虚寒证多为太阴病，阳明病过用清下，损伤脾阳脾气，病可转为太阴；若太阴病湿去邪留，邪从燥化，则又可外出阳明，故后世有"实则阳明，虚则太阴"之说。

本篇从种种不同侧面提示阳明病的证候特征及其治法。例如邪热炽盛而热势散漫者，宜用清法；肠腑未成实证，不得攻下；热结不甚或兼有正气不足者，只宜缓下或和下；若肠腑燥屎已成，证重势急，或燥热灼伤真阴，又当施以急下存阴；若体虚脉弱，或阳明实证尚难确诊时，又需要先用小剂量小承气汤试探等。所有这些，都为正确掌握通里攻下提供了方法。

第六章　辨少阳病脉证并治

少阳包括手少阳、足少阳二经与三焦、胆二腑。少阳与厥阴经络相连，与脏腑相关。

少阳的生理功能特点主要有三。①阳气始生，正气较弱。《素问·阴阳类论》有"少阳为一阳"之说，所以少阳又称"一阳""稚阳""小阳"。少阳乃阳气初生，虽生机勃发，应春生之气；然初生者阳气必少，其气尚微，《素问·血气形志篇》认为"少阳常少血多气"。少阳阳气始生，气血不足，抗病能力较弱。②疏利气机，通调水道。《素问·灵兰秘典论》云："胆者，中正之官，决断出焉。"又云："三焦者，决渎之官，水道出焉。"认为胆性正直，善于决断与人体情志有关。而三焦则主疏通水道。胆与三焦经脉相联，功能相关，胆腑疏泄正常，则枢机运转，三焦通利，水火气机得以升降自如。③三阳离合，少阳为枢。《素问·阴阳离合论》云："是故三阳离合也，太阳为开，阳明为阖，少阳为枢，不得相失。"认为三阳经的离合，太阳主表，是敷布阳气以卫于外，故为开；阳明主里，受纳阳气以支援内脏，故为阖；少阳居于半表半里之间，转枢内外，故为枢。这三经开阖枢的作用，是相互为用，调合统一而不能相失。所以少阳为枢，居半表半里之位，为人身阴阳气机升降出入开阖的枢纽。

由于少阳具有上述生理特点，所以其抗御外邪的能力远不及太阳与阳明，《伤寒论》中云"血弱气尽，腠理开，邪气因入"，是言邪犯少阳，人体气血虚弱，阳气卫外无力，腠理疏松，外邪乘虚侵入所致。然少阳病又是外感热病过程中由表入里、由寒转热的中间过渡阶段，其病性属热，故其病位既不在太阳之表，又不在阳明之里，而是在半表半里之间。

一、原著精读

原 文

少阳之为病，口苦，咽干，目眩也。

释 义

少阳病提纲。

"口苦、咽干、目眩"三证，是少阳胆腑有热的表现。少阳之气主升发疏泄，其性喜条达而恶抑郁。邪犯少阳，升发疏泄机能失常，气机郁滞。气郁则易化火，故出现少阳病的热证。少阳胆腑内藏精汁，其味最苦，今热气蒸迫胆液上溢，必见口苦。凡见口苦，则多为肝胆火郁之证，确有其临床意义。若火热灼伤津液，则可见咽干。足少阳之脉起于目锐眦，且胆与肝互为表里，而肝开窍于目，故胆火上扰，干犯清窍，必头目昏眩。

口苦、咽干、目眩三证均缘于胆火上炎，是少阳胆热最常见的症状，也是病人的自我感觉，能从总体上揭示少阳病的本质，并及早认识疾病已经由寒化热，离表内传，进入表里之间，由此可以提高对疾病性质转化的预见性，因而将之作为本经提纲。邪入少阳，正邪分争，枢机不利，影响脾胃的气机升降和受纳运化功能，又经常出现往来寒热、胸胁苦满、默默不欲饮食、心烦喜呕等症状，因此需与前文（太阳病篇）合参，以利于提高认识。

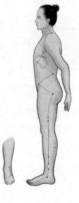

原 文

少阳中风，两耳无所闻，目赤，胸中满而烦者，不可吐、下。吐、下则悸而惊。

释 义

少阳中风辨证、治禁与误治变证。

"少阳中风"即少阳经脉感受风邪。风为阳邪，其性善行而数变，遇火则热，得水则寒。足少阳胆经起于目锐眦，上头角，下耳后，入耳中，下贯胸膈；手少阳三焦经，布膻中，散络心包，下膈。少阳主火，受风邪影响，易于升腾。风火循经上行，扰于清窍，故耳聋、目赤。风火走窜经脉，结于胸胁，气机不畅，故"胸中满而烦"。

少阳病位在半表半里，非上非下，又无痰、食等有形之实邪，故"不可吐、下"。宜行和解之法，使少阳枢机得运，则风火自散。

少阳为小阳，抗邪能力本弱。若见"胸中满而烦"就误认为是实邪内阻，妄施吐、下之法，则病必不除。不仅对少阳之邪没有起到治疗作用，反而还会耗伤气血，以致心神失养，胆气虚损，决断失职，神无所主，而产生心悸、惊惕等变证，故少阳病禁施吐、下之法。

原　文

伤寒，脉弦细、头痛、发热者，属少阳。少阳不可发汗。发汗则谵语，此属胃。胃和则愈；胃不和，烦而悸。

释　义

补述少阳脉证、治禁与误汗变证、转归。

病伤于寒，头痛、发热者，本属太阳表证，当见浮紧或浮缓脉，则属太阳病证无疑。今见脉弦细，而不是浮紧或浮缓，说明病邪已不在太阳之表，而是由表向里传变，已经进入半表半里之间，故曰"属少阳"。属者，转属之意。因本为太阳伤寒，现在病情发生转化，已经传入少阳，故不言少阳病，而言"属少阳"。

伤于寒、病在表者，发汗则愈。但当病变传入少阳之时，病邪已经由寒化热，性质发生了根本性的改变，病位也已经转入半表半里之间，故在治疗方法上已"不可发汗"，而应改用和解枢机、助正祛邪之法，以清除少阳半表半里之热。

如果误用辛温之药以强发少阳之汗，则必然助热生火，并劫伤胃中津液，而化热成燥。燥热上炎，扰乱心神，则可见神昏谵语。"此属胃"是已经由半表半里的少阳胆热转化为纯粹在里的阳明胃热，属于里热亢盛的实热证候。

胃热实证的转归如何，需视胃气能否自和以及津液能否自复来决定。若胃气能够自和，则胃热可以自行消除，津液可以自行恢复，神昏谵语等症状也可以自止。然阳明中土，万物所归，无所复传，胃热津伤常难以自和，需施以清泄热邪、滋养津液等法，如少与调胃承气汤，微和胃气，始能令其恢复，即"胃和则愈"。

若胃气不和，是迁延失治，或治非得法，药不奏效，以致胃热津伤更重。如果燥热亢盛，持续不解，津液不能恢复，则必将进一步耗伤阴血。阴血伤则心失所养，故可见心烦、心悸等证。

关于少阳病的脉象，太阳病篇与阳明病篇都曾有过论述。如"脉细者，此为阳微结"，这里的阳微结就属于少阳病的轻微热结。再如前文（太阳病篇）的"阳脉涩，阴脉弦，法当腹中急痛，先与小建中汤；不差者，小柴胡汤主之"，又提出了少阳病可见弦脉。本条更明确指出"脉弦细""属少阳"，是对以上两条精神的综合。弦主少阳经脉气机不利，细主少阳正气（气血津液）不足。

以上两条，都论述了少阳病的治疗禁忌，前条讲少阳病不可吐下，吐下则悸而惊；本条谓少阳病不可发汗，发汗则谵语，甚至发生烦、悸等症。金元时期的李东垣又提出少阳病还应有利小便之禁，对少阳治禁又做了进一步补充。《医宗金鉴·伤寒心法要诀》对少阳治禁做了如下归纳："少阳三禁要详明，汗谵吐下悸而惊，甚则吐下利不止，水浆不入命难生。"

少阳病在治疗上禁用汗、吐、下与利小便之法，是言其常。但在小柴胡汤和解的基础上，若能根据病情变化，酌情兼用汗、下、利小便之法，则衣可取得良效，此又是言其变。故治疗少阳病证，如果能够做到知常达变，灵活巧妙，能方能圆，则就更为全面地掌握了治疗方法，是为得道上工。

原 文

本太阳病不解，转入少阳者，胁下硬满，干呕不能食，往来寒热，尚未吐下，脉沉紧者，与小柴胡汤。

柴胡八两　人参三两　黄芩三两　甘草三两，炙　半夏半升，洗　生姜三两，切　大枣十二枚，擘

上七味，以水一斗二升，煮取六升，去滓，再煎取三升。温服一升，日三服。

释 义

太阳病转入少阳的辨治。

本为太阳病，由于治疗不及时或治疗不当，病邪不但没有解除，反而化热入里，转入少阳。"胁下硬满"是少阳经气不利的反映；"干呕不能食"

是少阳气郁而胃气不和，"往来寒热"是正邪交争于半表半里，而互有进退。此时如果未经误治，而脉见沉紧者，可用小柴胡汤治疗。

少阳病主脉本应为弦细，而此处却谓"沉紧"，何也？盖斯证"本太阳病不解，转入少阳"，邪离太阳之表，则其脉不浮，相对之下，亦可谓之"沉"，并显示太阳表证已解。"紧"虽然不是少阳主脉，但弦之甚者，亦类似于"紧"。合称"沉紧"，还寓有少阳经脉气机郁滞不伸之意。

● 辨治要点

主症：胁下硬满，干呕不能食，往来寒热，尚未吐下，脉沉紧。

成因：太阳病不解，转入少阳，胆火内郁，枢机不利。

治法：和解少阳，调达枢机。

方药：小柴胡汤（柴胡、黄芩、半夏、生姜、人参、甘草、大枣）。

● 原　文

若已吐、下、发汗、温针，谵语，柴胡汤证罢，此为坏病，知犯何逆，以法治之。

● 释　义

少阳病误治变证及其救治法则。

本条承接前文而来，彼言太阳传少阳，未经吐下之治法，仍以和解为主，可与小柴胡汤。此言少阳病迭用汗、吐、下、温针等法，误治再三，则病情不变者亦变，不坏者亦坏。少阳本无"谵语"，今发"谵语"，是病情恶化。柴胡证罢，即"往来寒热、胸胁苦满、嘿嘿不欲饮食、心烦喜呕"以及"口苦、咽干、目眩"等少阳病证已经消失，病离少阳之半表半里，而全陷入于里，故云"此为坏病"。"坏病"则病情更加沉重而复杂，难以再用六经病证直指其名。就"谵语"之"坏病"而言，有属于阳明里热亢盛者，也有属于他经者。既有邪实之"谵语"，也有正虚邪实之"谵语"，更有亡阳"谵语"，种种不一。况且此处也仅仅是举"谵语"为例而已，其他复杂表现不一而足，自属省笔无疑。因为病情沉重而复杂，难以用一种或几种治法说清楚，故只好"观其脉证，知犯何逆，随证治之"。至于具体治疗方法，则要观察其脉证变化，详究其致病根源，从而制定相应的治疗方法。

以上两条说明了3个问题：太阳病不解，可自然传变而转入少阳；误治变证不仅发生于太阳病，也可见于少阳病；少阳病误治变证多端，很难以一种治法而概括全面，张仲景所谓"知犯何逆，以法治之"，仅是一个救治的原则。

原 文

三阳合病，脉浮大，上关上①，但欲眠睡，目合则汗。

注 释

①上关上：意思是指脉象浮大而长，直达关部以上至寸部。

释 义

辨三阳合病的脉证。

"三阳合病"是指太阳、少阳、阳明合病，即三阳病证同时出现。脉"浮"属太阳，"大"属阳明，"上关上"属少阳。"上关上"谓脉长直有力，与少阳弦脉同类，盖弦脉则端直以长，如张弓弦。三阳之脉并见，故曰"三阳合病"。

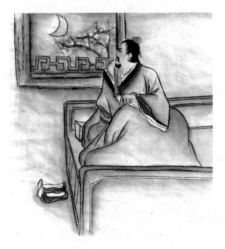

邪热壅盛，扰于神明，则昏昏而欲眠睡。此之"但欲眠睡"要和少阴病"但欲寐"相区别。三阳合病，但欲眠睡，其脉浮大，上关上，是一派阳热旺盛之象。少阴病，但欲寐，脉见微细，是一派阳衰阴盛之证。二者虽均有但欲眠睡，但寒热虚实迥异。

"目合则汗"，即眼睛闭上就出汗，亦称为盗汗。少阳为半表半里而主枢，关系人体阴阳表里出入之机。目合则阳入阴，少阳本主相火，阳热内迫，则里热更盛。阳加于阴谓之汗，里热盛而逼津外渗，所以目合则汗。这正是少阳经有邪热的反映。

本条所述三阳合病，仍以少阳邪热为重，文中虽未提及治法，但根据病情分析，当先从少阳论治，以和解枢机、清泄胆热为主，使枢机利、表里和，则三阳病证可解。

原　文

伤寒六七日，无大热，其人躁烦者，此为阳去入阴①故也。

注　释

① 阳去入阴：离表入里。

释　义

表病入里辨证。

"伤寒六七日，无大热"，应是外感表证已经过了一个周期，发热、恶寒、头痛、脉浮等表证已经消失。今身无大热，其人躁烦，则是表证不复存在，病邪已经向里传变。若病人身有大热、不恶寒、但恶热、烦躁不安，则是里热亢盛的阳明证候。今病人"无大热"，可推测为身有热而热不甚，"躁烦"则可推测为轻度烦躁而情绪不安，热邪未尽入里，而尚在半表半里之间，与少阳枢机不利、不能枢转有关。邪气由表入里，常以少阳为通路，因少阳为表里之枢。若表邪不甚，人体正气亦偏弱，则病邪在由表入里的过程中，就有可能稽留于表里之间，而发生"无大热，其人躁烦"的情况。治从少阳，用小柴胡汤和解之，则其证可以消失。

原　文

伤寒三日，三阳为尽，三阴当受邪，其人反能食而不呕，此为三阴不受邪也。

释　义

表邪不传三阴的辨证。

"伤寒三日"仅为举例而言，临证不必拘泥于日数。伤寒病已过数日，按一般规律，三阳经已传尽，三阴经当受邪。而三阴受邪，太阴则首当其冲，因为太阴为三阴之始。太阴病应见腹满而吐、食不下等证候；而今"其人反能食而不呕"，表明脏气未虚，中州健运，脾胃之气调和。太阴脾气健旺，则少阴、厥阴亦安，既不见少阴吐利、欲吐不吐，更无厥阴饥不欲食、食则吐蛔，自是未传三阴，故谓"三阴不受邪也"。本条的辨证意义还在于临床治疗疾病时，需要注意少阳之气的盛衰，只要少阳之气不衰，病邪就有可能外解，未必一定会由表入里而传入三阴。

◦ 原 文 ◦

伤寒三日，少阳脉小者，欲已也。

◦ 释 义 ◦

辨少阳病欲愈的脉象。

"伤寒三日"，病邪已经传入少阳。少阳病，应见弦脉，而今脉象不弦反小，说明少阳胆热已衰。以脉断病，是小则病退之义。少阳是为小阳，脉当弦细，如脉仅见细小而不弦，反映邪气已经衰退，正气尚待恢复，是病情向愈的征象。所以说"少阳脉小者，欲已也"。

临床最好是脉证合参：伤寒 3 日，病传少阳，脉小，并诊得全身证候也逐步减轻，渐趋和平，表明少阳之邪已退，病将向愈。反之，如果少阳之脉虽小，而证候却不减轻，甚至加重，则是邪胜正虚，病邪有内陷之势，需做鉴别，勿与本条混淆。

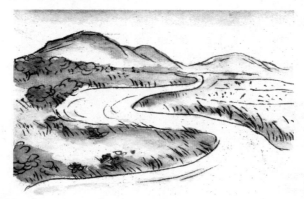

◦ 原 文 ◦

少阳病，欲解时，从寅至辰上。

◦ 释 义 ◦

少阳病欲解的时间。

寅至辰，指寅、卯、辰 3 个时辰，即现在的 3 ~ 9 时，共 6 个小时。卯时前后是日出阳升之时。少阳属木，其气通于春。春建于寅，是阳气生发之始。少阳病为枢机不运，胆火内郁之证。此时乘自然界阳气之升，被郁的胆火容易舒发，则枢机自能运转，三焦得以通畅，故为少阳病欲解之时。

二、小结

　　少阳病以"口苦，咽干，目眩"为提纲，虽反映少阳火气为病的特点，然邪入少阳尚有枢机不利，正邪分争，影响脾胃功能一面，如往来寒热，胸胁苦满，默默不欲饮食，心烦喜呕，脉弦等症，临床仍需合参。少阳位于表里之间，变化多端，邪易传变，病证多有兼夹。

　　少阳病属半表半里之证，邪气已渐入里化热，所以禁用发汗；未至阳明里实，故不可下；胸中无痰水实邪内阻，故亦不可催吐。少阳病禁用汗、吐、下三法。因少阳邪热，已伤耗津液，故亦禁用利小便。以其症结在于枢机不转，故当以和解为主。俾枢机运转，则表里内外之气疏通，而少阳之病可解。

第七章　辨太阴病脉证并治

太阴包括手太阴、足太阴二经和肺、脾二脏。但从太阴篇来看，主要是论述足太阴脾的病变，而手太阴肺的病证大多已在太阳病篇论述。足太阴脾经起于足大趾内侧端，上行沿小腿内侧，交厥阴经之前，沿大腿内前侧上行，入腹，属脾络胃。由于经络相互络属的关系，使足太阴脾与足阳明胃互为表里。脾胃位居中焦，脾主运化，升清阳，主四肢，胃主受纳，腐熟水谷，与脾合称为后天之本。脾胃为人体气机升降之枢纽，脾主升，胃主降，脾以升为顺，胃以降为和，脾胃各项功能协调，则清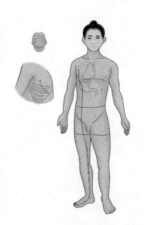阳得升，浊阴得降，水精四布，五脏得荣。若脾胃虚弱，或被邪气所犯，以致中阳不足，运化无力，寒湿内停，升降失常则形成太阴病。

太阴病的成因有三：一是六淫之邪主要是寒湿之邪直接侵犯中焦，或七情中的忧思伤脾，或饮食劳倦所伤，从而使脾胃虚弱，运化失职。二是先天禀赋不足，脏气虚弱，脾之阳气不足而自病；亦可因脾胃素虚，复被邪气所犯而发病。三是三阳病失治误治，损伤中阳，从而转为太阴病。

一、原著精读

原　文

太阴之为病，腹满而吐，食不下，自利[①]益甚，时腹自痛。若下之，必胸下结硬[②]。

◦ 注 释 ◦

① 自利：不因攻下而出现大便稀溏甚或夹有黏冻的证候。

② 胸下结硬：胃脘部痞结胀硬。

◦ 释 义 ◦

太阴虚寒证诊断要点及误下后变证。

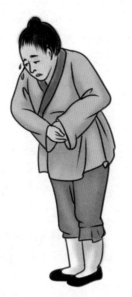

太阴虚寒证是脾阳不足，寒湿内蕴所致。因脾主运化，脾阳不足，阳虚生寒，水谷失运，易见寒湿停滞、阻碍中焦气机之证，因见腹部胀满之象。脾与胃互为表里，太阴脾病，水谷不化，浊气内阻，上逆于胃，则见吐而食不下之证。脾阳不足，清气不升反而下流，病人虽食不下却反见下利甚剧之象，由于此下利非因外邪及攻下造成，故称"自利"。脾阳不足，温煦无力，太阴脾络拘挛不畅，故见腹痛；阳气稍振则太阴脾络拘挛可暂得缓解，是以腹痛呈时作时缓之象。

腹满、腹痛、食不下等证，既可见于太阴虚寒证，也可见于阳明热实证。脾虚寒证的腹满以胀满时减为特征，即"腹满时减，复如故"，且喜得温按，腹满痛也不因利下而减轻。阳明结实的腹满痛，一般无明显减缓之时，即或稍减亦程度轻微，即"腹满不减，减不足言"，且满痛拒按，即使是利下的"热结旁流"、泻下臭秽粪水，而其满痛亦不因此而得除。阳明结实的腹满痛为邪实有余，太阴脾虚寒证的腹满痛为正虚不足。虚寒证误用攻下，则正气愈虚，寒湿愈甚，易发生寒凝气结的胸下（胃脘部）结硬。

◦ 原 文 ◦

太阴中风，四肢烦疼，阳微阴涩① 而长者，为欲愈。

◦ 注 释 ◦

① 阳微阴涩：脉象浮取微，沉取见涩。阴阳，此处指诊脉时的沉取与浮取。

◦ 释 义 ◦

太阴中风的证候特征及欲愈的判断标准。

脾主肌肉、四肢，脾阳气不足，防御能力下降，易见外邪侵犯四末之证。所以称其为"太阴中风"而非"太阳中风"，是由于病证出现在四末，而四末为脾所主。

既是外邪侵袭，何以不见周身疼痛、恶寒发热？原因在于一则邪少且部位局限，二则太阴阳气本已不足，正气与邪气相争力微，故病人仅见四肢烦疼、脉阳微阴涩等象。

太阴中风是本虚基础上外邪侵袭之证，因其阳气本虚，邪犯亦少，故脉浮取微弱，沉取见涩，脉由微涩转为长是脾气有恢复之机，正气有驱邪外出之象，故为欲愈之候。所谓"长则气治"是也。

与太阳中风证不同处在于：该证病位在四末，故见四肢烦疼；太阳中风证病位遍及周身体表，故见全身疼痛。此外，太阳中风证正气不虚，故与邪相争剧烈而恶寒发热明显，本证正气内虚无力与邪争，故仅见四肢疼烦。

本证与"太阳病篇"桂枝加芍药、生姜各1两，人参3两，新加汤证皆为内虚夹外邪伤犯，但一则病位迥异，二则里虚性质亦不同。本证属太阴阳气不足夹有外邪侵犯，其阳虚较轻；桂枝新加汤证方所治疾病，则是气、营两伤夹表邪不去。

此外，本证与桂枝人参汤证虽皆为中虚兼外邪侵袭，而证候性质却有较大差异。本证因中虚较轻，未见下痢、心下硬满等证，其邪犯少且部位仅限于四肢，故见四肢疼烦；桂枝人参汤证方所治疾病阳虚程度较重，因见下利、心下硬满等里证，其外邪所犯部位在太阳肌表，故见全身疼痛、发热恶寒等表象。

原文

太阴病，欲解时，从亥至丑上①。

注释

①从亥至丑上：相当于晚间21时至次日3时。

释义

太阴病欲解的时辰分析。

太阴病是脾阳气不足的虚寒证。亥、子、丑相当于21时至次日凌晨3时之间，此为自然界阴极阳生之时，已虚之脾阳得自然界阳气之助可渐得振奋，故为太阴病欲解之时。

● 原　文 ●

太阴病，脉浮者，可发汗，宜桂枝汤。

● 释　义 ●

太阴病兼表证的证治。

太阴病本是脾虚证，今"脉浮"明显，是外感表邪，且脾虚不甚，故"可发汗"。但不能用峻汗剂麻黄汤，而只能用桂枝汤，因桂枝汤既可外和营卫以祛风解肌，又能内调脾胃以治中焦，对中气虚不甚而夹有表邪者颇为相宜。

● 辨治要点 ●

主症：原有太阴病，复感外邪，脉浮，恶寒，腹满而吐，食不下，自利益甚，时腹自痛。

成因：素体脾阳不足，风邪袭表，营卫不和。

治法：调和营卫，温阳和里。

方药：桂枝汤（桂枝、芍药、甘草、生姜、大枣）。

● 原　文 ●

自利不渴者，属太阴，以其脏有寒[1] 故也，当温之，宜服四逆辈[2]。

● 注　释 ●

① 脏有寒：即太阴脾脏虚寒。

② 四逆辈：指四逆汤一类方药，也包括理中汤。

● 释　义 ●

脾阳不足、寒湿内蕴证的主证、病机及治则。

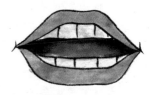

本证性质属太阴虚寒，下利、口不渴是太阴阳虚证的特征表现。当有腹满时痛，喜得温按，舌淡胖有齿印苔薄腻，脉浮缓无力等。阳虚则生内寒，水湿不化，治疗当予兼顾。"当温之"是基本治疗原则，宜在温阳健脾的同时，兼以祛寒燥湿。文中提出"宜服四逆辈"，而未出具体方剂，意在根据病情轻重灵活选方。如中虚尚轻者，可用理中汤；逆汤等。中虚兼命门火衰者，则宜用四逆汤等。

● 辨治要点 ●

主症：自利不渴，同时伴有太阴病提纲中的症候。

成因：中阳不足，脾胃虚弱，寒湿内盛，升降失常。

治法：温中散寒，健脾燥湿。

方药：四逆辈（轻者用理中汤，中虚兼命门火衰者用四逆汤）。

原　文

伤寒脉浮而缓，手足自温者，系在太阴[①]；太阴当发身黄，若小便自利者，不能发黄；至七八日，虽暴烦下利日十余行，必自止，以脾家实[②]，腐秽[③]当去故也。

注　释

① 系在太阴：即病已转入太阴。

② 脾家实：脾阳恢复。"实"非邪实。

③ 腐秽：腐败秽浊之物，此处指肠中停留时间较久的大便。

释　义

太阴虚寒证的两种不同转归及其机制。

感受寒凉后，脉浮而缓，且手足自温，是病已转入太阴。本证颇似太阳中风，但并未与恶寒发热、头身疼痛等并见，故非太阳表证。"脉浮而缓"是"舒缓不急"之意，乃脾虚不足、寒湿失运之象。阳虚则生寒，一般应见畏寒手足不温之证，由于太阴脾主肌肉四肢，其阳气虽虚，但不似少阴阳虚那样严重，其已虚之阳仍能温煦所主之四肢，故手足自温。

太阴脾阳气不足，寒湿内阻，水谷不化，水湿停滞，阻遏日久，土壅木郁，胆汁失其常道而外溢，因见发黄之证；由于其主因在于湿邪壅遏，故发黄前多见小便不利。如果小便通利，湿邪得以外泄，则一般不会发黄。太阴发黄源于阳虚寒湿困遏，故黄色晦暗，自利，口不渴，舌淡胖，苔白腻，应属于阴黄范畴。

本证发黄应与前述阳明湿热发黄区分，根据黄色晦明、发热有无、口苦口淡、舌质红淡、苔黄腻白腻等常可做出鉴别。

本证与前述阳明寒湿发黄因同属阴黄，较易混淆。胃失和降，以呕吐为主者，属阳明寒湿发黄。脾气不升，以下利为主者，属太阴寒湿发黄。

太阴病，得到正确治疗，或因机体正气自然恢复，疾病有转愈之机。

太阴脾虚寒证病人，出现心烦且下利次数增多，甚则一天十余次者，有可能是脾阳渐复，有能力驱除腐败秽浊之气外出的佳兆，即所谓"脾家实"。当腐败秽浊之物被排出后，病人下利将自行停止。

脾阳恢复的心烦下利，虽下利日十余行，但病人精神较振奋，手足亦温，苔腻渐化，脉转和缓，下利症状在短期内即自动消失。

如果下利不止，病情加重，精神逐渐萎靡，手足逆冷，苔腻不化，脉来微细，或虽利止但诸证不减，且伴皮肤干瘪，眼眶凹陷，脉来见芤等，则已转为少阴虚寒重证，应按少阴病论治。

辨治要点

主症：身目为黄，黄色晦暗无泽，伴口不渴或渴喜热饮，大便溏薄，舌淡苔白腻，脉沉缓。

成因：脾胃阳虚，运化失职，寒湿中阻。

治法：温中健脾，散寒除湿。

方药：茵陈理中汤（理中汤加茵陈蒿）、茵陈四逆汤（四逆汤加茵陈蒿）、茵陈术附汤（术附汤加茵陈蒿）。

原　文

本太阳病，医反下之，因尔腹满时痛者，属太阴也，桂枝加芍药汤主之；大实痛者，桂枝加大黄汤主之。

桂枝加芍药汤方

桂枝三两，去皮　芍药六两　甘草二两，炙　大枣十二枚，擘　生姜三两，切

上五味，以水七升，煮取三升，去滓，温分三服。本云，桂枝汤，今加芍药。

桂枝加大黄汤方

桂枝三两，去皮　大黄二两　芍药六两　生姜三两，切　甘草二两，炙　大枣十二枚，擘

上六味，以水七升，煮取三升，去滓，温服一升，日三服。

释　义

太阴气滞络瘀证证治。

太阳病，当用辛散解表之法，误用攻下，则表邪内陷。

误下伤脾，邪陷入里，土壅则木郁，终则形成太阴气滞络瘀之证。气滞不畅，络脉瘀滞，不通则痛，因见腹部胀满不舒，疼痛阵作之证；若证

情较重，则病人可见"大实痛"之候。与"腹满时痛"相较，"大实痛"是疼痛程度较重，无有休止，气滞络瘀的程度也较为严重。

桂枝加芍药汤在桂枝汤基础上倍用芍药，变祛风解肌、调和营卫之剂为辛温宣通、缓肝舒挛、通络止痛之用。

方中桂枝、甘草辛甘化阳，温通和脾；芍药、甘草酸收，缓肝之急，芍药兼能通络行痹止痛；生姜、大枣和胃益脾，奠安中焦，并能防肝木之乘，适用于脾滞土壅而肝木乘之的腹满时痛证。

桂枝加大黄汤是在桂枝加芍药汤的基础上再加大黄。

加大黄是用于"大实痛"之证，而究其证候本质，实际仍属脾土壅实、肝木乘犯、气滞络瘀之证。只是由于土壅殊甚，故在桂枝加芍药汤的基础上复加大黄，意在增强其通络止痛之力；同时，由于大黄兼可入于胃肠，使腑气通畅，则脾土壅滞易解。

· 辨治要点 ·

1.腹满时痛

主症：腹满时痛。

成因：脾伤气滞络瘀。

治法：通阳益脾，活络止痛。

方药：桂枝加芍药汤（桂枝汤加重芍药用量）。

2.大实痛

主症：大实痛，即腹痛剧烈，或伴便秘。

成因：脾伤气滞络瘀，郁滞较甚。

治法：通阳益脾，活络止痛，化瘀导滞。

方药：桂枝加大黄汤（桂枝汤加重芍药用量，再加大黄）。

· 原　文 ·

太阴为病，脉弱，其人续自便利，设当行①大黄、芍药者，宜减之，以其人胃气弱，易动故也。下利者，先煎芍药二沸。

· 注　释 ·

①行：此处是"使用"的意思。

· 释　义 ·

太阴气滞络瘀证并见脾气虚弱时的治疗方法。

太阴气滞络瘀，腹满时痛，或"大实痛"，大便不甚通利，是气机阻滞、肠道传导异常之故，非阳明内实之候。中虚虽轻，但大便溏薄，如果必须使用通经活血的大黄、芍药等，用量不宜太大，因苦寒酸柔之品有碍脾气升清，过量则致脾虚更甚。告之以"胃气弱，易动"之变，需要预防。通过适当减少大黄、芍药等苦寒、酸柔之品的分量，可达到既通阳活血又不碍脾气的治疗结果。

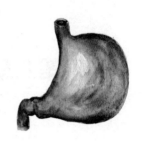

二、小结

太阴病以"腹满而吐，食不下，自利益甚，时腹自痛"为提纲，概括了太阴病的基本特点，作为整个太阴病的诊断标准，反映了太阴病脾胃阳虚、寒湿内盛、升降失常的基本病理机制。太阴病亦分为太阴病本证和太阴病兼变证，太阴病本证即太阴病提纲证，以腹满而吐、食不下、自利益甚、时腹自痛且自利不渴为基本表现。太阴病兼变证主要有太阴兼表证、太阴兼腹痛证以及寒湿发黄证等。

太阴病的治疗，张仲景提出"当温之"的治疗大法，即太阴病本证当温中祛寒、健脾燥湿，用理中丸、四逆汤一类方剂。太阴病兼变证中，若兼表证，里虚不甚，表证为主者，宜调和营卫，用桂枝汤；若兼腹痛，宜通阳益脾、活络止痛，用桂枝加芍药汤，大实痛则化瘀通络，用桂枝加大黄汤；属于寒湿发黄者，则"于寒湿中求之"，即温阳散寒，除湿退黄。

太阴病的预后转归主要有3个方面。一是阳复而愈。太阴病为脾虚寒湿内盛证，故脾阳恢复，其病则愈。二是脏邪还腑，里病达外。又由于太阴与阳明同属中州，相为表里，经脉相互络属，故病情可在一定条件下相互转化。如阳明病过用清下，则病可及于太阴；而太阴病过用温燥，或寒湿久郁化热，亦可由太阴而转阳明，即所谓"实则阳明，虚则太阴"之义。三是病邪内传。若太阴病日久，脾阳虚衰益甚，病邪又可转入少阴或厥阴。而厥阴、少阴之虚寒证，往往伴有脾阳虚衰之象，这在一定程度上反映了太阴病的传变关系。因此，一般认为太阴为三阴之首，是三阴病的初始阶段。

第八章　辨少阴病脉证并治

　　少阴包括手少阴、足少阴二经和心、肾二脏。心肾统属少阴，手少阴心属火，主血脉，统神明；足少阴肾属水，主藏精，为人体阴阳之根，先天真气之所系，元阴元阳之所寓，为水火之宅。在生理条件下，心火在上，肾水在下，心火下温于肾，使肾水不寒，肾水上奉于心，使心火不亢。心肾相交，水火既济，以维持人体的阴阳动态平衡，激发五脏六腑的生理动能，使人健康无病。若邪侵少阴，心肾受病，真气损伤，以致人体阴阳失衡，即可发生心肾失调、水火不济的少阴病。

　　少阴，即阴气较少之意。人体之精气来源于津液而少于津液。津液和与津液活动有关的脾肺属太阴，而精气及与精气活动有关的心肾属少阴，故称少阴为阴中之"小阴"。

　　少阴病的发生，一是素体少阴阳虚或阴虚，复感外邪，邪气直犯少阴，内外合邪而发病。二是他经病证失治、误治，损伤心肾阴阳，从而转属少阴。其中因太阳与少阴互为表里的关系，故太阳病最易转入少阴。另外，太阴和少阴有子母关系，病变中常子盗母气，故太阴虚寒也易传入少阴，成为脾肾阳虚证等。少阴病以心肾虚衰、水火不交为主要病机，以脉微细、但欲寐为主要脉证特点。

一、原著精读

原　文

　　少阴之为病，脉微细①，但欲寐②也。

注　释

① 脉微细："微"是指脉的搏动轻微无力；"细"是指脉的形态细小。

② 但欲寐：是指迷迷糊糊似睡非睡的状态。

释　义

少阴病寒化证脉证提纲。

少阴属心、肾两脏，心主血，属火；肾藏精，主水。久病则心、肾两虚。如阳气衰微，无力鼓动气血运行，则脉微；阴血虚少，脉道不充，则脉细。本条微、细并提，重点在微，因为微脉的形状必细，王叔和解说"微脉极细而软，若有若无""细脉大于微，常有，但细耳"。细脉主阴血虚少，不一定兼微。微脉主阳气虚，其形必细。脉微细是心肾阳虚的本质反映，与"但欲寐"并见，可以确诊。"但欲寐"非真能入寐，而是病人精神萎靡，处于似睡非睡状态，是心肾阳虚、阴寒内盛、神失所养所致。临床上如果见到"脉微细，但欲寐"，即表明少阴心肾之阳已虚，就应给予温阳之治，才能防止其向亡阳厥脱转变。临床少阴病确以心肾阳虚为多见，将之作为少阴病的审证提纲，对于少阴寒化证寓有"见微知著"的意义。

原　文

少阴病，欲吐不吐①，心烦，但欲寐。五六日，自利而渴者，属少阴也，虚故引水自救；若小便色白②者，少阴病形悉具。小便白者，以下焦③虚有寒，不能制水，故令色白也。

注　释

① 欲吐不吐：是指要吐而又不得吐出之状态。

② 小便色白：小便色清而不黄。此处"白"作"清"解。

③ 下焦：此处指肾。

释　义

少阴病寒化证的辨证要点。

少阴阳虚阴盛，下焦阳气衰微，寒邪上逆，使胃气失于和降，故欲吐，然由于肠胃空虚，胃中无物，所以虽欲吐而复不能吐；阴寒盛于下，则虚阳易于上扰，且虚阳与寒邪相争，故心烦。少阴阳虚已甚，神疲不支，故但欲寐。

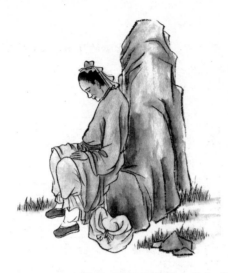

少阴虚寒，治当温阳祛寒，不可被"欲吐不吐，心烦"所惑。推延至五六日，则阳虚阴盛更甚，火不暖土，脾失升运，发生自利。阳衰不能蒸化津液，津不上承，可见口渴，但渴喜热饮，饮量亦必不多，所谓"虚故引水自救"，以充养阳气和阴液。此为少阴下利的特点，病情已重于太阴下利。

仅据欲吐不吐、心烦、自利而渴等证，即诊为阳虚寒盛，尚嫌依据不足，"若小便色白"，则"少阴病形悉具"。因小便色白清长，是阳虚寒盛的确证。"小便白者，以下焦虚有寒，不能制水，故令色白也"，是对下焦阳虚阴盛而小便色白机制的阐述。因"自利而渴"并非专属少阴寒证，必须参考小便情况，才能确诊无误。小便色白清长是少阴阳虚寒化证的又一辨证要点。

本条云"自利而渴者，属少阴"，后文云"自利不渴者，属太阴"，可见下利一证既可见于太阴病，也可见于少阴病，其辨证要点在于口渴与否。太阴属脾家寒湿，所以自利不渴；少阴属下焦阳虚，不能蒸化津液上承，所以自利而渴。

阳经实热证也常见口渴下利，但阳证下利，必臭秽异常，肛门灼热，苔色黄垢，且必伴身热脉数等证。少阴阳虚的下利口渴，利必清稀，或完谷不化，苔白润，且必伴恶寒脉微等。

原　文

病人脉阴阳俱紧，反汗出者，亡阳也，此属少阴，法当咽痛而复吐利。

释　义

辨少阴亡阳的脉证。

脉阴阳俱紧，即寸、关、尺三部俱紧，紧脉见于少阴，当为沉紧，沉主里而紧主寒，表明少阴里寒偏盛。但里寒证不应有汗，张仲景早有明训，谓"阴不得有汗"，而今反有汗出者，是少阴阴寒太盛，逼迫虚阳外亡的征象，即所谓"亡阳也"。

少阴脉循喉咙，虚阳循经上越，郁于咽嗌，故有咽痛之证，但这种咽痛由阴寒极盛而虚阳上浮所致，多不红不肿，和实证之咽痛完全不同；阴寒内盛，中阳不守，阴寒上逆则吐，阴寒下注则利。

本条张仲景未出治法方药，但从"亡阳"二字判断，应急投大剂姜附以回阳固脱，可选用四逆汤方药。

原 文

少阴病，咳而下利，谵语者，被火气劫①故也，小便必难，以强责②少阴汗也。

注 释

① 被火气劫：被火邪所伤。劫，作逼迫解。

② 强责：过分强求。强责少阴汗，是少阴不当发汗而强用发汗。

释 义

少阴病被火劫伤阴的变证。

少阴病的本质是阳虚或阴虚之候，"咳而下利"，既可见于阴盛阳虚，或兼水气，又可见于阴虚有热，或兼水气。见于阳虚阴盛，当温补元阳，宜四逆辈；兼水气，当温阳利水，宜真武汤。见于阴虚有热，当滋阴降火，宜黄连阿胶汤；兼水气，治当清滋利水，宜猪苓汤。无论阳虚阴盛还是阴虚有热，都不可用发汗法治疗。阴虚火旺者，误用火法，强发其汗，劫伤津液，津伤胃燥，火热之邪上升，扰乱心神，则见谵语。发汗更伤少阴阴液，肾阴伤则化源不继，故"小便必难"。"被火气劫故也"和"以强责少阴汗也"就是对"谵语""小便必难"病因病机的准确注解。

原 文

少阴病，脉细沉数，病为在里，不可发汗。

释 义

少阴病禁用发汗。

少阴病属里属虚。病里则脉必沉；病虚则脉多细。沉细相兼，主病里虚。凭此二脉，就可断定不可发汗。数脉主热，也主虚。热病虚证多见脉数。在少阴病，热化证，阴虚则火旺，虚火致数；寒化证，阴盛格阳，虚阳外越致数。阴虚热化证误汗，则易伤阴动血；阳虚寒化证误汗，则致虚阳外脱。少阴里证，无论热化寒化，均禁用发汗。

• 原 文 •

少阴病，脉微，不可发汗，亡阳故也；阳已虚，尺脉弱涩者，复不可下之。

• 释 义 •

少阴病汗、下禁例。

少阴病，脉微，为阳气虚，若误用发汗，则有大汗亡阳之虞，故曰"不可发汗"。"亡阳故也"则是对"不可发汗"原因的补充说明。

"阳已虚"是承前"脉微"而言。尺脉弱涩，为阴血不足。阳已虚，复见尺脉弱涩，则为阴阳两虚，不可使用攻下法。即使有便秘之证，亦当禁用下法，误下则有虚虚之虞，宜温补以润下，可取肉苁蓉等温阳通便药物治疗。

• 原 文 •

少阴病，脉紧，至七八日，自下利，脉暴微[1]，手足反温，脉紧反去者，为欲解也，虽烦下利，必自愈。

• 注 释 •

[1] 脉暴微：脉紧突然变为微弱。

• 释 义 •

少阴病阳复阴退自愈的脉证。

"少阴病，脉紧"，是里寒较盛。病"至七八日，自下利"，脉象又突然转变为微弱无力，手足不逆冷而反温，脉紧反而消失，这是阳气来复、寒邪消退的表现，故张仲景做出"为欲解也"的结论。阳气来复，寒邪消退，阳回阴退，阴阳渐趋平衡，故曰"虽烦下利，必自愈"。其时之烦，乃是阳气恢复，能与邪气相争，"下利"则属于正胜驱邪外出。

反之，若自利无度，手足逆冷，自汗踡卧，神情躁扰不安，则是阴阳离决的危候，二者不可混淆。

• 原 文 •

少阴病，下利，若利自止，恶寒而踡卧[1]，手足温者，可治。

注 释

① 蜷卧：四肢蜷曲而卧。

释 义

少阴虚寒证，手足温者可治。少阴病，阳虚阴盛之下利，必见恶寒而蜷卧等证，若下利止而手足渐转温和，则利止为阳复阴退之征，为病情好转，是时虽仍恶寒蜷卧，而其预后一般较好。本条"利自止"而见"手足温"，显属阳复阴退，故曰"可治"。但"可治"并不等于不药而愈，且病至少阴，病情一般较重，仍必须采取积极有效的治疗措施，扶阳抑阴之剂仍不可少，决不能掉以轻心。

反之，若下利虽止，但其手足厥冷反甚，则利止不是阳复，而是阴竭，为病情加剧，预后不良。

原 文

少阴病，恶寒而蜷，时自烦，欲去衣被者，可治。

释 义

少阴病，阳气来复，烦热欲去衣被者，可治。

少阴病，恶寒而蜷，是少阴阴盛阳虚之证，若见"时自烦，欲去衣被"，则有可能是阳气来复，能与阴邪相争，故断为"可治"；但其时必有手足温和而不厥冷等阳气来复之证同见。

如少阴病，恶寒而蜷，时自烦，欲去衣被，手足躁扰不宁，循衣摸床，撮空理线，则是虚阳外越，属于"不可治"的危候。

原 文

少阴中风，脉阳微阴浮者，为欲愈。

释 义

少阴病欲愈的脉象。

寸脉为阳，尺脉为阴。少阴中风，脉当沉细，今反见寸脉微而尺脉浮，寸脉微为邪气微之征，尺脉浮是阳气复之兆，正胜而邪衰，故曰"为欲愈"。

推断疾病之欲愈与否，仅据脉象是不够的，还需结合其他见证，脉与证合参，综合分析，才能得出确切的诊断。

● 原 文

少阴病，欲解时，从子至寅上。

● 释 义

少阴病欲解的大概时间。

"从子至寅上"是子、丑、寅3个时辰，相当于23时后至次日5时前的这段时间，正是阳气渐生之时，阳长则阴消，阳进则阴退，而少阴病多为心肾阳衰之证，少阴得阳生之气，有利于消除全身阴寒之邪，寒退则病可解，为少阴病欲解时。

疾病的欲解虽与自然界的阳气盛衰有关，但这只是一个外部影响，只是提供了一种有利的条件，并不是唯一起决定作用的因素，因为病解与否，取决于邪正的进退，内因起决定作用，外因只起协同作用。

● 原 文

少阴病，吐利，手足不逆冷，反发热者，不死。脉不至者，灸少阴^①七壮^②。

● 注 释

① 灸少阴：用艾火灸少阴经脉所循行的穴位。
② 七壮：每艾灸1炷为1壮，7壮就是灸7个艾炷。

● 释 义

少阴病"吐利"，阳虚未甚，脉不至者，可用灸法。

少阴病虽见吐利，但手足不逆冷，则表明阳虚不甚，中土之阳气尚强；手足不逆冷而"反发热"是阳能胜阴，所以断为"不死"，"不死"则为"可治"。

少阴病吐痢，手足逆冷，脉微欲绝，"反发热"，则是阳气脱越或阴盛格阳于外之危象，二者不可混淆。

证属阳虚不甚而非阴阳离绝，反见"脉不至"，是吐利暴作，阳气乍虚，脉一时不能接续，故张仲景只言"脉不至"而不言"脉绝"，其治疗当以温通阳气为法，使阳气通则脉自至，"灸少阴"有温通阳气的作用。除药物治疗，还可用灸法。太溪、复溜、涌泉等可用。灸关元、气海则更好。

原　文

少阴病，八九日，一身手足尽热者，以热在膀胱，必便血也。

释　义

少阴病热涉膀胱血分的变证。

少阴病有寒化、热化之分，本条系属热化证之变证。"一身手足尽热"是其辨证要点，一则可与阴盛格阳证鉴别，二则作为热在膀胱的标志。因膀胱外应皮毛，热在膀胱，故一身手足尽热。热涉膀胱血分，热伤血络，络伤则血不循经，故可发生便血。

本证未出方治，水与热相结可用猪苓汤，阴虚火旺可用黄连阿胶汤，热盛蓄血可用桃仁承气汤。

原　文

少阴病，但厥无汗，而强发之，必动其血，未知从何道出，或从口鼻，或从目出者，是名下厥上竭[①]，为难治。

注　释

①下厥上竭：厥逆因于下焦阳虚，故称下厥；阴血因上出而耗竭，故称上竭。

释　义

强发少阴汗而导致动血的变证。

少阴病"不可发汗"，误发其汗，则有亡阳脱液之变。

病入少阴，气血阴阳均已虚损。厥为阳气虚衰，无汗则是尚未至亡阳的表现，其治当以温肾回阳为法，切不可发汗。若强发其汗，不但伤阳，而且伤阴，更能扰动营血，血随虚阳上涌，循清窍而出，或从口鼻而出，或从眼目而出，仓促之际实难逆料。

厥逆因阳气衰于下，故称"下厥"；阴血从口鼻眼目外出而竭于上，故称"上竭"。下厥治当用温，而上竭又不宜

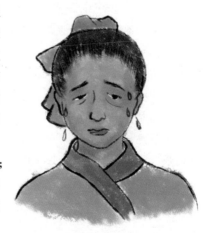

用温；上竭当用清凉，但又碍于下厥而当谨慎用药。顾此失彼，相反相妨，故"为难治"。

本条与上条同为少阴出血，但上条之证是少阴之邪热涉于膀胱，热邪迫血妄行，血从下出，无阳亡阴竭之变；本条之证血从上出，是阳厥于下而阴竭于上，阴阳两竭。二者病理机转不同，故上条未言"难治"，而本条明言"难治"。

原 文

少阴病，恶寒身踡而利，手足逆冷者，不治。

释 义

少阴病纯阴无阳的不治证。

少阴病有寒化证和热化证之分，寒化证为阳虚阴盛，其预后的吉凶决定于阳气的存亡。本条"恶寒身踡而利，手足逆冷"，显为阳虚阴盛之证。

本条恶寒而身踡，又见下利而手足逆冷，所以断为"不治"。

所谓"不治"，只是说明病情危重，预后较差，尚非必死之谓，如能采取积极有效措施，投以四逆、白通等一类回阳之剂，或可挽救。

原 文

少阴病，吐利躁烦，四逆者死。

释 义

少阴病阳气衰竭的死候。

少阴病"吐利"，是阴盛阳衰之候，是时出现躁烦，是已衰之阳与阴邪相争，但正不敌邪，病情进一步恶化。"吐利躁烦"而又增四逆，显然是阳气衰竭，所以断为死候。

本条与吴茱萸汤证方所治疾病类似，但一则主死，一则为可治。吴茱萸汤证方所治应是体质尚好，先见手足厥冷，后见烦躁欲死，且以烦为主，表明阴邪虽盛，而阳气尚能与之相争，故可用吴茱萸汤泄浊通阳。本条则属于久病危候，是先见"吐利躁烦"，后见"四逆"，以躁烦为主，是虚阳虽勉强与阴寒之邪相争，但争而不胜，残阳欲绝，故预后不良。

原 文

少阴病，下利止而头眩，时时自冒①者，死。

注 释

① 自冒：眼发昏黑，目无所见的昏晕。冒者，如以物冒首之状。

释 义

少阴病阴竭阳脱的死候。

少阴阴盛阳虚之下利，若下利自止，则有阳气来复，疾病向愈的希望，但是时必须有"手足温"作为阳气来复的佐证，论中"少阴病，下利，若利自止，恶寒而踡卧，手足温者，可治"即是其例。本条虽"下利止"，却未见"手足温"之证，反见"头眩"和"时时自冒"之证，可见这一"下利止"，并非阳气来复，而是阴液下竭，阳气上脱的危象，阴液竭于下，无物可下而"下利止"，阴竭则阳失依附而浮越于上，故"头眩，时时自冒"。阴竭阳越，阴阳离绝在即，故断为死候。

原 文

少阴病，四逆恶寒而身踡，脉不至，不烦而躁者，死。

释 义

少阴病阳绝神亡的死候。

少阴病，四逆、恶寒、身踡，是阳虚阴盛之征，其脉不至，显较脉微欲绝为甚。血行脉中，须阳气以推动，真阳虚极，无力鼓动血脉运行，故其"脉不至"。阳虚至极，更见不烦而躁，不仅无阳复之望，且神气将绝，危重已极，故断为死候。

本条与前面"少阴病，吐利，手足不逆冷，反发热者，不死。脉不至者，灸少阴七壮"条文虽都有"脉不至"，但其病理变化则截然不同，故一则主死，一则不死。前文"脉不至"是因为骤然吐利，阳气一时不能接续，虽然脉不至，但其"手足不逆冷，反发热"，非阳气败绝，所以犹可用灸法治疗。本条"脉不至"，是阳虚阴盛已极，为阳绝神亡之征，且四逆恶寒而踡卧，一派阴盛阳衰之征，手足不温，全无阳复之象。纯阴无阳，生气已绝，纵有大剂姜附回阳与艾灸助阳，亦难挽回已绝之阳，是以属于死候。

烦躁可见于外感、内伤多种疾病，有虚实寒热之分。有谓烦属阳、躁属阴，只烦不躁尚有生机，只躁不烦多为死候。论中"恶寒而踡，时自烦，欲去衣被者，可治"就是以烦为可治的依据；本证"不烦而躁者，死"，是只躁不烦，故预后不良。

·原 文·

少阴病，六七日，息高①者死。

·注 释·

①息高：呼吸浅表。"息"指呼吸，"高"指吸气不能下达。

·释 义·

肾气绝于下的死候。

肺主气而根于肾，肺主出气，肾主纳气，共同维持人之呼吸功能。少阴病六七日而见息高，息高乃呼吸浅表，气息浮游于上，不能下达胸腹，即不能纳气归根，这是肾气虚竭而不能纳气的表现。肾气绝于下，肺气脱于上，上下离决，故断为死候。

·原 文·

少阴病，脉微细沉，但欲卧，汗出不烦，自欲吐，至五六日自利，复烦躁不得卧寐者死。

·释 义·

少阴病阴阳离决的死候。

"脉微细沉，但欲卧"，正与"少阴之为病，脉微细，但欲寐"合，乃少阴阳虚阴盛之证，"阴不得有汗"，"汗出"显是阳气外亡，"不烦"则是已虚之阳无力与阴邪抗争，更见阴寒之邪上逆之"自欲吐"，此时一线残阳，已达欲绝阶段，是时即便遵张仲景"脉沉者，急温之"而投姜附回阳之剂，尤恐不及，况失此不治而因循至五六日，以致阳气愈虚，阴寒愈盛，而且出现"自利，复烦躁不得卧寐"等证，是病情继续恶化，阴盛而阳脱于下则下利，阳气极虚不能入阴则烦躁不得卧寐。前欲吐，今且利；前不烦，今烦且躁；前欲卧，今不得卧。阳虚已脱，阴盛转加，阴盛阳脱，正不胜邪，阴阳离决，故断为死候。

·原 文·

少阴病，始得之，反发热，脉沉者，麻黄细辛附子汤主之。

麻黄附子细辛汤方

麻黄二两，去节　细辛二两　附子一枚，炮，去皮，破八片

上三味，以水一斗，先煮麻黄，减二升，去上沫，内诸药，煮取三升，

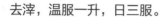

去滓，温服一升，日三服。

· 释 义 ·

少阴阳虚兼表的证治。

少阴虚寒证，本不应发热，今始得病即见发热，故曰"反发热"。发热一般多为太阳表证，太阳病其脉当浮，现脉不浮而沉，沉脉主里，为少阴里虚，脉证合参，是证当属少阴阳虚兼太阳表寒证，即所谓太阳与少阴两感证。此为表里同病，其治当视表里证之轻重缓急而确定是先表后里还是先里后表，抑或表里同治。是证见少阴里虚之脉，但尚未见下利清谷、手足厥冷等少阴阳虚阴盛之证，即少阴阳虽虚但尚不太甚，所以用表里同治，温阳发汗法，方用麻黄细辛附子汤。

如证见下利肢厥，则少阴阳虚较甚，里证为急，其治则当先温其里，急救少阴之阳，本方即不可用。以方测证，是证之太阳表证当属风寒表实，故还当有恶寒无汗等证。少阴与太阳为病，均当有恶寒之证，张仲景虽未言及，当是省文。

证属太阳少阴两感，少阴阳虚尚不太盛，太阳风寒郁闭，治以温经解表为法，方用麻黄细辛附子汤，方中麻黄解表邪，附子温肾阳，细辛气味辛温雄烈，佐附子以温经，佐麻黄以解表，三药合用，于温经中解表，于解表中温阳。

· 辨治要点 ·

主症：少阴里虚之脉沉、神疲、体虚；发热、恶寒、头痛等表证。
成因：少阴里虚兼表。
治法：温经解表。
方药：麻黄细辛附子汤（麻黄、细辛、附子）。

· 原 文 ·

少阴病，得之二三日，麻黄附子甘草汤微发汗。以二三日无证[1]，故微发汗也。

麻黄附子甘草汤方

麻黄二两，去节　甘草二两，炙　附子一枚，炮，去皮，破八片

上三味，以水七升，先煮麻黄一两沸，去上沫，内诸药，煮取三升，去滓，温服一升，日三服。

注 释

① 无证：此处指无吐利等里虚寒证。《玉函经》《注解伤寒论》均为"无里证"。

释 义

补充少阴病兼表的证治。

上条以麻黄发汗，附子温经，本条也用麻黄、附子，所以亦当是少阴与太阳两感证，亦当有发热、无汗、脉沉等证。"无里证"是审证要点，是就无吐、利等典型的里虚寒证而言。只有在无里证的情况下，才能采用表里同治的发汗与温经并用之法治疗，否则，如见吐利等典型的里虚寒证，其治疗则当采用先里后表之法，而不能表与里同治。

本条与上条的差异，仅是证情的缓急不同：上条言"始得之"，是证情稍急；本条言"得之二三日"，是证情稍缓，且正气较虚。故在用药上，上条以细辛之升温经散寒；本条以甘草之缓取其微汗，且可益气和中，保护正气。

本方证的病机仍是太阳少阴两感，只是证情稍缓，其治疗仍以温经解表，微发其汗为法，方用麻黄附子甘草汤。该方为麻黄细辛附子汤去细辛加炙甘草而成。因病情比较轻缓，故去辛窜之细辛，加甘缓之炙甘草。方中麻黄解表邪，附子温肾阳，炙草既可扶中益气，又可缓麻黄之发散，以求微微得汗而解，不致过汗，使之成为温阳解表、微发汗而又不伤正气的平和之方。

辨治要点

主症：原有少阴虚寒，复感外邪二三日，未出现厥、利、吐等里证，表证较上条轻微。

成因：少阴里虚兼表。

治法：温经微汗。

方药：麻黄附子甘草汤（麻黄、附子、甘草）。

原 文

少阴病，得之二三日以上，心中烦，不得卧，黄连阿胶汤主之。

黄连阿胶汤方

黄连四两　黄芩二两　芍药二两　鸡子黄二枚　阿胶三两（一云三挺）

上五味，以水六升，先煮三物，取二升，去滓，内胶烊尽，小冷，内鸡子黄，搅令相得，温服七合，日三服。

释　义

少阴病阴虚热盛的证治。

少阴病有寒化、热化之分。本条"少阴病，得之二三日以上，心中烦，不得卧"则是少阴热化证的脉证代表。然而，少阴热化证的形成，既可是邪从热化，即寒邪化热，也可是由阳明热邪灼伤真阴而成，还可因感受温热之邪内灼真阴所致。只要具有真阴伤而邪热炽的脉证，就可确诊为少阴热化证。

少阴病，得之二三日以上，便出现"心中烦，不得卧"之证，说明肾水素亏，即素体阴虚，邪从热化，肾水不足，心火亢旺，心肾不交，水火不济，是以"心中烦，不得卧"。本条叙证较略，临床见证还当有咽干口燥、舌红苔黄、脉沉细数等证。是证并非纯属虚证，除有阴伤之虚外，尚有邪热之实，故治以黄连阿胶汤滋阴清热而交通心肾。

本证的烦躁不得卧自与阳虚阴盛、虚阳浮越、阴阳离绝的烦躁不得卧不同，临床不难鉴别。而与栀子豉汤证虽皆有邪热，但其见证及病机不同，当予以鉴别。栀子豉汤证的虚烦不得眠为热扰胸膈，其肾水不虚，而见证尚有反复颠倒、心中懊憹、胸中窒、心中结痛等，且舌苔多见黄白。治宜清宣郁热而除烦。黄连阿胶汤证为阴虚阳亢而有热，其证当有咽干口燥，而无热扰胸膈的见证，其舌红苔黄而乏津，治宜滋阴清热降火而交通心肾。

黄连阿胶汤是阴虚热盛，吴鞠通谓"阴既虚而实邪正盛"，并强调"邪少虚多者不可用黄连阿胶汤"。其治以滋阴清热降火，交通心肾为法。方由黄连、黄芩、芍药、鸡子黄、阿胶等组成。方中黄连、黄芩清心火，除烦热；阿胶、芍药、鸡子黄滋肾阴，养营血，安心神。芍药与黄连、黄芩相伍，酸苦涌泄以泻火，与鸡子黄、阿胶相伍，酸甘化阴以滋液，又能敛阴安神以和阴阳，共成泻心火、滋肾水、交通心肾之剂。主要用于邪实正虚，阴虚火旺之证，特别是对心肾不交的顽固性失眠证，尤多良效。

辨治要点

主症：心中烦、不得卧，口干咽燥，舌红少苔，脉沉细数。

成因：阴虚火旺，心肾不交。

治法：滋阴泻火，交通心肾。

方药：黄连阿胶汤（黄连、黄芩、阿胶、芍药、鸡子黄）。

● 原 文 ●

少阴病，得之一二日，口中和①，其背恶寒者，当灸之，附子汤主之。

附子汤方

附子二枚，炮，去皮，破八片　茯苓三两　人参二两　白术四两　芍药三两

上五味，以水八升，煮取三升，去滓，温服一升，日三服。

● 注 释 ●

① 口中和：即口中不苦、不燥、不渴。

● 释 义 ●

阳虚寒湿证的证治。

"口中和"是少阴阳虚寒湿证的审证要点。口中不苦、不燥、不渴谓之"口中和"，知里无邪热；"背恶寒"当是少阴阳虚，失于温煦所致。治以灸、药同用，用灸法以壮元阳、消阴寒，可选大椎、膈俞、关元、气海等穴。用附子汤以温经散寒，补益阳气。灸法与汤药配合使用，可增强药物温经散寒的作用，以提高治疗效果。

本证"背恶寒"与白虎加人参汤证的"背微恶寒"的性质完全不同，白虎加人参汤证的背微恶寒，是由于邪热内炽，汗出太多，肌腠疏松，津气不足，必口中燥渴引饮；本证背恶寒为阳虚寒盛，失于温煦所致，除"口中和"外，尚有脉沉肢冷而无热无汗等证。

本证"背恶寒"与太阳表证的恶寒也不相同，太阳表证的恶寒为邪袭肌表，卫阳被郁所致，必与发热头痛、脉浮等证并见。

本证的病机系肾阳虚而寒湿浸渍骨节，治以温经散寒，补益阳气，灸、药同用，其灸可选用大椎、膈俞、关元、气海等穴，药物治疗用附子汤，由附子、茯苓、人参、白术、芍药组成。方中重用炮附子温经散寒邪，伍以人参大补元阳；凡阳虚者多水湿凝滞不化，故配以茯苓、白术健脾以除寒湿；佐以芍药以和营血而通血痹，可加强温经止痛的效果。本方以附子、人参为主药，故其治在于补益脾肾而固根本。

联系下面条文内容，将其辨治要点归纳于下。

辨治要点

主症：背恶寒，口中和，身体痛，手足寒，骨节痛，脉沉。

成因：肾阳虚衰，寒湿内盛。

治法：温阳化湿，镇痛祛寒。

方药：外用艾灸法，内服附子汤（附子、茯苓、白术、人参、白芍）。

原 文

少阴病，身体痛，手足寒，骨节痛，脉沉者，附子汤主之。

释 义

少阴阳虚寒湿凝滞身痛证的证治。

此条与上条同为少阴寒盛。上条口中和，其背恶寒者，附子汤主之，侧重于阳虚；本条身体痛，骨节痛，手足寒，脉沉者，附子汤主之，侧重于寒盛。若二者兼有，则更可用附子汤主之。

本条"手足寒，脉沉者"是辨证关键，由于身体痛、骨节痛并非皆属虚寒，故手足寒、脉沉才能说明是阳气虚弱。里阳不足，生阳之气，陷而不举，故其脉沉；阳气虚衰，不能充达于四末，故手足寒；阳气虚衰，阴凝之气滞而不行，留着于经脉骨节之间，不通则痛。少阴阳虚而寒湿凝滞，故治以附子汤温经驱寒除湿，俾阳气复而寒湿除，则身痛可愈。

身痛一证，《伤寒论》中多处提及，除本证外，尚见于麻黄汤和桂枝新加汤证。

麻黄汤证的身痛为风寒之邪束表，卫气闭塞，营阴郁滞所致，必伴有发热恶寒、无汗、脉浮，其手足不寒，治当发汗解表，得汗出则身痛自除。

桂枝新加汤证的身痛为气营两虚，肌体失养，以汗出身痛，脉沉迟为特点，治当补益气营，俾气营复，肌体得以温养，则身痛可止。

附子汤证之身痛为少阴阳虚，寒湿凝滞所致，证见手足寒、脉沉，治以附子汤温经驱寒除湿，使阳气复而寒湿去，则身痛自愈。

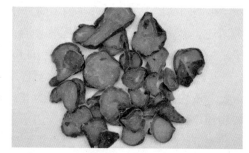

二、小结

由于致病因素、感邪轻重及体质的不同，少阴病有阳虚化寒与阴虚化热的病理变化，故少阴病主要分为寒化证与热化证两大类。寒化证以恶寒、蜷卧、小便清长、手足厥冷、下利清谷、脉微等一派虚寒脉症为其特点，还可在阳虚阴盛的基础上出现阴盛格阳、阴盛戴阳、阳虚水泛、阳虚寒湿内盛、阳虚下焦滑脱等病变。热化证以心烦不寐、舌红少苔、脉象细数等一派阴虚火旺脉症为其特点。还可在此基础上出现阴虚下焦水热互结、阴虚热伤血络下利等证。若病久不愈，或邪气太盛，也可导致阴阳两虚，甚则阴阳离绝、阳亡阴竭证。少阴热化体质感受温热病邪，邪

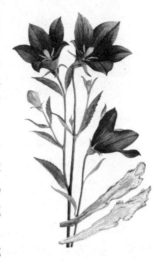

热内盛，又会发生土燥水竭的少阴三急下证。由于足少阴肾的经脉从肺出，络心，注胸中，循喉咙，系舌本，所以当阴寒或热邪循经结于咽部时，又有少阴咽痛证，以咽喉肿痛为主症。

少阴病涉及人体根本，病多危重，复杂多变，除少阴本证外，又有诸多兼变证。少阴里虚，复感外邪，病初多兼有表证，称少阴兼表证。变证有热移膀胱证、伤津动血证。在病变过程中，虽见有类似于少阴症状，但病机则异，又称少阴病类似证，四逆散证、吴茱萸汤证。

少阴病的治疗如寒化证治宜回阳救逆，以四逆汤类方药为主；少阴热化证治宜育阴清热，以黄连阿胶汤为主；少阴三急下证用大承气汤急下存阴。少阴咽痛证根据虚实寒热的不同，分别治以猪肤汤、甘草汤、桔梗汤、苦酒汤、半夏散及汤等方；少阴兼表治宜温经解表，代表方为麻黄细辛附子汤；少阴变证、类似证则应依据病证辨证求治。

少阴病的转归与体质强弱、感邪程度、治疗当否有密切关系。少阴病多属危重病证，治疗及时病可转危为安。但由于本病涉及人体根本，与他经病相比，预后多不良，尤其是少阴寒化证，阳气的存亡，常常是决定预后的关键，故阳回则生、阳亡则死。

第九章　辨厥阴病脉证并治

厥阴即足厥阴、手厥阴二经与肝、心包二脏，并兼及其所络属的脏腑。足厥阴肝主藏血，寄相火，主疏泄，性喜条达而恶抑郁，与胆为表里，对脾胃的受纳、消化和气机的升降起重要作用。手厥阴心包为心之外卫，代心用事。心包之火以三焦为通路而达于下焦，使肾水温暖以养肝木。在生理隋况下，肝胆疏泄条达，一身气机和畅，肝火不亢，肾水不寒，胆木生发之机充盛，以维持人体各部分组织器官正常的功能活动。若病入厥阴，则肝失条达，气机不利，阴阳失调。

厥阴为六经中最后一经，具有阴尽阳生，极而复返的特性，故厥阴为病，在阴寒盛极之时，每有阳气来复之机，其病往往是阴中有阳，如《诸病源候论》所说"阴阳各趋其极，阳并于上则上热，阴并于下则下冷"，故厥阴病的特征，以上热下寒、寒热错杂为主。

厥阴病的形成，一般有三种途径：一是三阳误治或失治，邪气内陷。其中以少阳之邪最易陷入厥阴，以少阳与厥阴相表里故也，此属表里经传。二是太阴、少阴病不愈，至使邪气进一步内传厥阴，此属循经相传。三是本经发病，多因先天禀赋不足，脏气虚弱，以致邪气直犯厥阴，此即外邪直中。

一、原著精读

原　文

厥阴之为病，消渴[①]，气上撞心[②]，心中疼热[③]，饥而不欲食，食则吐蛔，下之利不止。

注 释

① 消渴：饮水多而口渴仍不解的症状。非同于内科杂病范畴的消渴病。

② 气上撞心：病人自觉有气向心胸部冲逆。此处的"心"泛指心胸部位。

③ 心中疼热：胃脘部疼痛，伴有灼热感。

释 义

厥阴病上热下寒证的证候特征。

肝为风木之脏，内寄相火，主疏泄。邪犯厥阴，则肝气横逆，最易乘犯中焦脾胃。肝气上逆犯胃，多从阳化燥，出现胃热津伤，口渴思饮，饮水后仍不能解渴。逆气上冲犯胃，每见胃脘部灼热作痛，嘈杂似饥，并有顶窜上攻之候。由于肝木犯脾，致脾土不运，故虽饥而不欲食。脾虚

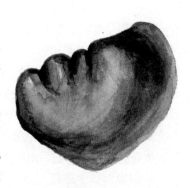

肠寒，若已感染蛔虫者，则易于扰动，而见吐蛔。若因上热，过用清下，则脾阳更伤，脾气下陷，痢下不止。

本证易与单纯胃热脾寒证混淆，其鉴别要点，在于有无肝气上冲顶窜等症。

原 文

厥阴中风，脉微浮为欲愈，不浮为未愈。

释 义

从脉象浮沉判断厥阴病预后。

邪入厥阴，病邪在里，若正气趋旺，奋起抗邪，则脉象应之浮而向愈；正气不足，则正不能奋起抗邪，脉仍沉而病不能向愈。

原 文

厥阴病，欲解时，从丑至卯上①。

注 释

① 从丑至卯上：指丑、寅、卯3个时辰，相当于1～7时。

释义

从人与自然相关理论推测厥阴病欲解的时辰。

丑至卯上指丑、寅、卯3个时辰，是凌晨1~7时前的一段时间，为自然界阴尽阳生的阶段。根据天人相应理论，此时段自然之气与人体厥阴经气相通，厥阴经气得渐生的自然之气相助，正气渐充，其病易解。正因如此，厥阴病往往在丑、寅、卯3个时辰内得到缓解。

原文

厥阴病，渴欲饮水者，少少与之愈。

释义

厥阴病热将去津不及复或阳虽复津不及布的辨证与护理。

渴欲饮水，是热将去而津未及生，或阳虽复而津未及布，少少与之饮水，渴即得愈。

此处的"渴欲饮水"既不同于胃热津伤，亦非肝热内迫，热盛耗液。"少少与之愈"，点出了其区别之处。其意义在于：厥阴病中出现口渴，应仔细辨证；对厥阴病恢复阶段的口渴，要护理有方，不要恣饮无度，以免水饮内停。

原文

诸四逆厥者，不可下之，虚家亦然。

释义

虚寒厥证忌用清下等祛邪治法。

"诸四逆厥者"中的"诸"不是指全部，而是指多数虚寒性厥证不能使用清下之类的治法。

虚寒厥是正虚所致的厥证，妄用祛邪方法，会令正气愈加耗散，甚至出现阴阳离决之变。

对本条理解，一是需对"诸"有明确的认识，二是注意"下之"的"下"实际包括清下之类的多种祛邪方法。

原文

伤寒，先厥，后发热而利者，必自止，见厥复利。

释义

从病人厥、热变化推测阳气消长及病情转归。

手足厥冷并见下利，其下利呈现发热时消失、厥冷时复利的特征，证候性质多属虚寒。此类厥利并见的厥为真正的寒厥、利为真正的寒利，因此，病人必见一派阳伤寒盛之象，如神情萎顿、畏寒肢冷、下利清冷、口淡不渴、舌淡苔白、脉微细等症。

虚寒证厥热交替，下利亦随之进退，这是病人阳气盛衰变化的反映。因阳虚寒盛致手足厥冷、下利清谷者，若阳气来复，正能与邪相抗争，则必见发热，其下利随阳旺而停止。反之，若阳复不及，或些微之阳再度耗散，则厥利又复并见。

原 文

伤寒始发热六日，厥反九日而利。凡厥利[1]者，当不能食，今反能食者，恐为除中[2]。食以索饼[3]，不发热者，知胃气尚在，必愈，恐暴热来出而复去也。后日脉之[4]，其热续在者，期之旦日夜半[5]愈。所以然者，本发热六日，厥反九日，复发热三日，并前六日，亦为九日，与厥相应，故期之旦日夜半愈。后三日脉之，而脉数，其热不罢者，此为热气有余，必发痈脓也。

注 释

①厥利：手足厥冷而又下利。

②除中：中气消除。病人胃气垂绝应不能进食，现反要多吃，是胃气衰竭时的一种反常表现。

③食以索饼：给病人吃面条之类的食物。"食"读作饲（sì），给东西与人吃的意思。索饼，是以面粉做成的条状食物。

④脉之：此处是诊查疾病。

⑤旦日夜半：次日的半夜。

释 义

从厥、热的长短推测疾病不同转归。

病人发热6日后，手足厥冷却长达9日，而且伴见下利（下利物必清稀），为厥多热少之证，是阴盛阳衰的反映。此病人阳气衰微，脾胃消磨不力，应当不能食。若反见能食者，是症状与病机不符，临床需仔细观察分析。因"能食"既有胃气未至大虚者，亦有胃气欲绝（除中）者，两证性质迥然有别。

喂饲"索饼"是判断中气存亡的一种测试方法。索饼系面制的条索状物，所以能验中气的存亡，是因为其进入胃肠后，必赖中气以消磨。

中气仅剩些微之人，在消化索饼的过程中，必令中气更伤，而致阳气浮散，而且索饼停积于中焦，更阻虚阳出入，病人因而突然发热，且其热暴来暴去，犹如残灯之焰，忽明忽暗，系虚阳外散之象，应伴见手足逆冷、精神萎顿等阳气衰微症状。

中虚不甚之人，食入索饼后，虚阳未至外浮，一般并无发热现象，疾病常可向愈。

胃气由虚转实之人，食入索饼后，也可能有发热，但其发热是持续不断，不会暴来暴去，其预后又与病人的厥热胜复有关。

手足厥冷的天数与发热的天数相等，所谓"本发热六日，厥反九日，复发热三日，并前六日，亦为九日，与厥相应"，且精神渐转爽慧，脉象亦转和缓者，是疾病向愈的佳兆。

食入索饼后，发热不止，脉数者，是病情由寒化热，邪热转盛，致血肉腐败，常可形成痈肿，是热复太过。

原　文

伤寒，脉迟六七日，而反与黄芩汤彻①其热。脉迟为寒，今与黄芩汤，复除其热，腹中应冷，当不能食。今反能食，此名除中，必死。

注　释

① 彻：通"撤"，除去的意思。条文中指通过黄芩汤来清热。

释　义

虚寒证误用苦寒致成除中的证候特征及预后情况。

伤寒病理进程中出现迟脉，且病程已达六七日之久，是阳虚不足的寒证。在脉迟的同时还有发热存在，需加细辨。脉迟发热若属阳热亢盛，其脉必迟而有力，且伴见口渴、烦躁、舌红、苔黄等证。相反，阳虚不足的脉迟必迟而无力，发热为阳气外浮所致，多伴见手足厥冷、下利、舌淡苔白滑等阴寒之象。

正由于本已阳气大虚，治当急予温补，若误以为有热而用黄芩汤清泄，则苦寒更伤其阳，胃气更形研伤，因见除中之证，预后自然凶险。

伤寒先厥后发热，下利必自止，而反汗出，咽中痛者，其喉为痹[1]。发热无汗，而利必自止，若不止，必便脓血，便脓血者，其喉不痹。

[1] 其喉为痹：指喉部肿痛闭塞不畅。

厥阴寒证化热、阳热内盛的两种变证。

由厥而热或由热而厥的厥热胜复证，是厥阴病进程中的一种特殊表现形式。一般而言，病人由手足俱厥、下利清稀，向发热转化，是阳气回复、正气奋起抗邪的表现，随着阳气的升发，病人下利亦将告止。发热预示着机体正气渐旺，通过自身的调节，病人脉象会趋于和缓，周身温暖舒适，疾病常可向愈。

若病人发热不退、汗出、咽中疼痛，甚则喉中痹阻不畅，或见发热无汗、利下脓血臭秽，又是所谓阳复太过之证，常伴见口渴心烦、舌红苔黄脉数等表现。其中发热、汗出、咽中疼痛作痹，是邪热在于气分，为火热上熏之故。若见发热无汗、利下臭秽脓血不止，是邪热由气分迫入大肠血分，致血肉腐败之候。

上述两证仅是厥热转化过程中可能见到的变证举例，而非必然所见。

伤寒一二日至四五日，厥者必发热。前热者后必厥，厥深者热亦深，厥微者热亦微。厥应下之，而反发汗者，必口伤烂赤[1]。

[1] 口伤烂赤：口腔糜烂，舌上生疮。

热厥证的病理、治则及治疗禁忌。

"厥者必发热"，表明病人厥与发热并见，因此与前述厥证不同。究其原因乃热邪郁伏而致，故复云"前热者后必厥"，是指病人之厥起于发热之后，与前述厥热转化病理过程中阳气复伤的"由热复厥"不同，区别之点在于热厥是"厥者必发热"，手足虽冷，但身反发热。"厥者必发热"，意在强调其在热厥辨证中的意义。由于热厥的形成与热邪郁伏关系密切，故热邪郁伏愈深重，手足厥冷愈严重。反之，热邪郁伏愈轻浅，手足厥冷愈轻微。

热厥证的治疗，张仲景提出了"厥应下之"的治法，实际就热厥而言，下法固然是可用之法，却非唯一方法，根据热厥证候多样性及其热势的轻重，清、下等一切能祛除邪热的方法皆可使用。

热厥多由热邪郁伏于里，故多以清、下之法；若以发汗治之，则不仅药不得病所，更因"发表不远温"而导致邪热愈炽，出现火热上炎，口腔破溃、红赤的变证。

原　文

伤寒病，厥五日，热亦五日，设六日当复厥，不厥者自愈。厥终不过五日，以热五日，故知自愈。

释　义

厥、热相等为阴阳平衡、疾病向愈之候。

伤寒病程中，手足厥冷5日，复发热5日，第6日如手足不厥冷，是机体阳气恢复的表现，张仲景断为"不厥者自愈"。若与前条"伤寒先厥后发热，下利必自止，而反汗出，咽中痛者，其喉为痹""发热无汗，而利必自止，若不止，必便脓血，便脓血者，其喉不痹"参照，自愈的标准不仅是第6日手足"不厥冷"，还应是"不发热"方为"自愈"之候，否则，虽不厥但热不止亦为病进之象。

张仲景在本条中不仅描述了这一证候变化的特征，更对其自愈的原因做了分析，所谓"厥终不过五日，以热五日，故知自愈"，即厥与热的时长大致相同，则疾病向愈。

以厥、热天数的长短来反映正邪消长、病势进退，揭示机体的阴阳平衡才是疾病向愈的根本原因。

原　文

凡厥者，阴阳气不相顺接，便为厥。厥者，手足逆冷者是也。

释　义

厥证的病理及其证候特征。

《伤寒论》中的"厥"是以手足逆冷为特征的一类病证。

从临床分析，厥证的原因众多，证候各别，故张仲景用一"凡"字，寓有"厥"非一种，宜当细辨之意。通观《伤寒论》全篇，便有气郁厥、寒厥、热厥、水厥、痰厥、蛔厥、冷结膀胱关元厥以及血虚寒凝厥等种类。尽管如此，厥证形成的机制又有其共通之处，张仲景概括为"阴阳气不相顺接"，可谓深得其要领，真正体现了中医学探求疾病之本的思想。

中医学认为五脏之气健旺则气血流畅，温煦濡养四末，四末自然温暖。或因邪实阻隔或因气血虚衰而推动无力，里气不得外达，表里失却交通，自然手足逆冷，此即张仲景所谓"阴阳气不相顺接"的含义。

原文

伤寒脉微而厥，至七八日肤冷，其人躁无暂安时者，此为藏厥[①]，非蛔厥[②]也。蛔厥者，其人当吐蛔。今病者静而复时烦者，此为藏寒[③]，蛔上入其膈，故烦，须臾复止，得食而呕，又烦者，蛔闻食臭出，其人常自吐蛔。蛔厥者，乌梅丸主之。又主久利。

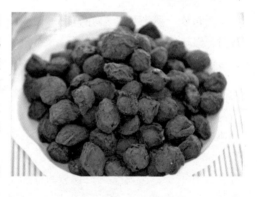

乌梅丸方

乌梅三百枚　细辛六两　干姜十两　黄连十六两　当归四两　附子六两，炮，去皮　蜀椒四两，出汗[④]　桂枝六两，去皮　人参六两　黄柏六两

上十味，异捣筛，合治之，以苦酒渍乌梅一宿，去核，蒸之五斗米下，饭熟捣成泥，和药令相得，内臼中，与蜜杵二千下，丸如梧桐子大。先食饮服十丸，日三服，稍加至二十丸。禁生冷、滑物、臭食等。

注释

① 藏厥：即脏厥，是指内脏真阳极虚而致的四肢厥冷。

② 蛔厥：是指因蛔虫窜扰而引起的四肢厥冷。

③ 藏寒：这里指肠中虚寒。

④ 出汗：是指以微火炒蜀椒，使其所含水分及油质向外蒸发的意思。

• 释 义 •

脏厥与蛔厥的辨证、蛔厥的治疗及乌梅丸的功用。

病人手足厥冷，同时脉亦微弱，且病程长达七八日，全身肌肤触之亦冷，病人烦躁不安，无有安时，此属于脏厥，而非蛔厥证。

脏厥证缘于脏气真阳大衰，机体失却温养，因而其不仅手足冷，肌肤亦冷，由于阳气大虚，失于敛藏，浮游不定，因而始终烦躁不安，且手足躁动更为明显。

蛔厥证缘自蛔虫窜扰致阴阳逆乱，必有吐蛔病史可寻，由于并非真阳大衰，病人虽厥，其程度必不甚深，肌肤亦不至冷；此外，蛔厥之烦躁乃蛔虫窜扰所致，故多时作时止，非脏厥证的始终烦躁不安可比。

蛔虫所以窜扰而致发生厥证，除与蛔虫性喜攻窜有关外，更与脏腑阴阳失调及病人食入饮食关系密切。如因肠寒或饮食不当而致蛔虫蛰居环境改变，易使蛔虫激惹发生攻冲走窜之变，上窜之蛔误入胆道，阻碍胆气，影响肝气疏泄，出现肝胆郁热、气机逆乱之象，因见手足逆冷、气上撞心、心中疼热，烦躁发作有时等症。

蛔厥虽起于蛔虫窜扰，但在机体却表现为肝气郁滞化热、肠中阳虚生寒的上热下寒证。根据"寒者热之、热者寒之"的治疗学思想，当以清上（肝、胃）温下（脾、肠）治之，方用乌梅丸。

方中乌梅为君，苦酒（酸醋）渍之更助其酸，敛肝阴而制木火之横逆上亢；伍人参可培土以御木侮；伍细辛、蜀椒辛能入肝，疏肝而不使过亢；伍黄连、黄柏，酸苦涌泄以泄肝火；伍当归可养肝血而滋肝体，以固厥阴之体。合方以芩、连苦寒清泄上攻之木火；附子、干姜、细辛、蜀椒之辛开厥阴气机，疏通阳气而温下寒。寒热并行，清上温下，辛开苦降，相辅相成。由于蛔虫有"得酸则静，得辛则伏，得苦则下"的特性，乌梅丸中乌梅、苦酒酸以制蛔；黄连、黄柏苦以下蛔；蜀椒、细辛、干姜、附子辛以伏蛔，合而成为治蛔效方。

从乌梅丸效应分析，本方在对蛔厥的病因——蛔虫产生直接作用的同时，更能调理蛔扰所致的脏腑阴阳失调。因此，该方不仅治疗蛔厥，也能治疗厥阴肝热犯胃、脾肠虚寒的多种病证，如久利不愈等。

辨治要点

1. 脏厥

主症：脉微而厥，肤冷，躁无暂安时。

成因：真阳大虚，脏气垂绝。

治法：回阳救逆。

方药：外用艾灸法，内服四逆辈。

2. 蛔厥

主症：有吐蛔病史；腹部、胃脘疼痛，时作时止；手足厥冷常在痛剧时产生，痛减或痛止时消失；进食后随即发生疼痛与呕吐。

成因：上热下寒，蛔虫内扰。

治法：清上温下，安蛔止痛。

方药：乌梅丸（苦酒渍乌梅、黄连、黄柏、细辛、蜀椒、干姜、桂枝、附子、人参、当归、米粉、白蜜）。

原文

伤寒热少微厥，指头寒，嘿嘿不欲食，烦躁，数日小便利，色白者，此热除也，欲得食，其病为愈。若厥而呕，胸胁烦满者，其后必便血。

释义

热厥轻证的两种转归。

此厥见于发热不甚，且其厥亦仅限于指头部位，足见热邪内郁较轻，即"热微者厥亦微"。由于热邪内郁，不得外达，故除发热轻、指头寒外，还可见及神受热扰的烦躁及热郁胃气不苏的嘿嘿不欲食等症候。

一般认为其热在胃，实际结合本证出现"嘿嘿不欲食"及其后热转盛厥加深而并见"呕，胸胁烦满"等证来看，应该属于少阳胆火内郁轻证，与单纯胃热内郁用白虎汤证不同，而与少阴病篇四逆散证更为相似。

由于热势较轻，随着时间的推移，人体有望通过自身的调节机制实现体内阴阳的平衡，此时病人往往小便通利、颜色由黄转白，热邪渐去，胃气得苏，病人还希望进食自养，最终实现病体的阴平阳秘，疾病向愈。

相反，虽经一定时日，病人却由微厥而至厥明显，且伴见呕者，是肝胃郁热明显之象，热郁而经气不畅，因见胸胁烦满之症，肝胃郁热下逼，损伤络脉，更有便血之虞。

至其便血既可见肝胃郁热下迫大肠之大便下血，更可见水道络脉损伤的小溲下血，因厥时的小便不畅且颜色黄赤便是水道蕴热的表示。

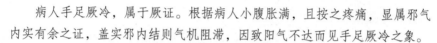

原　文

病者手足厥冷，言我不结胸，小腹满，按之痛者，此冷结在膀胱关元[1]也。

注　释

[1] 膀胱关元：此处指少腹部位。关元即关元穴，在脐下3寸，属任脉经穴。

释　义

冷结下焦厥证脉证。

病人手足厥冷，属于厥证。根据病人小腹胀满，且按之疼痛，显属邪气内实有余之证，盖实邪内结则气机阻滞，因致阳气不达而见手足厥冷之象。

此外，据"言我不结胸"及胀满疼痛位居小腹不难确定其邪踞所在。

关于邪结的寒热性质，张仲景虽未出可赖辨别的相关证候表现，却在条文中明确病性属"冷结在膀胱关元"。

因此不难想及尚应见及寒邪凝滞的相关证候，诸如小腹喜热恶冷、小便清长、口淡不渴、舌淡苔白、脉迟等；只是因其证属邪实内结，故病人必苔白而有根、脉迟而有力，与阴盛阳虚证不同。

本证治法，后世有谓以外灸关元、气海等穴，内服当归四逆加吴茱萸生姜汤的方法，实际仍未尽与证合。

前已述及，本证绝非单纯阳虚，亦非阳虚基础上再受寒邪凝结，而是寒凝实结的实证。

因此，治疗当以温散祛寒为首务，后世《医学发明》天台乌药散、《景岳全书》暖肝煎等可用。

原　文

伤寒发热四日，厥反三日，复热四日，厥少热多者，其病当愈；四日至七日，热不除者，必便脓血。

释　义

从热、厥时间的长短推断厥证的病势及转归。

从病人先发热、后见厥、复发热的临床表现及病程中发热与手足发厥时间长短的比较，可以推知这一病理进程中阳气的通达与否及其盛衰变化，从而大致推断厥证的演变趋势及其转归。

就此而言，条文中"三日""四日""七日"等应是约略之辞，实际含有长短比较的意思。

病人在发热后见手足厥冷，既有属热邪内郁而致的阳气不达，亦有属阳气由盛转衰的阳失温煦。

若见于前者，病人手足冷同时必伴见胸腹灼热，口干舌红等，此属热厥；若属后者，其手足冷时胸腹必不热，甚或周身畏冷，口淡不渴，舌淡苔白，病属寒厥。两者由热而厥的转化虽相似，性质却有天壤之别。

由热而厥有上述寒热属性的不同，与此相应，由厥复发热亦可见诸不同的病理转化中。

若为寒厥，则是阳气渐复，四末得以温煦之候。若为热厥，多是热邪渐退，阳郁得伸之象。

厥、热时间相等或热稍多于厥为顺象，即"厥少热多者，其病当愈"。厥多于热，多为阳复不及或阴寒复聚之象，预后不佳。

如因过用阳药而生火，或因邪热复聚而燔炽，则血肉腐败，化为脓血，亦属逆候。

原文

伤寒厥四日，热反三日，复厥五日，其病为进。寒多热少，阳气退，故为进也。

释义

厥多热少，其病为进的病势推断。

厥、热更替及其时间长短，反映了机体阴阳盛衰的变化。病人因阳虚而见手足厥冷，4日后续见发热，又是机体阳气恢复的佳兆。但由于发热仅见3日，其后手足复见厥冷，且时间达5日之久，反映机体阳气来复不及且有衰退之势，故其病为进。

原文

伤寒六七日，脉微，手足厥冷，烦躁，灸厥阴①，厥不还者，死。

注 释

① 灸厥阴：即灸厥阴经的穴位。

释 义

阳气衰微，灸而阳不得复的预后。

"伤寒六七日"，是指病已入厥阴的互词。证见脉来微弱，手足厥冷，是阳气衰微、失于温养的表现。

烦躁一证既有因于热盛者，更有由于阳气微而虚阳欲脱、心神涣散者，本条烦躁与脉微、手足厥冷并见，明显属于后者。

阳虚欲脱证若尚有生机并救治及时，些微之阳亦有渐复之机，经灸治后往往脉转和缓，手足渐温，烦躁消除。

由于证情既重且急，汤药内服恐缓不济急，故宜用温灸以速复其阳。温灸部位，张仲景概言灸厥阴而未出具体穴位，后世补充了太冲、行间、章门及关元、气海、神阙等，可供参考。

阳虚欲脱证若证情重笃，虽经灸治仍阳不回复，表现为手足仍厥而不温者，是预后险恶的表现，故断为死证。

原 文

伤寒发热，下利厥逆，躁不得卧者，死。

释 义

阳虚阴盛、虚阳浮越死证的脉证。

伤寒病程中证见发热，多为正邪交争的反映，但亦可见于虚阳外浮时。二者鉴别之处在于前者发热与下利臭秽、肛门灼热、口渴舌红苔黄等并见，若因热邪内闭殊盛而见手足厥逆，则必然周身灼热，心烦不已。

相反，若属虚阳外浮，则病人在发热同时必出现喜近衣被、下利清稀甚或完谷不化，口不渴，舌淡苔白滑等证象；由于阴寒内盛，四肢温煦不及，病人见手足厥冷之象；因阴寒内盛、阳气外浮，病人见躁而不烦等证，与热盛而厥的心烦不已迥然有别。

阴盛阳浮，阴阳失却维系，故为死证无疑。

原 文

伤寒发热，下利至甚，厥不止者，死。

· 释 义 ·

阴盛阳浮的死证。

伤寒病程中发热往往是正气尚在，正邪相争之象，故病程中见发热一般应属佳兆。何以此处张仲景反言为死证？其实如能弄清此处发热的特征及其病机性质，就不难知晓张仲景做出死证判断的缘由。

本条发热是阴盛阳浮所致，发热的特征是虽发热但欲近衣被，常与下利清稀，手足厥冷，畏寒喜暖，口淡不渴或渴喜热饮，舌淡苔白，脉细或乷等并见；与发热同时见下利臭秽，手足虽厥而胸腹灼热，口渴舌红苔黄等证不可同日而语。

正因微阳已见散漫，更因阳失固摄，下利至甚，顷刻有阴竭阳脱之虞，故为死证。

· 原 文 ·

伤寒六七日，不利，便发热而利，其人汗出不止者，死，有阴无阳[①]故也。

· 注 释 ·

①有阴无阳：这里意思是只有阴邪而元阳气。

· 释 义 ·

有阴无阳者病情险恶。

伤寒六七日，为病入三阴之时，但因未见下利，且未有发热之候，说明病虽属三阴，而阳虚却不太甚。

其后出现发热，似有阳气来复、正能奋起抗邪之兆，但若属阳气来复，一般不应下利，即或是"脾家实"的"腐秽当去"，亦当有"必自止"的结局，此处张仲景不仅未言下利"必自利"，更在"其人汗出不止"表现的基础上将该证断为"死"证。

此处的"发热"为虚阳外浮之象，故多与"其人欲近衣被"并见，"汗出不止"是阳虚失固，故多见汗出清冷，或淋漓不绝之象；与阳明热盛的"身热，汗自出，不恶寒，反恶热"不可同日而语。

如能再结合口渴有无、舌脉等其他症状，不难做出区分。正因为其阳虚进一步加剧，且到了阳失固摄的危境，故言其"死"，实质是反映病情的险恶程度。

● 原　文 ●

伤寒五六日，不结胸，腹濡^①，脉虚复厥者，不可下，此亡血^②，下之死。

● 注　释 ●

① 腹濡：腹部按之柔软。

② 亡血：这里指阴血亏虚。

● 释　义 ●

血虚致厥的辨证及其治禁。

伤寒病历五六日，是邪可能入于里而见结胸、脐实等里实证的时日，现病人既未见胸脘硬满疼痛拒按等结胸证，更未见邪入肠腑的腹满痛等阳明腑气内结证，张仲景以"不结胸""腹濡"5字，为病虽久而邪未与有形之实相结的诊断提供了依据。

邪既未内入与有形实邪内结，又见虚而无力的脉候，则"手足厥冷"可排除系实邪壅盛、气血阻滞所致，亦正因其厥缘之于虚，故攻下之法禁用，所谓"诸四逆厥者，不可下之，虚家亦然"即是。

尽管此处的"不可下"是因于阴血亏虚，但"脉虚复厥"也有阳气虚衰者，辨证时应当仔细分辨。血虚致厥不仅禁下，亦当禁汗。

● 原　文 ●

发热而厥，七日下利者，为难治。

● 释　义 ●

厥证下利的预后判断。

厥证下利且见发热者，既由属阴盛阳衰、虚阳格于外所致，亦由因热邪内闭、热逼阴泄而成，故有寒厥、热厥之异。尽管如此，其病情都非一般寒、热厥证可同日而语。

若属寒厥，虽然厥、下利是其常见脉候，但与发热并见，反映虚阳外浮，随时有离散之虞，故与一般虚寒厥证相比，证情尤重；若属热厥，内闭热邪耗阴，复加下利，阴气下泄，阴液损耗尤速，阴愈伤而热愈炽，成恶性循环，顷刻有阴竭之虑。两厥虽性质迥异，而病至"发热"与"下利"

并见，则皆属难治之候。

● 原　文 ●

伤寒脉促，手足厥逆，可灸之。

● 释　义 ●

阳虚脉促，治宜温灸。

本条的"伤寒脉促、手足厥逆"是虚寒之候，故可用灸法治疗。

阳气不足何以会出现促脉？后世注家汪苓友认为"阴寒之极，迫其阳气欲脱，脉亦见促"；"真阳之气本动，为寒所迫，则数而促"，此说可供参考。

同为促脉，临床又如何分辨其属于虚寒抑或是阳热亢盛？后世认为鉴别之点在于脉的有力还是无力。若能结合四诊所见，则更能准确把握其属性。

● 原　文 ●

伤寒，脉滑而厥者，里有热，白虎汤主之。

● 释　义 ●

无形热盛致厥的证治。

脉滑而厥，滑为脉来动数流利，与四肢厥冷同见，是热盛气壅之象。因是无形邪热内壅致厥，故为热厥。

本条叙证简略，根据其证候特征及治疗着眼点，病人还应见及胸腹灼热，口渴欲饮水，舌红苔黄等。其脉滑既反映了病人里热壅盛，亦表明其邪热未至与有形实邪相结，故脉多滑数有力。

热厥因热邪内壅为证候特征，其治应以清泄邪热为法，用白虎汤去其邪热，热去厥自还。

● 辨治要点 ●

主症：四肢厥逆，胸腹发热，以腋下与腹股沟最为明显，伴口渴心烦，小便短赤，脉滑，舌红苔黄。

成因：郁热内伏，阳不外达。

治法：辛寒清热。

方药：白虎汤（石膏、知母、粳米、甘草）。

原　文

手足厥寒，脉细欲绝者，当归四逆汤主之。

当归四逆汤方

当归三两　桂枝三两，去皮　芍药三两　细辛三两　甘草二两，炙　通草二两　大枣二十五枚，擘。一法，十二枚。

上七味，以水八升，煮取三升，去滓，温服一升，日三服。

释　义

血虚寒凝致厥的证治。

"手足厥寒"是言其部位尚局限于四肢末端，而未延及上部，反映其逆冷程度不很严重；"脉细欲绝"反映其血虚脉道不充的病理本质。合而观之，其厥虽有阳气不足的存在，更有阴血亏虚、脉道失充、手足失却血液温养的影响，因此，与前述四逆汤证单

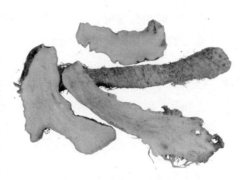

纯阳虚致厥相较，不仅阳虚程度不同，病机性质亦有较大区别。

由于气为血之帅，血为气之母，气不足不仅不能温煦四末，更不能推动血行，载气以温四末，甚至出现血行凝滞之象。因此，该类病人除可见及阳气不足、阴血亏虚的手足厥寒、脉细欲绝症外，更当见及血虚及寒凝的相应表现。由于血虚，病人常有面色萎黄不华、头晕心悸、爪甲少华、唇色淡白等症；因于寒凝，病人多见及手足遇冷青紫、舌有紫气紫斑等象。妇人多伴月经衍期，经来腹痛，经色黑而有血块等。

针对上述阳虚不足，温煦不力，阴血因寒而凝、因虚失濡的复杂病机，治疗中既应注意温经散寒以治手足厥寒，更应在温经的同时益养阴血、复脉通经，用当归四逆汤。

本方是桂枝汤去生姜，增大枣用量，并伍入当归、细辛、通草组成。方中以桂枝、细辛温阳通脉；当归辛温，为血中气药，既能与芍药相伍以养血和血，更能助桂枝温通之力；桂、辛、归、芍相伍，温通而不嫌其燥，甘润而不虑其腻。方中更以通草助桂枝、细辛、当归通血脉之力，甘草、

大枣甘温补中，滋气血之源。诸药相配，共为温经散寒、养血通脉之剂。

辨治要点

主症：手足厥寒，脉细欲绝。

成因：营血不足，寒凝经脉。

治法：养血通脉，温经散寒。

方药：当归四逆汤（当归、桂枝、芍药、细辛、炙甘草、通草、大枣）。

原　文

若其人内有久寒者，宜当归四逆加吴茱萸生姜汤。

当归四逆加吴茱萸生姜汤方

当归三两　芍药三两　甘草二两，炙　通草二两　桂枝三两，去皮　细辛三两　生姜半斤，切　吴茱萸二升　大枣二十五枚，擘

上九味，以水六升，清酒六升和，煮取五升，去滓，温分五服。一方。水酒各四升。

释　义

血虚寒凝兼肝胃陈寒证的证治。

本条是在血虚寒凝的基础上又兼久寒的证治。病情仍以血虚寒凝为主，故仍当见及前条所述的症状表现。兼有久寒，从方中用吴茱萸、生姜分析，二药入肝、胃二经，因知其寒为肝胃之寒无疑。正因肝胃有寒，结合前述吴茱萸汤证的相关表现，不难推知病人可见及干呕、吐涎沫、头痛、不能食等寒在肝胃的证候表现。

与当归四逆汤相比较，本方加入了温降肝胃的吴茱萸、生姜，对肝胃虚寒，气机上逆者更属对证。方中以清酒和水煎药，更能增强其通阳散寒之力。

辨治要点

主症：在营血不足，寒凝经脉，见手足厥寒、脉细欲绝的基础上，兼有沉寒痼疾，并与肝、胃有关。

成因：血虚寒凝，兼有肝胃陈寒。

治法：养血温经，暖肝温胃。

方药：当归四逆加吴茱萸生姜汤（当归四逆汤加吴茱萸、生姜）。

· 原　文 ·

大汗出，热不去，内拘急①，四肢疼，又下利厥逆而恶寒者，四逆汤主之。

· 注　释 ·

① 内拘急：腹中挛急不舒。

· 释　义 ·

阳虚阴盛寒厥证兼有表邪不去的证治。

本证虽列于厥阴，但其性质实属少阴阳衰，因其出现厥逆，为了与厥阴之"厥"鉴别，才连类提出。也有医家认为本条所述之证不仅少阴阳气内虚，更有表证未除。还有医家认为本条所述之证为厥阴寒盛于内，格阳于外的重证。

"少阴阳气内虚兼表证未除"能比较全面地反映条文所述证候的性质，如"病发热头痛，脉反沉，若不差，身体疼痛，当救其里，宜四逆汤""脉浮而迟，表热里寒，下利清谷者，四逆汤主之"，都与本条有相似之处。少阴阳虚为急，虽然夹有表证，亦当以治里为先。

· 原　文 ·

大汗，若大下利，而厥冷者，四逆汤主之。

· 释　义 ·

误治伤阳后阳衰阴盛厥证的辨治。

误治后伤阳，阳虚阴盛而致厥。后世医家对误治种类的认识有分歧。一种观点认为本条是缘于误汗，因大汗而致阳伤，阳气耗散，而见大下利、手足厥冷等证。另一种观点则认为"大汗"及"大下利"皆属误治方法，病因一误再误，导致阳气耗散，因见厥冷之候。临床上述两种情况皆有可能存在，只要手足厥冷的性质属于阳虚寒盛，便可用回阳救逆的四逆汤。

· 原　文 ·

病人手足厥冷，脉乍紧者，邪①结在胸中②，心下满而烦，饥不能食者，病在胸中，当须吐之，宜瓜蒂散。

注　释

① 邪：这里指停痰食积等致病因素。

② 胸中：其范围包括胸胃。

释　义

痰阻胸中致厥的证治。

病人手足厥冷，若属阳虚阴盛，必脉来微细无力，此则脉现紧象，从其证候分析，还应紧而有力，是邪（痰）结于胸中使然。正因痰阻胸中，胸阳阻隔，气机不畅，阳气不达四末，因见手足厥冷之候，其"阴阳气不相顺接"的主因是"痰"；正因痰阻胸中，胸脘气机不畅，中

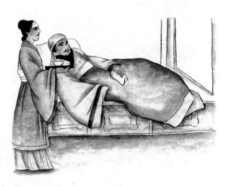

焦升降失司，因见心下痞满、烦闷不舒及脘中饥嘈但又不能食等症。根据其痰阻的病机本质，病人还应见及头昏目眩、舌苔厚腻等痰阻之象。

正因痰阻胸脘，病位偏上，遵循《黄帝内经》"其在上者，引而越之"的治疗思想，当用吐法，俾痰浊去，阳气通，而手足厥冷自除。

关于本条所述的病位，因其列于厥阴病篇，且以手足厥冷为主症，故多以为其病在厥阴。实际从其本质来讲，其与肝经心包经并无太大关联，所以放在厥阴病篇，仍然是凑足音节便于涌读使然。

原　文

伤寒厥而心下悸，宜先治水，当服茯苓甘草汤，却①治其厥；不尔②，水渍入胃③，必作利也。

茯苓甘草汤方

茯苓二两　甘草一两，炙　生姜三两，切　桂枝二两，去皮

上四味，以水四升，煮取二升，去滓，分温三服。

注　释

① 却：然后。

② 不尔：不这样。指不先治水。

③水渍入胃：这里指水饮渗入肠中。胃实指肠而言。

释　义

胃阳不足、水饮内停致厥的证治及其延误治疗后的转归。

手足厥冷同时见有心下悸动不安，从"宜先治水"分析，是水饮内停所致。厥是阴阳气不相顺接致成，水饮亦是重要原因之一。津液在局部不正常堆积，留而为饮，阻碍阳气的运行及阴阳之气的相互交接，最终形成以手足厥冷为特征的厥证。

水饮内停的具体部位，从病人症见"心下悸"及病情进一步发展出现"水渍入胃"而见下利的转归分析，其水饮显然是停于胃肠。何以知之？首先从"水渍入胃，必作利也"分析，其"下利"的病机是水饮迫肠、肠失传导所致。文中的"胃"包括胃肠。

由于证属水饮内停胃肠，而其根本在于脾胃阳气不足，因此本证除厥、心下悸，或见下利外，还可能出现不能食，口淡不渴，舌淡苔白滑等寒饮内停的表现。

证属胃阳不足、寒饮内停，治当温化以散其水，水散则阳气得通，阴阳交接，不治厥、悸，而厥、悸自除。水饮得化，不致下迫，肠不受累，则不会出现下利的变证。

方中茯苓甘淡以渗利水湿；桂枝辛温，既可温阳化气以助茯苓利水除湿，更可与甘草合用辛甘化阳以通血脉，并除厥逆；生姜辛散，功擅温胃散水，与茯苓同用，更增化饮通阳之力。

辨治要点

主症：肢厥，心下悸，或背寒冷如掌大，脉弦，苔白腻或白滑。

成因：阳虚饮停

治法：温化水饮。

方药：茯苓甘草汤（茯苓、甘草、生姜、桂枝）。

原　文

伤寒六七日，大下后，寸脉沉而迟，手足厥逆，下部脉①不至，喉咽不利②，唾脓血，泄利不止者，为难治，麻黄升麻汤主之。

麻黄升麻汤方

麻黄二两半，去节　升麻一两一分　当归一两一分　知母十八铢　黄

芩十八铢　萎③蕤十八铢，一作菖蒲　芍药六铢　天门冬六铢，去心　桂枝六铢，去皮　茯苓六铢　甘草六铢，炙　石膏六铢，碎，绵裹　白术六铢　干姜六铢

上十四味，以水一斗，先煮麻黄一两沸，去上沫，内诸药，煮取三升，去滓，分温三服。相去如炊三斗米顷，令尽，汗出愈。

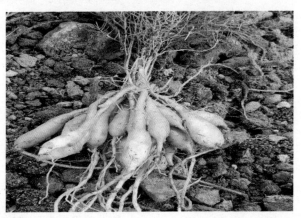

注释

① 下部脉：指尺脉而言。

② 喉咽不利：咽喉疼痛，吞咽困难。

③ 萎：通"葳"。

释义

邪热陷肺，正伤脾寒，虚实夹杂证的证治。

本条虽列于厥阴病篇，同为厥证，与乌梅丸证亦有上热下寒的相似病机表现，但其病位却属肺与脾，是肺热脾寒之候。

"喉咽不利，唾脓血"，是因伤寒误用大下，邪不外泄，反陷入里，而肺合皮毛，邪气内陷最易内归于肺，壅遏化热而成肺热之证。喉咽乃肺与外界相通的要冲，肺热上冲，壅聚于喉，发为喉咽不利；肺热内闭，壅遏气血，化为脓血，因见唾脓血之证。正因肺热内闭，阳气内郁，因见手足厥逆之候，故其手足冷更多属之阳郁肺热的热厥证。肺位最高，上以候上，肺热内闭，气血阻遏，寸脉因见沉而迟之象。

"大下后"的"泄利不止"，即反映了脾寒的病机，结合麻黄升麻汤中

所用的桂、姜、苓、术、草等味，则不难理解这一病机是存在的。

"下部脉不至"既有认为是"尺脉不至"者，亦有认为是"足部脉不至"者，但都反映了或为在上的阳郁导致阳气不得下达，或为在下的脾气内虚导致推动无力。

证属肺热脾寒，清上热有碍脾气，温脾阳又恐助上热，温、清两难，故属难治。针对如此复杂证候，张仲景选择了温清并用、补泻并投的复合治法。

方中重用麻黄，与石膏、甘草相伍，发越郁阳，清泄肺热，有越婢汤意；升麻升提散郁，既能助麻黄升散之力，亦可引黄芩、知母等苦寒之味直趋肺之高位以清肺热，更有增甘温之剂以举脾气下陷之能，一药而兼三用，可谓用功精巧；当归、天冬、芍药、葳蕤四味养阴血而滋肺燥，因脓血乃热壅肺络后气血腐败之物，唾后必致阴血耗伤，故在清解肺热同时，配用甘润之品以滋其燥，有标、本兼顾之义。

上述几组配伍主要针对肺热上壅。与之相对，方中更以桂枝、茯苓、白术、干姜、炙草等甘温之品温中祛寒、运脾通阳，只是方中药量殊少，只有六铢，足见其脾虚之轻。因此，合方虽曰清上（肺）温下（脾）、温清并用、补泻并投，实际是侧重于清上热，其温脾之力较弱，借此亦反映出麻黄升麻汤证是肺热上壅较重、脾气虚寒较轻的证候。

辨治要点

主症：手足厥逆，喉咽不利，唾脓血，泄利不止，寸脉沉迟，下部脉不至。

成因：阳气内郁，肺热脾寒。

治法：发越阳郁，清肺温脾。

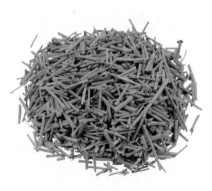

方药：麻黄升麻汤（麻黄、升麻、当归、知母、黄芩、葳蕤、芍药、天冬、桂枝、茯苓、甘草、石膏、白术、干姜）。

原 文

伤寒四五日，腹中痛，若转气下趣[①]少腹者，此欲自利也。

注 释

① 下趣：转气向下迫近少腹。"趣"，一作"趋"，又同"促"，迫也。

释 义

伤寒病程中欲作下利的先兆。

伤寒病经四五日，病人出现腹痛，并觉腹中有气自上向下冲迫，直至少腹，这些都是将要发生下利的先兆。

由于本条出现在厥阴病篇，故而历代医家多以为是厥阴阳虚寒盛下利。从临床实际分析，出现此等证候既有病属厥阴者，更有尚在太阴者，即使病入厥阴，亦有因阳虚寒盛或肝热内迫者，更有肠道湿热内蕴或寒热错杂者，临床应结合其他证候仔细分辨。

原 文

伤寒本自寒下，医复吐下之，寒格①更逆吐下，若食入口即吐，干姜黄芩黄连人参汤主之。

干姜黄芩黄连人参汤方

干姜　黄芩　黄连　人参各三两

上四味，以水六升，煮取二升，去滓，分温再服。

注 释

① 寒格：这里指上热与下寒相格拒，其证以饮食入口即吐为特征。

释 义

上热下寒相格拒的证治。

伤寒病程中如出现肠腑结实之证，自当采用寒下之法。但因寒下乃祛邪攻击之剂，极易引发证情变化，故需据下后情况对治疗方案做相应调整。如果不察病情变化，恣意再以吐、下之法治之，则病情会进一步发生变化，因误吐不仅具升散动火之性，更有伤津化热之变，而误下则易致脾阳耗伤，形成胃热内蕴脾阳耗伤的脾寒与胃热格拒的寒格证。值此之时，如医者一误再误，再以吐、下之法治之，则寒热格拒之象更重，出现脾升胃降逆乱、饮食入口即吐的重证。

根据本证脾寒上格、胃热气逆的病机特征，方中用芩、连清泄胃热，俾胃热得清、胃气得降、呕吐自止；干姜辛温祛寒，寒去则脾气得升，下利可停；人参甘温，益气补中，以复中焦升降斡旋之职，更利寒热诸药各行其道，以解胃热脾寒之阻格。方中苦寒味重之芩、连与甘温之姜、参同用至三两，足见该方以苦寒降泄为主的配伍用意，显示了该方攻补兼施之中以清泄胃热、降胃止呕为主的治疗学思想。

本证与黄连汤证、栀子干姜汤证虽皆属胃热脾寒，但其间病机、证候表现又有细微差异。概括而言，本证以脾寒胃热相格拒的胃热气逆、食入即吐为主；黄连汤证虽亦可见及胃热上逆，但"欲呕吐"的一个"欲"字反映其呕吐表现未至太甚或仅有泛恶之感，而以脾寒络阻的腹中痛更加明显，这可能正是方中用桂枝以通阳和络止痛之目的所在；与上二证不同，栀子干姜汤证的上热较轻，未至胃热气逆，而仅见胃热的"微烦"之候，脾寒则存在较多的相似之处。

● 辨治要点

主症：食入即吐，下利便溏，可见口渴，口臭，食少乏力，腹胀腹痛，喜暖喜按。舌边尖红，舌苔黄白。

成因：胃热脾寒，寒热格拒。

治法：清胃温脾。

方药：干姜黄芩黄连人参汤（干姜、黄芩、黄连、人参）。

● 原　文

下利，有微热而渴，脉弱者，今自愈。

● 释　义

虚寒下利自愈的预兆。

虚寒下利病人，病程中见微微发热，且口中作渴，脉现弱象是欲自愈的征兆。

病人由不发热向微发热的转变，反映出阴邪渐化，寒邪渐去，正气奋起抗邪之势；值得注意的是，张仲景特别强调病人发热是微热，认为微热才是转愈佳兆。否则，若见大热，

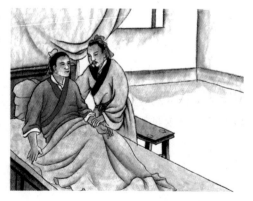

则或为阳复太过，或为虚阳外浮，又都非佳象。

虚寒下利病人，由于寒湿内蕴，口多不渴。如病人由口不渴向口渴转化，乃寒湿渐化，津不及布的表现，与热盛津伤不同，临床较易区分。此外，此处下利及口渴与少阴自利而渴亦有较大区别，因少阴自利而渴，多见畏寒肢冷，脉来微细，不似本证手足有转温之趋，精神有转振之势。

脉弱既反映了病程中正气不足，亦表明其时邪气不盛，值此之时，病人才有向愈之机。

原　文

下利，脉数，有微热汗出，今自愈，设复紧为未解。

释　义

寒利自愈与不解的脉证判别。

本条紧承上条，列出了寒利证自愈的另一种表现及不解的证候特征。条文中"设复紧为未解"句中的"复"字，点出了在脉数出现前，当见"紧脉"，属于虚寒下利之脉。下利同时脉现数象，并见微发热汗出，既是病欲自愈之象，应是反映了患病机体阳气回复、正气渐旺、正能奋起驱邪的机转。其脉数必兼和缓之象，为正能与邪相抗争的反映；而若数而空豁，则虽数亦非欲自愈之候；病程中由原来的不发热转为微发热是正能胜邪的标志。若大热暴现，又当注意其虚阳暴脱的另一端；汗出见于下利欲自愈之证是阳气渐充，津得输布，灌溉全身的佳象，但必微微汗出方为佳兆，否则，若大汗出不止，又是津气外泄、阳失外固之候。因此，下利欲自愈的判断不仅要注意四诊的合参，更应注意相关证候表现在不同病理转化中的特征。

下利病程中脉由数而和缓复转为紧者，是邪气复聚，寒邪又盛之象，为病不解。

原　文

下利，手足厥冷，无脉者，灸之。不温，若脉不还，反微喘者死；少阴负趺阳[①]者为顺也。

注　释

①少阴负趺阳：少阴即太溪脉，用以候少阴肾气盛衰；趺阳即冲阳

脉，用以候阳明胃气盛衰。"少阴负趺阳"，即太溪脉小于趺阳脉。

释 义

寒利证运用温灸后的预后判断。

阴盛阳虚，清气不升则下利；真阳耗伤，四末失温故手足厥冷；阳气不足无以鼓动血脉，故见无脉之候。值此之时，治当温补阳气。灸法作为温补阳气的快捷治法对此类证候有确切的疗效，但疗效是否出现尚取决于病情的轻重。若用灸法后厥冷不回、脉搏不出，往往是阴寒极盛而阳气已绝，病情至为严重，若再加上微喘，则为肺肾之气已绝之象，故主死候。

若于温灸后寸口脉虽未及，但太溪脉有微弱搏动，趺阳脉搏动更为明显，提示肾阳虽衰而胃气尚存，病虽重而仍可救治，故为顺候。

原 文

下利，寸脉反浮数，尺中自涩者，必清脓血。

释 义

热利热壅气滞、血肉腐败出现的病证转变。

热邪内蕴不去，火热上冲，故见寸脉浮数之象；热邪下迫，肠腑经络气血阻滞，故见尺脉滞涩不利。热壅气血，血肉腐败，故见大便下脓血之证。

原 文

下利清谷，不可攻表，汗出必胀满。

释 义

里虚寒证兼表的治则及治禁。

下利清谷为脾肾阳虚、清气不升、腐熟无力的表现，病人可能还当伴见畏寒肢冷、小便色白、舌淡苔白滑、脉微细等脾肾阳衰的证候表现。值此正气不足之时，机体抵御外邪力下降，极易招致外邪的侵袭，出现里虚寒兼表证的复杂证候。

对此类证候的治疗当以"攘外必先安内"为治疗准则，否则，一经发表，不仅外邪不去，更会因汗出阳伤，导致在里虚阳的外散，出现脾阳更耗、寒湿更盛、气机阻滞证之腹部胀满表现。

原 文

下利，脉沉弦者，下重①也；脉大者，为未止；脉微弱数者，为欲自止，虽发热，不死。

注　释

①下重：肛门部有重滞的感觉。

释　义

从不同脉候来判断下利预后的顺逆。

下利脉见沉弦，沉为在里，弦为气机不畅，故常伴后重之感。下利而脉象反映邪气盛实，故病不会转愈，即所谓"大则病进""大则邪至"。下利脉现微弱数者，是邪气渐至衰微，阳气逐渐回复之象，故下利必将自然停止，即或有发热之象，亦是正能抗邪之象，因邪气已衰，病人预后必不至太过凶险。

原　文

下利，脉沉而迟，其人面少赤，身有微热，下利清谷者，必郁冒汗出而解，病人必微厥。所以然者，其面戴阳①，下虚②故也。

注　释

①其面戴阳：疾病过程中，病人出现面部淡红如妆，浮游不定的表现为戴阳。因红色属阳，面色发红犹如阳气戴于上面，故称"戴阳"。

②下虚：下焦虚寒。

释　义

阴盛阳虚轻证下利可得郁冒而解的机转。

下利，脉沉而迟，面赤，身热，下利清谷等证，一派阴盛阳虚之象，治当温补阳气，破阴回阳，方得生机，应无自愈之理，何以病人可得郁冒汗出而解？

几个程度副词点出了缘由所在，病人虽下利清谷，脉沉而迟；但面赤是"少赤"，身热是"微热"，手足厥是"微厥"，"少"与"微"既是对相应症状轻重的描述，更是对病人阳虚程度较轻的判定。正因其阳虚程度较轻，生机之阳未得尽散，患病机体在进行自我充分调养过程中，正气有渐复的可能，随着正气渐趋充盛，正气蓄积到一定程度时，必会出现正邪交争激烈的病理生理反应，出现心胸郁闷、头晕目眩、汗出，随之病解的转归。之所以会出现这样的变化，归根结底是下焦阳已虚。

上述阴盛阳虚之证，待其自然恢复自是幸事，但抓住时机，辅以适当调治对促进病情向好的方向转化，则更有裨益。

原文

下利，脉数而渴者，今自愈。设不差，必清脓血，以有热故也。

释义

寒利阳复自愈及阳复太过的转属。

下利属阳虚，脉当现沉紧，今反见脉数且口渴的是阳气有恢复之机，说明正能与邪相争，津液未及得布，随着时间推移，机体将发挥自我调节机制，而疾病自愈。如果阳气来复，疾病不能自愈，说明机体阴阳不能达成平衡，多属阳复太过之证，因为阳热偏盛，必见下利脓血的症状表现。

原文

下利后脉绝，手足厥冷，晬时脉还，手足温者生，脉不还者死。

释义

下利致阳气垂绝证的预后判断。

下利止后，病人现脉绝、手足厥冷等症，是阳气耗伤、衰微欲绝之象，一般预后不良。但由于其利已止，些微之阳尚有渐复之机，故观以时日便可测知其预后如何。如一日一夜后由脉绝转至脉微或细弱和缓、手足亦温，说明患病之体通过自身调节，阳气有渐复之机；相反，如虽经昼夜观察脉仍未见好转，则系机体阳气无回复之望，故为死证。

原文

伤寒下利，日十余行，脉反实[1]者死。

注释

①脉反实：实，谓脉来坚实有力，多见于大实证。现虚证而见实脉，故称"反"。

释义

证虚脉实者预后不良。

此处的下利概指虚寒下利，因若属邪实之利，则脉见实象自属正常，未必即属死证。与此相对，虚寒下利若见微细、微弱之象，既是正虚，亦示邪微。而若再见实脉之候，则提示为正虚邪实、正不胜邪之证，极易出现邪势鸱张、正气暴脱的死证。故证虚脉实者其预后不良。

原　文

下利清谷，里寒外热，汗出而厥者，通脉四逆汤主之。

通脉四逆汤方

甘草二两，炙　附子大者一枚，生，去皮，破八片　干姜三两，强人可四两

上三味，以水三升，煮取一升二合，去滓，分温再服。其脉即出者愈。

释　义

虚寒下利致阴盛格阳证的辨治。

下利清谷为脾肾阳衰、清气不升、腐熟不能之象，较之一般下利清稀其阳气损伤尤重。里寒外热不是证候性质，而是对证候表现的概括。所谓"里寒"，是指由于脾肾阳衰而致的下利清谷、畏寒肢冷、小便色白、舌淡苔白滑、脉细欲绝等；所谓"外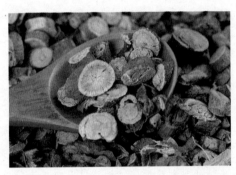热"并非指表热之证，而是指病人由于正阳衰微，虚阳被格拒于外而见的一系列证候表现，诸如身大热反欲得衣被、面赤如妆、浮游不定等。

汗出由阳气衰微，阳不固阴而致，与表证汗出不同，更与里热证汗出不可同日而语。

手足厥冷正是阳气衰微、四末失于温煦的真实反应。正由于阳气衰微明显，以致虚阳被格于外的局面，故治疗不仅应注意温补虚阳，更应使内外格拒得到解除，否则将有阳气外散之虞。

辨治要点

主症：下利清谷，里寒外热，汗出而厥。

成因：阴寒内盛，格阳于外。

治法：破阴回阳，通达内外。

方药：通脉四逆汤（四逆汤加重附子、干姜用量）。

原　文

热利下重者，白头翁汤主之。

白头翁汤方

白头翁二两　黄柏三两　黄连三两　秦皮三两

上四味，以水七升，煮取二升，去滓，温服一升。不愈，更服一升。

释　义

厥阴肝经热邪迫肠下利的证治。

"热利"二字既指出了该证以下利为特征的证候特点，又揭示了该证热邪下迫大肠的性质，由此亦不难想见该证应具有下利臭秽、肛门灼热、小溲黄赤、口苦而干、舌红苔黄、脉数等热邪内蕴之象；"下重"二字点出了该证肝热内迫、气机阻滞的另一侧面，正因如此，气血必为之壅遏，病人自当见腹痛之证。

气机壅滞，气血壅遏，加之热邪内蕴，壅遏气血，极易化为脓血，因此常见及利下脓血之证。

肝经热邪，下迫大肠，当以凉肝清热止利为治，方用白头翁汤。方中以白头翁为主药，其味苦性寒，能凉肝舒肝，尤善清下焦热毒，是治肝经下迫大肠下利的要药。

黄芩、黄连苦寒，清热坚阴，并厚肠胃；秦皮苦寒，能清肝胆及大肠之热，且能凉血坚阴止利。四药相伍共成凉肝解毒、清肠止利之剂。

同为下利便脓血，本证与少阴病篇桃花汤证性质迥然有别。

本证热利下重，下利物臭秽，脓血色泽鲜亮，伴口渴欲饮等热象。桃花汤证性质属虚寒，乃脾肾阳虚，关门不固，不能摄血使然，其下利必滑脱不禁，绝不应见里急后重之证，所下脓血晦暗不泽，腥冷不臭，且口必不渴、舌淡不红。

辨治要点

主症：下利脓血便，血色鲜红；里急后重，肛门灼热；渴欲饮水，舌红苔黄。

成因：肝经湿热下迫大肠，大肠传导失司。

治法：清热燥湿，凉肝止利。

方药：白头翁汤（白头翁、秦皮、黄连、黄柏）。

· 原 文 ·

下利腹胀满，身体疼痛者，先温其里，乃攻其表，温里宜四逆汤，攻表宜桂枝汤。

桂枝汤方

桂枝三两，去皮　芍药三两　甘草二两，炙　生姜三两，切　大枣十二枚，擘

上五味，以水七升，煮取三升，去滓，温服一升，须臾，啜热粥一升，以助药力。

· 释 义 ·

虚寒下利兼表，当先里后表。

本条的下利腹胀满，非热邪内蕴，亦非寒湿外侵，而是脾。肾阳虚，火不温土，腐熟无权，寒湿不运，气机壅滞之证，其下利物必清稀，甚或完谷不化，腹满亦必"腹满时减，复如故"（《金匮要略》），喜得温按，另见舌淡胖苔白滑等阳虚寒湿内蕴之象。

在此基础上，病人复见身疼痛，是夹有表邪，属于里虚兼表寒不解的表里同病，治疗当以温补里虚为急。

里气先虚，径以表散，会令已虚正气更形耗散，表邪反有入里传变之虞。先安其内，则正气健旺，尤可驱使表邪外散。里气充实，下利停止后，若表邪尤在，可再拟表散之剂，以外散其邪。

只是此时里虚证初瘥，正气尚未完全恢复，故应选择既可散表邪，又不碍里气的方剂治之。桂枝汤既能解肌祛风、调和营卫而祛在外之邪，更有内和脾胃之力，用于此等证候，甚为恰当。

其证虽然见身疼痛，断不可用峻烈之剂麻黄汤，以防耗散太过，触动里气。

《伤寒论》中涉及里虚兼表的证治较多，其治疗先后又随表里证轻重缓急而各异。

如本条以里虚为重，故径拟先里后表之法。桂枝人参汤证虽属表里同治，但其用方仍突出治里虚为主。麻黄附子细辛汤证与麻黄附子甘草汤证，亦属表里同治，但其已无在里下利，其里虚已属较轻，故治以温散为主，温里为次。

• 原 文 •

下利欲饮水者，以有热故也，白头翁汤主之。

• 释 义 •

补述厥阴热利的证候表现。

厥阴热证下利，除下重的表现外，还有因热邪内蕴致津液耗伤的口渴欲饮水证，这是热证下利诊断的又一依据。

"欲饮水"是热证下利的重要诊断依据，但不是唯一依据。从临床表现来看，下利欲饮水更有证属阳虚水津不能上承者，少阴病"自利而渴"就是指此而言。

热证下利必见利下物臭秽、口渴喜冷饮、小便色黄、舌红苔黄腻、脉数等；阳虚下利津不上承的口渴，其利下物多清稀；口虽渴，但不多饮或喜热饮，小便色白，舌淡苔白，脉细，两者可资鉴别。

• 原 文 •

下利谵语者，有燥屎也，宜小承气汤。

• 释 义 •

热结旁流下利的证治。

下利与谵语并见，是燥热内结，用小承气汤治疗。以方测证，应见腹胀满疼痛，拒按，口干而苦，舌红苔黄燥等，其下利物必臭秽难闻，且纯为臭水，属燥屎阻结于肠，热迫津液下奔。

其虽见下利，但燥屎内结依然，故结者自结、流者自流。

其病机为燥结阻于肠道，故拟攻下通府的小承气汤，"通固通用"，俾燥结得去，邪热得清，则下利自除，是不治利而利自止的治本之法。

• 原 文 •

下利后更烦，按之心下濡者，为虚烦也，宜栀子豉汤。

• 释 义 •

大便通利后无形邪热内郁的心烦证治。

大便通利后，有形之燥结可随之而去。若在便通后心烦更盛，但按之心下时脘腹部柔软，是燥结巳去，邪热未除之象。"虚烦"非为正虚所致，而是相对于有形实结内停而言。

正因实结已去，无形邪热内扰，致心神失宁，故宜清宣无形邪热，用栀子豉汤。

大便通利是有形实结得去的可能条件，但不是唯一条件，也有下利而燥结仍在者，前条小承气汤证即指此而言。

验之之法，以手触接脘腹部，可推之有形实结存在，或胀满疼痛拒接，是实结仍在，仍可使用通下法治疗。

原　文

呕家有痈脓，不可治呕，脓尽自愈。

释　义

内有痈脓而致呕的治疗禁忌。

呕因痈脓内积而作者，不可单纯止呕，待脓尽痛消则呕自除。因痈脓内积而致的呕吐常是正气奋起驱邪外出的反映，若见呕只知止呕，必致邪不得出而致生他变。

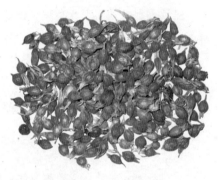

本条提出了"见呕休止呕"的治疗主张，不仅对内痈致呕的治疗有指导意义，也对其他邪实致呕的治疗具有普遍意义。

原　文

呕而脉弱，小便复利，身有微热，见厥者难治，四逆汤主之。

释　义

阴盛阳虚致呕的证治。

呕而脉弱是阳气不足、阴寒上逆之象。小便复利是肾阳亏耗，固摄无力，常见夜间尿多。身有微热是虚阳外浮，与表证之发热并见及里热轻的微热证性质迥异，鉴别之处在于虚阳外浮之身有微热，必微热而欲近衣被，小便色白。阳气内虚，不能温煦四末，因见手足厥冷之证。

由于阳气内虚，阴邪上逆，虚阳外浮，故断为难治，宜用四逆汤急温其阳，冀阳回阴退而呕自止。

表证的发热，必寒热并见，脉现浮紧或浮缓，伴头身疼痛等肌表不和之象。里热轻证，其热虽微，但必不欲近衣被，小便色黄，伴口渴饮水，脉来数而有力。均应做鉴别。

原　文

干呕，吐涎沫[①]，头痛者，吴茱萸汤主之。

吴茱萸汤方

吴茱萸一升，汤洗七遍　人参三两　大枣十二枚，擘　生姜六两，切

上四味，以水七升，煮取二升，去滓，温服七合，日三服。

注　释

① 吐涎沫：吐出清稀唾液。

释　义

肝胃虚寒、浊阴上逆的证治。

肝阳不足则阴寒内盛、寒气上逆，最易乘犯胃土而作干呕之状；阳虚疏达无力，土壅水积留而为饮，随气上逆，证见吐出唾液清稀；肝寒气逆，循经上冲，清阳不利则头痛，由于厥阴肝经与督脉会于巅顶，故肝寒上逆头痛常以巅顶痛为特征。

正是由于病机痼结在肝寒气逆，所以治疗以温降肝逆为主，俾肝木得温，气逆得降，干呕吐涎沫头痛自除，是不止呕而呕自止"治病求本"的又一范例。

本条与上条皆为阳虚寒气上逆犯胃作呕，本条以肝寒上逆为主，前条重在肾阳不足，两者病位有所不同。前条阳虚严重，见阳浮身热等难治症候。本条阳虚相对较轻，未至虚阳外浮。虽然同属阳虚所致干呕，前条治以温肾复阳，后条治以温肝降逆。

吴茱萸汤是治疗阳明中寒与厥阴虚寒证的主方，因二者都有阳虚阴盛、寒凝气逆的共同病机，同时还与方中君药吴茱萸兼入阳明、厥阴有关。

辨治要点

主症：头痛，呕吐或干呕，或头痛，或吐涎沫，或少腹冷痛，或腹满寒疝，舌淡苔白或白腻，脉沉、细、弦。

成因：肝寒犯胃，浊阴上逆。

治法：暖肝温胃降浊。

方药：吴茱萸汤（吴茱萸、人参、大枣、生姜）。

原文

呕而发热者，小柴胡汤主之。

释义

邪郁少阳，胆热犯胃的证治。

呕而发热，是少阳胆热犯胃，治用小柴胡汤和解清热。

本条述证简略，从其所用之方分析，除发热症状外，可能还有少阳柴胡证的其他表现，但《伤寒论》中认为"有柴胡证，但见一证便是，不必悉具"，故抓住辨证要点即可。

原文

伤寒大吐大下之，极虚，复极汗者，其人外气怫郁①，复与之水，以发其汗，因得哕。所以然者，胃中寒冷故也。

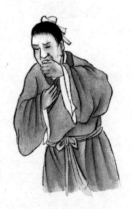

注释

① 外气怫郁：病人体表郁滞无汗而有烦闷之感。外气，指体表之气。怫郁：《辞海》解释为"犹悒郁，心情不舒畅"。释据《楚辞·七谏·沈江》"心怫郁而内伤"。

释义

胃寒致哕及其成因。

吐、下之法，本是伤寒病程中常用的治法，用于邪盛正实，效如桴鼓；但需中病即止，以免过剂伤正。

恣意吐、下，常致脾胃阳气大虚，若再以辛温峻剂误汗，汗后旋又表气不畅，且烦闷异常者，是脾胃之气已伤，营卫生化乏源，无以作汗之候。若误以为证属表郁未解，而以饮水助发汗，则胃阳损伤更重，寒象内生，水邪停积，胃气上逆，因见呃逆之证。

究其机制，是"胃中寒冷"，失于运化所致。

原文

伤寒哕而腹满，视其前后，知何部不利，利之则愈。

实邪致哕的治疗原则。

哕证有寒热虚实之异，上条言哕为"胃中寒冷"，本条所述则为邪实内结，见哕而腹部胀满之候。

邪结于何处，应据其证候不同做出判断。"视其前后"是言观察前、后二阴：前阴不畅则水邪内逼，后阴不通则肠腑闭塞，皆可引发胃气上逆，导致哕证。

对邪实内积所致的哕证，应以祛邪治疗为先。根据其邪踞部位，分别采用相应的方法导邪外出，此即张仲景"视其前后，知何部不利，利之即愈"的本旨。

作为邪实致哕的治疗原则具有普遍意义。临证时，又需在此基础上，灵活选择相应方法，如利尿逐水、通便攻下等，应视其邪结部位与邪结轻重，灵活运用。

二、小结

厥阴为病，因肝失条达，木火上炎，脾虚不运，易形成上热下寒的病理变化。本篇提纲证所论的消渴、气上撞心、心中疼热、饥而不欲食等上热下寒证，反映了厥阴病寒热错杂的证候特点，故作为厥阴病的代表证。

然厥阴受邪，阴阳失调，若邪气从阴化寒，则为厥阴寒证；从阳化热，则为厥阴热证。

病至厥阴，正邪相争，阴阳消长，而有阴阳胜复的特点。因阴胜则厥，阳复则热，阴阳互有争胜，故表现为手足厥逆与发热交替出现，则为厥热胜复证。

此证可根据厥逆与发热时间的长短和程度的轻重来判断阴阳消长及病势的进退及预后。若由于"阴阳气不相顺接"，表现为四肢厥冷者，则称为厥

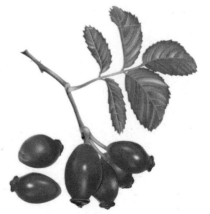

逆证。

邪犯厥阴，肝失疏泄，影响脾胃，升降失调，还可见呕吐、哕、下利等证。

其中还有其他病因所致的厥逆、呕吐、哕、下利等，并非皆属厥阴，应对比鉴别。

厥阴病的治疗，因证而异，可采用"寒者温之，热者清之"或寒温并用等方法。

上热下寒证，治宜清上温下，乌梅丸为代表方；厥阴寒证，或温经养血，或温胃降逆，当归四逆汤、吴茱萸汤为代表方；厥阴热证，可用凉肝解毒之法，白头翁汤为代表方。

至于厥、呕、哕、利诸证的治疗，当遵循"观其脉证，知犯何逆，随证治之"的原则以辨证论治。

厥阴病的预后及转归，主要有厥阴正复邪祛，可有向愈之机；厥阴阳复太过，可发生痈脓、便血或喉痹等热证；若阳亡阴竭，则预后不良。

第十章　辨霍乱病脉证并治

霍乱是以突发呕吐下利为主要临床表现的病证。"霍"，有急骤、卒然之意；"乱"，即撩乱、变乱之意。因其发病突然，顷刻之间吐与泻交作，挥霍撩乱，故名为霍乱。

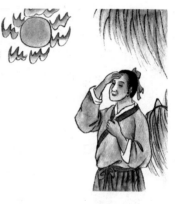

霍乱多由饮食不洁，冷热不调，或感受暑湿、寒湿、疫疠之邪，伤及脾胃，导致中焦升降失职、清浊相干、气机逆乱而成，正如《灵枢·五乱篇》所说："清气在阴，浊气在阳，营气顺脉，卫气逆行……清浊相干，乱于肠胃，则为霍乱。"

本篇所讨论的霍乱病实际上包括多种急性胃肠病变。后世根据临床表现的不同，将霍乱分为湿霍乱和干霍乱两类，即上吐下泻，挥霍无度者，为湿霍乱；欲吐不吐，欲泻不泻，腹中绞痛，烦闷不安，短气汗出者，为干霍乱。本篇所论当属湿霍乱。因为湿霍乱又有因寒因暑之异，故有寒霍乱与热霍乱之分。寒霍乱者，因于寒湿；热霍乱者，因于邪热。本篇论述的仅仅是寒湿霍乱，而未涉及热霍乱。现代医学所说的由霍乱弧菌引起的霍乱，与本病证的概念不同，临证需做鉴别。

一、原著精读

原　文

问曰：病有霍乱[①]者何？答曰：呕吐而利，此名霍乱。

注 释

① 霍乱：以吐利交作为主证，病势急而变化快，挥霍之间便致撩乱。

释 义

霍乱的诊断要点。

呕吐有下利暴作，是诊断"霍乱"的重要指征，但尚需与其他病证相鉴别。首先，"呕吐下利"作为"霍乱"病的主证，往往见于起病突然，且证候表现剧烈。此与其他病证影响及胃肠而见"呕吐下利"不同；该病证有挥霍、撩乱的特性，常见吐下无度、心腹胀痛不安等，病情往往在很短时间内即发生变化，出现伤阴损阳之变。而其他病证，即或出现吐利，亦不会立即导致阴阳耗竭。

因此，以"呕吐下利"并见作为诊断"霍乱"病的要点固然重要，但尚需从证候表现轻重、病势演变缓急等多方位考察，才不至于发生误诊。

原 文

问曰：病发热头痛，身疼恶寒，吐利者，此属何病？答曰：此名霍乱。霍乱自吐下，又利止，复更发热也。

释 义

论霍乱病证波及肌表的脉证。

暑湿、寒湿、疫疠秽浊之气外侵，或饮食不节，致邪气踞于中焦，脾胃升降失司，是霍乱病的基本病理。因此，霍乱以突然发生剧烈的呕吐及下利为特征。

由于人体是一个有机的整体，如同邪郁于表可影响及里一样，踞于中焦之邪亦可波及肌表，导致营卫功能

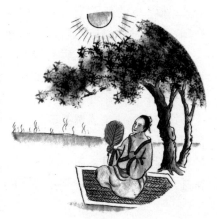

失常，而见恶寒发热、头痛身疼之症。因此，霍乱除出现剧烈的呕吐、下利证候外，尚可伴有恶寒发热、头痛身疼等营卫不和之证。本条所述即是霍乱在里之邪波及肌表时所见的证候类型。

因为霍乱的吐与利是病从内发，而非误治，故张仲景称其"自吐下"。该证若里气平和，则吐与利会自然消失。但由于肌表营卫之气尚未调和，

故还可见及发热等肌表不和之证。

原　文

伤寒，其脉微涩者，本是霍乱，今是伤寒，却四五日，至阴经上，转入阴必利，本呕下利者，不可治也。欲似大便，而反失气，仍不利者，此属阳明也，便必硬，十三日愈，所以然者，经尽故也。下利后当便硬，硬则能食者愈，今反不能食，到后经中，颇能食，复过一经能食，过之一日当愈，不愈者，不属阳明也。

释　义

霍乱后复染伤寒的证候特点及霍乱病后的病理转归。

机体感受外邪，正气奋起抵抗，其脉应现浮象。今脉不浮而反见微涩，显然内有虚象。究其缘由，系霍乱后阴阳两伤，复感外邪所致。霍乱由于吐泻剧烈，病程中极易出现伤阴损阳之变，此时即使霍乱病证已除，但若不加养慎，又极易招致外感。由于正气先虚，外邪侵入后，正气无力与之抗争，故脉现微涩之象。

霍乱后正虚感邪，不仅初起证候与一般伤寒病人有别，且病后转归亦不同。由于霍乱病位踞于中焦，病后脾胃之气损伤尤为突出，脾升胃降之机一时难以恢复，在此基础上感受外邪，病邪最易传入中焦，所以病经四五天，即可传入阴经，致脾失升清而下利；若病人再现脾胃升降气机逆乱，吐利并见，则治疗更为困难。因本已阴阳俱不足，复加吐与利并见，则正虚更甚，极易发生阴竭阳脱之交。

若霍乱病人胃气较强，则正气渐有恢复之机，故病人见"欲似大便，而反失气"之象，是脾胃健运、中焦气机升降得以复常的象征，故虽病经时日，外侵之邪亦难入阴经，故"仍不利"。由于脾升胃降之机渐得恢复，病人大便会由稀溏转硬。此类病人由于正气有恢复之机，故虽感外邪亦能待正旺后驱邪外出，故"十三日愈"。

霍乱病下利止后，如脾气渐旺，则大便会逐渐转硬，此时胃纳功能恢复，又是疾病向愈的重要因素。病人胃纳如常，则正气得食气之助，更易驱邪外出，故病易愈。即或一时胃纳功能不能复常，但随着时间的推移，胃纳转常者，亦会出现正旺祛邪的向愈局面。

如仍不愈，则病情较为复杂，病变不是仅仅局限于胃纳功能方面，可能还有其他原因，需重新审察。

原文

恶寒脉微而复利，利止亡血①也，四逆加人参汤主之。

四逆加人参汤方

甘草二两，炙　附子一枚，生，去皮，破八片　干姜一两半　人参一两

上四味，以水三升，煮取一升二合，去滓，分温再服。

注释

①亡血：此处作亡津液解。

释义

霍乱阳气衰微、阴液将竭证治。

霍乱病人见恶寒、脉微、下利等象显是阳气衰微之候，认识颇为容易。对张仲景在条文中提出的病人由下利到利止的转变颇应引起注意，初看起来，病情似乎有好转之趋。

但从张仲景对该病证性质的判断来看，病人的病情非但没有好转，反认为病情出现了"亡血"之变。

此处的"亡血"应是亡津液的互词，"利止"乃利下过度以致津液耗竭，无物可下而出现的证候特征，并非病情转愈之象。故而本证性质应是阳气既虚、阴分亦不足。

关于亡血亡津液与阳气得复利止的区别，则可根据四诊合参而得以区分。如虽利止，但恶寒更甚，脉象细微，且四肢逆冷、躁扰不宁、眼眶凹陷者，属阳亡液脱之象；若利止同时伴脉转和缓有力，或由短见长，且四肢转温、精神转振，为阳回欲复的佳兆。

由于本证不仅阳气衰微，更因利下过度而致阴亦欲竭，故治疗不仅应顾其阳，亦应兼顾其阴。方用四逆汤回阳救逆为主，更以人参大补元气、生津益液。

辨治要点

主症：吐利，恶寒脉微而复利，利止亡血。

成因：吐利过度，亡阳脱液。

治法：回阳救逆，补气生津。

方药：四逆加人参汤（甘草、附子、干姜、人参）。

原　文

霍乱，头痛，发热，身疼痛，热多欲饮水者，五苓散主之；寒多不用水者，理中丸主之。

五苓散方

猪苓去皮　白术　茯苓各十八铢　桂枝半两，去皮　泽泻一两六铢

上五味，为散，更治之，白饮和，服方寸匕，日三服。多饮暖水，汗出愈。

理中丸方

人参　干姜　甘草炙　白术各三两

上四味，捣筛，蜜和为丸，如鸡子黄许大。以沸汤数合，和一丸，研碎，温服之，日三四，夜二服。腹中未热，益至三四丸，然不及汤。

汤法，以四物依两数切，用水八升，煮取三升，去滓，温服一升，日三服。若脐上筑①者，肾气动也，去术，加桂四两；吐多者，去术，加生姜三两；下多者，还用术；悸者，加茯苓二两；渴欲得水者，加术，足前成四两半；腹中痛者，加人参，足前成四两半；寒者，加干姜，足前成四两半；腹满者，去术，加附子一枚。服汤后，如食顷②，饮热粥一升许，微自温，勿发揭衣被。

注　释

① 脐上筑：筑，捣也。形容脐上跳动不安，如捣物之状。

② 食顷：约吃一顿饭的时间。

释　义

脾阳虚否对寒湿阻遏霍乱证治的影响。

霍乱属邪阻中焦，而中阻之邪复可波及肌表，故霍乱在吐利同时常常伴见恶寒、发热、头痛、身痛等肌表之症。由于中焦阳气盛衰的不同，病人的证候表现会出现细微差异。

若脾阳尚旺，正气奋起与邪抗争，则可见发热症状明显的"热多"之象；而若属脾阳不足，导致正气不能与邪相争，则多见恶寒症状明显的"寒多"之象。

对文中"热多""寒多"的理解历来存在争议。

不少人以为"热多""寒多"是指证候性质，而若结合所用之方则不难理解其真正含义。

如"热多"果属湿热霍乱或病已化热伤津，岂有用温阳化气利水的五苓散之理？

因此，条文中的"寒多""热多"实际言及的是恶寒、发热症状

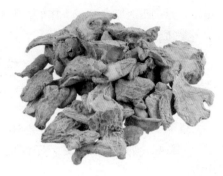

表现的轻重，张仲景借此所要反映的是中焦阳气盛衰的不同，从两证性质而言，应该都是寒湿阻于中焦之证。

寒湿内阻，治当温化疏利，若脾阳尚旺者，则治疗着眼点在于使脾运复常而湿邪有出路，故以五苓散化气运脾，渗利水湿，脾运得健，寒湿得利，则脾升胃降之机得以恢复，而吐利自得解除；况五苓散不仅有运脾、内利寒湿之功，更具外疏和表之能，故用后不仅吐利能速得缓解，肌表不和之象亦能速除。

对中阳不足明显者，由于脾运功能减退，仅以运脾利湿力有不及，故需赖甘温补益以振奋中阳，兼以刚燥以化寒湿，方用理中丸，至其服法，需待病人腹中有由冷转热之感者方为有效，否则应增加用药分量；若属病情重、急，因丸剂作用和缓，恐力有不及，又需赖汤剂以增强其温化之力。药后饮入热粥亦是增强药效、温养中气的重要方法之一。

理中丸的方后加减，是针对其病理进程中可能见及的不同兼证而设的，应明确是举例而非全部。

如兼见脐上跳动为兼肾虚水寒上冲，故去掉白术之壅补，仿桂枝加桂汤意，增入桂枝以温阳制水平冲；若因脾阳不足，致寒饮内停，上冲于胃而见呕吐者，则治疗又当去白术之壅补而仿茯苓甘草汤意，加生姜以化饮和胃降逆；若脾土不厚，清气不升，水湿下注者，仍用白术之厚土；若因水气凌心而致心下悸者，加用茯苓既可利水，更可宁心定悸；若渴欲饮水由脾运不健，津不上承者，宜重用白术以补土布津；因中虚而致腹中痛喜按者，重用人参以补虚缓急而止痛；而如属中寒明显，腹中冷痛，手足不温者，宜重用干姜以温中散寒止痛；若阳虚寒凝致气滞不行，腹中胀满不舒者，应去白术之壅，增附子辛温通阳以散寒除满。

辨治要点

1. 病偏于表

主症：吐利兼作，伴脉浮发热，头痛身疼，小便不利，渴欲饮水。

成因：表邪不解，里气不和，清浊相干，升降失序。

治法：外疏内利，表里两解。

方药：五苓散（猪苓、茯苓、泽泻、桂枝、白术）。

2. 病偏于里

主症：吐利频繁，发热头身疼痛不甚，不欲饮水，伴见腹中冷痛，喜温喜按，舌淡苔白，脉缓弱。

成因：中焦阳虚，寒湿内阻，清气不升，浊气上逆。

治法：温中散寒，健脾胜湿。

方药：理中丸（人参、白术、干姜、甘草）。

原 文

吐利止而身痛不休者，当消息①和解其外，宜桂枝汤小和②之。

宜桂枝汤方

桂枝三两，去皮　芍药三两　生姜三两　甘草二两，炙　大枣十二枚，擘

上五味，以水七升，煮取三升，去滓，温服一升。

注 释

① 消息：斟酌之意。

② 小和：即微和，谓不需猛烈之剂。

释 义

霍乱里证消失而营卫不和的证治。

霍乱吐利停止，首先得分清其吉凶。若为里气调和，脾升胃降之机得以恢复，则在吐利止的同时，应见精神爽慧、手足转温、苔腻渐化、脉来和缓等佳象；若属吐下太多，无物可吐可利者，则吐利止的同时当见精神萎靡、手足冰冷、眼眶凹陷、皮肤干瘪、脉微欲绝等。

对"身痛不休"性质的判定，一般认为是微邪在表不去，此外，亦有为营卫之气不和而不夹表邪者，不可不知。

若"身痛不休"属里气调和而营卫未调或微邪在表者，应当采用桂

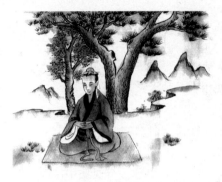

枝汤调治，因该方不仅能外和营卫，更有利于霍乱病后脾胃升降之机的恢复。

相反，若对霍乱病后身疼痛施用猛烈之剂，则欲速而不达，并将招致津气进一步损伤，因霍乱之后往往津与气两伤，前人所谓"吐下之后，定无完气"是也。

对吐利虽止而证属津气耗竭、无物可下的身痛不休，桂枝汤亦不适宜，需根据病情性质，灵活选用相应方剂，如白通加猪胆汁汤之类，以先治其里。

辨治要点

主症：吐利止而身痛不休。

成因：里证基本消失，微邪在表未去，营卫之气不和。

治法：外散微邪，内和脾胃。

方药：桂枝汤（桂枝、芍药、生姜、甘草、大枣）。

原 文

吐利汗出，发热恶寒，四肢拘急，手足厥冷者，四逆汤主之。

四逆汤方

甘草二两，炙 干姜一两半 附子一枚，生，去皮，破八片

上三味，以水三升，煮取一升二合，去滓，分温再服。强人可大附子一枚、干姜三两。

释 义

霍乱心肾阳衰、肌表失和的证治。

霍乱以中焦脾胃升降之机逆乱为主。在其病理进程中，从正气的角度分析，既有脾阳未至太虚的五苓散证，亦有脾阳已虚的理中丸证，更有心肾阳气衰微的四逆汤证。

本条所述即是并发心肾阳气衰微的霍乱吐利证。

由于心肾阳气衰微，阴盛于内，虚阳不得温运中焦脾胃，因而霍乱病表现将进一步加重。

由于阳衰不固，营阴不守，见汗出之象。"发热恶寒"一证，前人多认

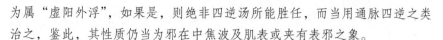

为属"虚阳外浮",如果是,则绝非四逆汤所能胜任,而当用通脉四逆之类治之,鉴此,其性质仍当为邪在中焦波及肌表或夹有表邪之象。

由于阳衰温煦不力,筋脉失于柔顺,故手足厥冷、四肢拘急,《黄帝内经》所谓"阳气者,精则养神,柔则养筋"是也。前人有谓属"阴阳两伤",若如此,张仲景何不用太阳病篇先温阳、后益阴或阴阳并补之现成方法?

因此,本条实际仍是阳伤为主,所不同者,只是阳伤更重,出现了心肾阳虚之候。

正因其阳衰为急,故治疗仍遵循"伤寒,医下之,续得下利清谷不止,身疼痛者,急当救里。后身疼痛,清便自调者,急当救表。救里宜四逆汤,救表宜桂枝汤"的先后原则,里急先救里,以四逆汤治之。

◆ 辨治要点

主症:吐利汗出,发热恶寒,四肢拘急,手足厥冷。或既吐且利,小便复利,而大汗出,下利清谷,内寒外热,脉微欲绝。

成因:吐利亡阳,火不温土。

治法:回阳救逆。

方药:四逆汤(甘草、干姜、附子)。

二、小结

霍乱初起可见及貌似伤寒的证候表现,但其病变重心及疾病演变趋势却与伤寒迥然不同。

就其证候表现而言,霍乱往往起病突然,初起即以上吐下泻不止为特征,非若伤寒初起病位在表,待外邪迫入大肠、影响胃气和降后才出现吐利可比。

就两者病位而言,霍乱病初即以邪踞中焦、影响脾升胃降之机为主,其恶寒发热头身痛是由在里之邪波及肌表所致。

伤寒病初邪踞于表,病理过程中出现吐利系表邪影响胃肠,致胃失和降、肠失传导,在"恶寒发热头身痛"表现与"上吐下泻"关系上,和霍乱有着先后标本之异。

此外,霍乱有着吐利交作、病势急而变化快的特征,病人往往在短时间内即出现伤阴损阳之变;伤寒则变化较慢,有循六经演化的特征。

第十一章 辨阴阳易差后劳复病脉证并治

阴阳易是因房事导致男女之间互相染邪而发生的病证。差后劳复是疾病痊愈期因劳累、饮食、起居等因素导致疾病复发的病证。

伤寒热病初愈，正气尚虚，气血未复，余邪未尽，当此之际，唯宜慎起居，调饮食，静养调理，预防疾病复发。古人认为，若病后因房事导致男女之间互相染邪而发生的病证，称为阴阳易。若不因房事，而由于饮食起居失常，作劳伤正，疾病复发者，称为"差后劳复"。其中因劳而发者，称为劳复；因饮食调理不当而发者，称为食复。

一、原著精读

原 文

伤寒阴阳易[①]之为病，其人身体重，少气，少腹里急，或引阴中拘挛[②]，热上冲胸，头重不欲举，眼中生花，膝胫拘急者，烧裈散主之。

烧裈散方

妇人中裈，近隐处，取烧作灰

上一味，水服方寸匕，日三服，小便即利，阴头微肿，此为愈矣。妇人病，取男子裈，烧服。

注 释

①阴阳易：因病后过早房事而致疾病复发的病证。由于病后精气虚损，症状与原病已大有不同，故称"易"，"易"作变异解。亦有认为"易"作交易解，谓病后交媾，男病传女，女病传男。

②阴中拘挛：牵引阴部拘急痉挛。

释 义

阴阳易证治。

伤寒病后大多正气内虚而余邪留恋，过早房事一则易耗不足之气，二则损却内虚之精，余邪乘虚而发，导致阴阳易证。病人身体沉重、感觉气少不足以息是房事后耗伤元气之象；少腹紧张急迫，有的甚至出现阴部牵引拘挛是阴精内亏筋脉失去濡养之征；房事后伤及肾中之精，致令精亏于下而火热之毒炎于上，病人出现热气

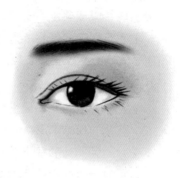

上逆冲于胸膈，头重抬不起，眼睛发花，膝和小腿拘急痉挛之象。

此证实则为"房劳复"证，针对精气内耗、热毒留扰这一虚实夹杂的病机，治当调补阴阳，祛除热毒之邪。

烧裈散是张仲景用于治疗阴阳易证的方药，该方取用男子或女子裤裆或裙裆近阴部的布料，烧灰制成。传统理论认为，该方能畅利小便，使热毒从阴部下泄，进而达到引邪外出之目的。历代医家皆从阴阳相求、引热毒下行来解释其作用机制。《外台秘要》等古典医籍中有类似病案的记载，但今人验之临床者甚少。现代诊断学中对阴阳易证的研究内容缺如，该方药的作用机制存疑，有待研究后重新评估。

从历代有关阴阳易的证治内容来看，阴阳易证并非烧裈散一张方剂所能胜任，从检阅文献来看，尚应结合阴阳易证的不同病机来进行论治，《外台秘要》等典籍中有治疗阴阳易方药数种，可以参看。

辨治要点

主症：身体重，少气，少腹里急，或引阴中拘挛，热上冲胸，头重不欲举，眼中生花，膝胫拘急。

成因：精气内耗、热毒留扰。

治法：调补阴阳，祛除热毒。

方药：烧裈散。宜酌情选用后世有效方药。

原 文

大病[①]差后[②]，劳复[③]者，枳实栀子豉汤主之。

枳实栀子豉汤方

枳实三枚，炙　栀子十四个，擘　豉一升，绵裹

上三味，以清浆水④七升，空煮取四升，内枳实、栀子，煮取二升，下豉，更煮五六沸，去滓，温分再服，覆令微似汗。若有宿食者，内大黄如博棋子大⑤五六枚，服之愈。

· 注　释 ·

①大病：严重的疾病。中医认为中风、伤寒、热劳、温疟等均属大病之类。

②差后：是热病过程中余邪未尽，正气损伤，机体功能尚未完全恢复正常时出现的一组病理变化的总称。应当指出，它不是一个独立的病证，而是包括一组表现各异的临床证候。

③劳复：病后正气尚虚、邪犹未尽时，因劳力过度而诱发的病证。

④清浆水：一说即淘米泔水，久贮味酸者佳，如徐灵胎持此观点；亦有认为是将粟米烧成饭后投入水中，浸五六天后，生白花，色类浆，则清浆水即成，如《本草蒙荃》。

⑤博棋子大：一说如方寸匕大小，如《千金方》；一说长1寸、方1寸大小，如《服食门》。

· 释　义 ·

概述劳复证证治方药。劳复证的特征是因"劳"而致病复发，不仅有体力劳动、脑力劳动及房劳等"劳"形式上的差异，更有过早或过度劳作内客的不同。至于其形成机制，大多是因病后劳则气上，余热复聚使然。

所述劳复症候，内容至为简单，需以方测证，并结合方后注逆推的方法来加以理解。使用方药是枳实栀子豉汤，该方由栀子豉汤加枳实三味药组成，据方药分析，所述之证应属无形热盛致气机瘀滞。

既然所用之方是在栀子豉汤基础上加减而成，可见此证应有热郁胸膈证的症候特征，因此病人出现心烦懊侬、胸中窒闷、舌红苔薄黄等症势在必然。方中复用枳实，古人喻之有"冲墙倒壁"之功，足见其行气散结之峻，张仲景将其用于此显见该证气郁之甚。对枳实的具体作用部位，《名医别录》谓其主"破结实，消胀满，心下急痞痛"，可见其作用主要是行心下胃脘部气滞，其气郁部位以心下胃脘部为主。本证与栀子豉汤证及栀子厚

朴汤证甚为相似，需仔细区别。三汤证相较，栀子豉汤证虽亦可因热郁盛而见"胸中窒""心中结痛"等气机郁滞之候，但气郁部位偏于胸中（上）；枳实栀子豉汤证则气机郁滞偏于胃脘（中）；栀子厚朴汤证以栀子豉汤去豆豉之升浮，并径用枳实、厚朴两味直入腹中以行腹中气滞，部位应在腹中（下）。由此分析可见，虽然三汤证所治之方皆以栀子豉汤为基础，但稍作化裁则所得之方有上浮、中踞、下趋之妙，这种临证变通思想应是吴鞠通"治上焦如羽，非轻不举；治中焦如衡，非平不安；治下焦如权，非重不沉"治疗学理论演绎的基础。

劳复治用枳实栀子豉汤，仅是举例而已，临床所见劳复的证候类型较为复杂，医者应结合所见之证，灵活选方用药。

辨治要点

主症：心中懊憹，胸膈痞满，食少纳呆，舌苔薄黄略腻，脉滑数。
成因：余热复聚，热郁胸膈，气机痞塞。
治法：清热除烦，宽中行气。
方药：枳实栀子豉汤（枳实、栀子、豆豉）。

原　文

伤寒差以后，更发热，小柴胡汤主之。脉浮者，以汗解之，脉沉实者，以下解之。

小柴胡汤方

柴胡八两　人参二两　黄芩二两　甘草二两，炙　生姜二两　半夏半升，洗　大枣十二枚，擘

上七味，以水一斗二升，煮取六升，去滓，再煎取三升，温服一升，日三服。

释　义

瘥后发热的不同证治。

发热是临床常见证候，亦是病人大病瘥后易见的症状之一。对其认识常有两种不同的倾向。其一认为瘥后发热多属虚证，是因阴血不足，不能配阳，致阴虚阳浮所成，治当补养阴血以潜浮阳。另一看法则认为发热属邪热复炽或复感外邪，主张以清解祛邪为先。

本条对瘥后发热的处理以汗、下、和解三法，昭示瘥后发热其证各异。

在汗、下二法选方上未置定数，含有因证情不同，可灵活选方的思想，是"观其脉证，知犯何逆，随证治之"原则的又一体现。

辨治要点

主症：伤寒瘥以后，更发热。

成因：邪稽少阳，胆火内郁，枢机不利。

治法：和解少阳，调达枢机。

方药：小柴胡汤（柴胡、人参、黄芩、甘草、生姜、半夏、大枣）。

二、小结

阴阳易、差后劳复之病，皆发生在大邪已退的阶段，同属于病后失于调理所致，故张仲景在六经证治各章之后另列一篇，专题加以讨论。本篇不仅分析了差后劳复病的有关证治，而且提出了大病之后慎房事、逸体劳、适饮食，防止复发，以保痊愈的护理原则，为后世病后调理的理论与实践奠定了基础。

后 记

常言道"中医治疗的巧处在量上，中医不传之秘在量上"，很多人辨证准确，但使用起来却收效不佳，与药物剂量的掌握大有相关。现今传世《伤寒论》载方112首，每首皆详载剂量，剂量是主导方剂功效的重要构成部分。如桂枝汤取桂枝解肌调和营卫之效用至三两；麻黄汤取麻黄发汗开腠理之功用至三两；大青龙汤的麻黄用至6两为主药，麻杏石甘汤的石膏用到0.5斤为主药。剂量影响方剂效果，半夏泻心汤中甘草用3两，甘草泻心汤中甘草用4两，重用甘草取其甘温补中，健脾和胃之功。通过阅读《彩色图解〈伤寒论〉》这本书，作者发现仲景用药考究主要体现在以下几个方面。

一、小方用大量，大方用少量

《伤寒论》所载方中药物组成只有1～7味药的用量较大，药物组成多达10味或者更多的则用量较轻。如只有两味药组方的桂枝甘草汤中，桂枝用至4两，甘草用2两；栀子豉汤中栀子用至14个，香豆豉用至4合。三味药组方的调胃承气汤的大黄用至4两，九味药中的柴胡桂枝汤除柴胡用至4两外，其余均用至1.5两，在《伤寒论》中药味少而单味用量大，药味多而单味用量小的组方屡见不鲜。这说明张仲景在药物剂量的轻重斟酌上，依据方药组成特点、主治病症轻重缓急上很有讲究，药少量大而功专力宏，药多量轻而配伍精当。

二、主药用大量，辅药用轻量

《伤寒论》方在组成配伍上，君臣佐使，层次分明，君药量必大。如《本草纲目》云：（桂枝）主温中，利肝肺气，心腹寒热冷疾，霍乱转筋，头痛腰痛，出汗，止烦止唾，咳嗽鼻齆。能堕胎，坚骨节，通血脉，理疏不足。宜导百药，无所畏。在《伤寒论》中主要治气上冲而脉浮缓虚，在桂枝加桂汤中用到 5 两，桂枝附子汤及桂枝人参汤中用至 4 两，桂枝汤中用 3 两，而作为辅药在茯苓甘草汤、葛根汤中只用少少 2 两。再如《本草纲目》中言麻黄"味苦、辛，性温。入肺经。治鼻窍闭塞不通，香臭不闻，寒邪入于太阴肺经，肺寒咳嗽。药苗，散寒邪而发表汗"。在《伤寒论》中主发汗之效，兼治喘、身痛、身黄，如在以其为主药的大青龙汤中用至 6 两，而在其为辅药的桂枝麻黄汤中、桂枝越婢汤中分别只用 16 铢和 18 铢。仲景组方所选主药必用大量，药猛力专，直攻病处。

仲景全方中，药味服法记载翔实，凡用经方者应该"思求经旨"，且"通权达变"，既要遵循仲景辨证论治之则，也需参照经方用量煎服之准，"遵仲景法、用仲景方"方能体现出仲景《伤寒论》之特色及疗效。

附录：古今医学常用度量衡对照表

1. 重量单位对照表

一厘：约等于 0.03125 克。

一分：约等于十厘（0.3125 克）。

一钱：约等于十分（3.125 克）。

一两：约等于十钱（31.25 克）。

一斤：约等于十六两（500 克）。

2. 古代医家用药剂量对照表

一方寸匕：约等于 2.74 毫升，或金石类药末约 2 克；草木类药末约 1 克。

一钱匕：约等于 5 分 6 厘，或 2 克强。

一刀圭：约等于一方寸匕的十分之一。

一撮：约等于四圭。

一勺：约等于十撮。

一合：约等于十勺。

一升：约等于十合。

一斗：约等于十升。

一斛：约等于五斗。

一石：约等于二斛或十斗。

其他：

一铢：一两等于二十四铢。

一枚：以较大者为标准计算。

一束：以拳尽量握足，去除多余部分为标准计算。

一片：以一钱重量作为一片计算。

一茶匙：约等于 4 毫升。

一汤匙：约等于 15 毫升。

一茶杯：约等于 120 毫升。

一饭碗：约等于 240 毫升。

一字：古以铜钱抄取药末，钱面共有四字，将药末填去钱面一字之量，即称一字。